U0746331

名老中医临证师承系列

贺氏针灸三通法传承心悟
——王桂玲医案医话

主编　王桂玲　邓越　李宝珍

副主编　刘晓楠　洪秋阳　王启扬

编委　吕天丽　张帆　薛立文

　　　许文莹　张萌嘉　周梦媛

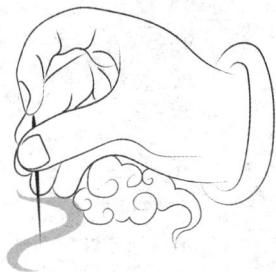

中国健康传媒集团

中国医药科技出版社

内容提要

　　本书由王桂玲及其徒弟撰写，王桂玲作为国医大师贺普仁的学术继承人，深得真传并秉承其"病多气滞，法用三通"的学术思想，进一步凝练并拓展了三通法的应用。贺普仁教授是首届国医大师，非物质文化遗产针灸项目代表性传承人。本书归纳了王桂玲临证应用三通法的体会，介绍了她师从多位知名专家的学习经历，提出针药并重的见解，并整理了其在临床诊疗中的典型案例及分析，涵盖多个科室。该书旨在继承和发扬贺普仁教授的学术经验，对中医辨证思维有巧妙把握，是三通法学术思想的延续与升华，希望对广大中医药同仁有所启迪。书中难免存在不足之处，欢迎研读者赐教指正。

图书在版编目（CIP）数据

　　贺氏针灸三通法传承心悟：王桂玲医案医话 / 王桂玲，邓越，李宝珍主编 . -- 北京：中国医药科技出版社，2025.4 . -- ISBN 978-7-5214-5005-7

　　Ⅰ . R245

　　中国国家版本馆 CIP 数据核字第 20253QS701 号

美术编辑　陈君杞
责任编辑　高延芳
版式设计　友全图文

出版　　**中国健康传媒集团** | 中国医药科技出版社
地址　　北京市海淀区文慧园北路甲 22 号
邮编　　100082
电话　　发行：010-62227427　邮购：010-62236938
网址　　www.cmstp.com
规格　　787 × 1092 mm $^1/_{32}$
印张　　11 $^3/_4$
字数　　232 千字
版次　　2025 年 4 月第 1 版
印次　　2025 年 4 月第 1 次印刷
印刷　　天津市银博印刷集团有限公司
经销　　全国各地新华书店
书号　　ISBN 978-7-5214-5005-7
定价　　**49.00 元**

版权所有　盗版必究
举报电话：010-62228771
本社图书如存在印装质量问题请与本社联系调换

获取新书信息、投稿、为图书纠错，请扫码联系我们。

前　言

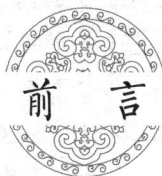

　　王桂玲于2002年由原卫生部、原人事部、国家中医药管理局确定为国医大师贺普仁第三批国家级学术继承人，2006年顺利出师，跟师期间，深得老师真传，在多年临床实践中一直秉承国医大师贺普仁"病多气滞，法用三通，分调合施，治神在实"的学术思想，并进一步凝练贺普仁教授的临证思维，深挖临证经验中蕴含的古朴中医智慧，不断拓展治疗疾病的思维脉络，拓宽了"贺氏针灸三通法"治疗的优势疾病谱。传承精华、守正创新，大力推动了中医优秀文化的发展。

　　贺普仁教授为首届国医大师、首届国家级非物质文化遗产传统医药针灸项目代表性传承人、首都国医名师、著名针灸学家。贺普仁教授德艺双馨，一生以"以医治人，以义正己"为座右铭，以精湛医术普济众生，以仁义之心律己，以倾囊之德传授于徒，"愿以己身为灯盏，凝聚微光济世人"，诠释了大医精诚的内涵。

　　为了更好地继承和发扬国医大师贺普仁丰富的学术经验，本书归纳梳理了贺普仁教授弟子王桂玲临证应用"贺氏针灸三通法"的体会感悟。

　　本书由王桂玲及其徒弟共同完成。书中深入浅出地介绍了王桂玲师从贺普仁、危北海、张炳厚、许昕等知名专家教授的学习情况，王桂玲在博采各家所长、精研中西医经典的基础上，将针药有机结合并提出自己的见解，主张针药并重，认为在临床实践中要根据具体病情，或纯用针灸精深直入，或纯用汤药周济化裁，或针药并用效精力宏；王桂玲主张用中医的思维指导用药、行针，并认为身为中医传承者，应当胸怀广博，善用先进的医疗技术提高对病证的认识、精确把握病情，为此她持续跟进国内外针灸前沿技术进展，认真研读现代医学诊断学、治疗学及辅助检查等相关书籍或内容，借助现代医学的力量持续优化自己的诊疗方案。本书整理了王桂玲在临床诊疗中的典型案例及分析，包括内科、妇科、骨科、皮外科、五官科及儿科，字里行间透露出她对中医辨证思维的巧妙把握。希望该书对广大中医药同仁有所启迪与助益。

　　书中难免有不足之处，恳请广大同仁和读者提出宝贵意见，以便进一步完善。

王桂玲简介

　　王桂玲，山东省济南市莱芜区人。1987年9月考入山东中医学院（后更名为山东中医药大学）针灸系，1992年7月以优异的成绩毕业，同年被分配至煤炭部矿机医院工作，1998年调至首都医科大学附属北京中医医院针灸科工作至今。1999年晋升为主治医师，2004年晋升为副主任医师，2011年晋升为主任医师。2017年获得长春中医药大学针灸推拿专业硕士导师资格。

　　现为知名专家，硕士研究生导师；曾任中国民族医药学会针灸分会常务副秘书长，中国民族医药学会科普分会理事，北京针灸学会理事，北京针灸学会针灸名家学术继承工作委员会副主任委员，《环球中医药》编委，东城区劳动能力鉴定委员会现场鉴定医疗卫生专家以及北京中医医院分级诊疗脑血管病首席专科医生等职。

　　2002年被原卫生部、原人事部、国家中医药管理局确定为国医大师贺普仁第三批国家级学术继承人，2006年顺利出师，跟师期间，深得老师真传，在后续近20年的临床实践中一直秉承贺普仁教授"病多气滞，法用三通，分调合施，治神在实"的学术思想，并不断拓展疾病治疗的思路，进一步扩大了"贺氏针灸三通法"治疗的优势疾病谱。2007年北京中医药薪火传承"3+3"工程贺普仁名老中医工作室在北京中医医院针灸科建立，作为工作室团队骨干成员，积极协助科室做好工作室的各项工作；2008年所参与的课题《贺氏针灸三通法理论暨治疗缺血性中风的临床研究》获中国针灸学会科技进步三等奖、北京市科学技术奖三等奖；2011年获得由北京针灸学会、北京针灸三通法研究会颁发的"贺氏火针针法优秀传承人"荣誉称号；2016年所参编的《中华针灸宝库·贺普仁临床点评本》获中华中医药学会学术著作一等奖；2016年《贺氏火针疗法及临床应用研究》获中国针灸学会科学技术奖二等奖、中华医学科技奖三等奖，2017年获北京市科学技术奖三等奖；作为副主编的《北京针灸名家丛书》2019年获中国针灸学会科学技术奖二等奖。2008年国医大师贺普仁获批为第一批"传统医药国家级非物质文化遗产针灸项目代表性传承人"，2009年至2017年王桂玲作为非遗传承人贺普仁教授的国家级学术继承人，积极参与中国中医科学院针灸研究所主持的《"中医针灸"非物质文化遗产保护》总课题，负责贺普仁学术资料整理及学术思想传承研究，2015年参与编写相关著作《中医针灸传承集粹》，2021年《文化视角下中医针灸传承保护的模式研究》获中国针灸学会科学技术奖二等奖。

2008年成为北京中医医院新名医战略工程学员，师从王玉明、雷仲民、郑军等主任学习，2010年顺利毕业。2017年入选"全国中医临床优秀人才研修项目"，师从全国名中医危北海、张炳厚及国家级名老中医许昕教授，2021年顺利毕业，荣获国家中医药管理局授予的"全国中医临床优秀人才"称号，同年获得北京市中医管理局（后更名为北京市中医药管理局）授予的"首都中青年名中医"荣誉称号。

参加工作32年以来，始终坚持"传承精华、守正创新"理念，全力做好传帮带工作，2013年至2018年被平谷区人民政府、北京市中医管理局（后更名为北京市中医药管理局）确定为"平谷区高层次医学人才培养指导老师"，徒弟杨青荣现已晋升副主任医师。2021年被北京市中医管理局（后更名为北京市中医药管理局）确定为第六批北京市级中医药专家学术经验继承工作指导老师，招收李宝珍、邓越两名徒弟。2023年参加北京中医医院"宽街名萃"传承工作项目，招收徒弟吕天丽。

参加工作以来，一直热心公益事业，积极参与多项社会公益活动。援疆1年，于2005年7月至2006年7月在新疆和田地区维吾尔医院针灸科工作，助推当地医院针、药、术协同发展，助力民众健康事业，并获得"和田地区优秀援疆干部"荣誉称号。于2014年4月至2018年12月担任北京中医医院顺义医院针灸科主任（兼职），带领团队多次成功申报国家级、北京市级继续教育项目，2017年负责申报的《睡眠障碍中西医诊疗进展学习班》为北京中医医院顺义医院国家级继续教育项目首例；多次前往顺义、平谷、昌平、石景山、延庆等处的医疗机构为基层医生授课，2015年在"乡村医生中医药服务能力提升培训班"中获得由原顺义区卫计委颁发的"优秀理论授课教师"荣誉称号；2018年负责申报的"火针技术"被北京市中医管理局（后更名为北京市中医药管理局）确定为基层中医适宜技术"品牌"项目，在基层单位得到了广泛的推广和应用。2019年参加《环球中医药》杂志社组织的赴黑龙江省绥滨县中医院扶贫活动，获得"爱心医师"称号，2021年被国家体育总局冬奥会管理中心聘为中国冰雪医务专家；2022年被聘为《环球中医药》杂志第四届编委会委员；2024年被聘为《环球中医药》杂志第五届编委会委员。

工作中注重总结临证经验，在核心期刊发表学术论文80余篇，《温督安神法治疗特发性震颤验案一则》及《清宣破瘀法治疗原发性舌咽神经痛验案》入选中国中医药临床案例成果库，且均被中国科学技术协会评选为优秀中医药临床案例；作为主编或副主编出版专著6部及国家十三五创新教材1部，参编著作4部，作为主要执笔人编写了《火针疗法临床实践指南》及《中医治未病技术（针刺）操作规范》。

目 录

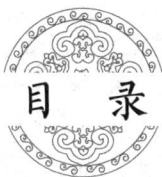

第一章

学术特点

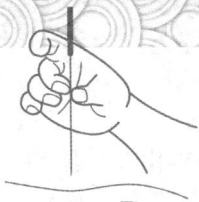

一、师从前辈，博采众长

北京中医医院在1956年建院之初便名医荟萃，针灸科亦不例外，国医大师贺普仁、金针王乐亭、管针贺惠吾、治痛夏寿人等众多名医齐聚针灸科，形成了鲜明的针灸治疗特色。针灸科始终秉承"仁术勤和"院训及"治病救人"理念，将坚持传承创新，助推中医特色发展作为工作重点，以解除患者病痛、弘扬岐黄之术为己任。

（一）国医大师贺普仁

王桂玲跟师国医大师贺普仁学习期间，深得老师真传，悉心研习贺普仁教授"病多气滞，法用三通，分调合施，治神在实"的学术思想，认为其提出的"气滞"病机学说实为广义概念，人体气机的升降出入运动异常均应包含在内。气是构成人体和维持人体生命活动的最基本物质，气能够激发各脏腑、经络等组织器官的生理活动，是人体的能量来源，不仅能够保卫人体抵御外邪侵袭，固摄全身津液，还能够通过气的升降出入运动使体内的物质相互转化，并将气血津液等营养物质运送至五脏六腑、四肢百骸。故气机的调达是维持人体正常生命活动的基础，气机失调则会导致疾病的产生，正如

《素问·六微旨大论》所言："出入废则神机化灭，升降息则气立孤危。故非出入，则无以生长壮老已，非升降，则无以生长化收藏。是以升降出入，无器不有。"除气机失调致病外，许多有形实邪也能导致疾病的发生，而这些有形实邪又多是由于气滞日久郁积所致，如痰饮、瘀血和食积等。国医大师贺普仁总结几十年的临床实践经验，凝练多种传统针刺方法，用全新的治疗学思想，创立了独具特色的针灸治疗学体系——贺氏针灸三通法，包括微通法、温通法、强通法。其中，微通法以毫针为主要针具达到循经渐调的作用；温通法以火针为主要针具达到温阳散寒、疏通气血、扶正祛邪之目的；强通法以三棱针或采血针为主要针具，通过"去宛陈莝"达开决速调、放瘀出邪、疏经通络之目的。火针疗法最早见于《黄帝内经》，至明代《针灸聚英》形成成熟理论，但后期医者对这一具有独特疗效的传统针法缺少应有的重视。20世纪60年代初，贺普仁教授在火针疗法的适应证及治病机制方面不断进行尝试，倡导并发起火针疗法的临床应用，使这一传统疗法焕发了新的活力，在火针的基本概念、功效、适用范围、刺法、操作、注意事项及禁忌证等方面不断完善，突破了火针不用于热证、火针不用于面部、火针不留针的禁忌。贺普仁教授对火针疗法在国内外的广泛推广和应用作出了巨大贡献。

王桂玲在贺普仁教授的言传身教下，熟练掌握了火针操作技术，并据此不断拓展火针的适应证，近年来多次在国家级、市级继续医学教育项目上授课，助力于贺氏火针在全国各医院的推广运用。工作之余，王桂玲广泛搜集、整理文献，总结发现适用火针的优势病种主要集中在骨科、神经科、皮肤科、外科和妇科疾病，临床治疗病种超过110种，其中疼痛类疾病出现的频次最高，显效病种广泛，为火针疗法普适于针灸临床起到了重要的推动作用。

贺氏针灸三通法主张在临床实践时将毫针、火针、放血有机结合，如三法结合应用，或独取一法、二法，随证选取。对一些疑难杂症、陈疾旧疴，贺普仁教授主张毫针、火针、三棱针等多种针具相互配合，力求改变以前单针治病的思路。王桂玲多年来勤于临床、钻研求真、笃学不倦，逐渐深入并拓展治疗疾病的思路，拓宽了贺氏针灸三通法治疗的优势疾病谱，并提出"治疗疾病时要分阶段、分部位选择三通法"的学术主张。

所谓微通，一曰针具之微，如《灵枢·九针十二原》记载："欲以微针，通其经脉，调其血气"，后《标幽赋》亦指出"观夫九针之法，毫针最微"，针尖如"蚊虻喙"，针身细巧，可针刺全身穴位，应用广泛；二曰刺法之微妙，从持针、进针、行针导气、补泻手法、留针到出针，各个环节无不体现刺法技术的精妙，以达贺氏微通法"治神亦守神、气至而得气、得气后气至病所"的要求，从而实现《灵枢·九针十二原》所言"刺之要，气至而有效，效之信，若风之吹云，明乎若见苍天"之功效。

《灵枢·经筋》在手三阳、足三阳、手太阴经筋病的治疗中均提到了"燔针",可见"燔针"擅长治疗经筋病。《灵枢·官针》云:"九曰焠刺,焠刺者,刺燔针则取痹也。"焠刺是指将烧热、烧红的燔针快速刺入皮内,故"燔针"和"焠刺"即为"火针"和"火针疗法"。这里所说的"火针"不仅仅是一种针具,亦指运用火针针具进行治疗的独特针刺方法。火针刺法和艾灸疗法并称为温通法,其优势和特色在于"温"。气血是人体生命活动的动力和源泉,温通法借助火针的火力、艾灸的温热刺激以激发人体的阳气,启动下焦命门之元阳,增强经络对气血的营运与推动作用,以开闭、疏通脉络,既可"借火助阳"以补虚,又可"开门祛邪"以泻实。人体气血喜温而恶寒,寒则凝聚不通,需借助温通之法,无邪则温补,有邪则胜邪,以助寒祛凝散,经络畅达,气血调和,诸病得愈。

强通法是针灸治疗中应用广泛、独具特色的传统针法。即在人体特定穴位或者某浅表部位,利用三棱针等针具刺破血络,迫血外泄,使邪随血而出,祛瘀通闭,疏通经脉,使经气通畅,营血顺达,以达祛瘀活血、通络止痛的治疗效果。

(二)金针王乐亭

王乐亭先生因善用针灸治疗多种顽疾而闻名于世,人称"金针王乐亭"。王乐亭先生一生酷爱针灸,遍读经典,在临床实践中逐渐形成了自己独特的治疗体系,他创立了"手足十二针""老十针""督脉十三针""五脏俞加膈俞"等一系列针灸处方,目前被广泛应用于临床。如王乐亭先生重视整体观念，在治疗多种虚损病证时常用五脏俞加膈俞，旨在整体调节五脏气血，改善脏腑功能，达到扶正驱邪的目的；重视人体阳气的作用，督脉为阳脉之海，总督一身之阳气，故提出治痿首重督脉，并制定了"督脉十三针"处方；重视脾胃，提出"治病求本，以胃为先"的学术观点，制定了"老十针"处方。王桂玲深受王乐亭先生学术观点的启发，在凝练其学术思想的基础上，创新性提出"通督调跷补肾针刺法"，此法是基于肾为先天之本，藏精主骨生髓，督脉为阳脉之海，其循行"络脑""属肾""贯心"以及跷脉为少阴之别，其"上行入风池"，主司肢体运动、目之开阖等理论而提出的系统性针刺方法。适用于以肾虚为本，且督脉、跷脉经气失调为主要病机的病证。临床以头晕、脊强、步态不稳、行走摇晃、头或肢体震颤、肢体活动不利、眼睑开阖失司、不寐或多睡等为主要表现，并可用于治疗现代医学的帕金森病、血管性帕金森综合征、遗传性共济失调等神经系统疾病以及强直性脊柱炎、睡眠障碍、Horner综合征（霍纳综合征）及眼肌型重症肌无力等多种疾病。并在临床上取得了较为显著的治疗效果。

（三）全国名中医危北海

2017年王桂玲入选"第四批全国中医临床优秀人才研修项目"，师从全国名中医危北海教授学习。危北海教授是我国著名的中西医结合消化疾病学专家，他创新了脾胃病中西医结合的理论，提出"胃肠复元"学说，在恢复损伤的胃肠功能这个发病之本的基础上治疗全身疾病，指导多学科危重疾病的治疗；提出脾胃病的发病特点为"脾胃易虚、升降失调、阴火内生、瘀血凝滞"，及"益脾胃、调升降、降阴火、化瘀血"的治疗学核心思想。中医重视脾胃的理念可以追溯至汉代张仲景，《金匮要略》首篇提出"四季脾旺不受邪"，即强调顾护脾胃的重要性，这对后世产生了深远的影响。邓铁涛、路志正、刘祖贻、徐经世、张镜人、李振华等多位国医大师皆重视脾胃，从脾胃论治多系统内伤杂病，疗效均较为显著。王桂玲深受前辈们的影响，临证重视调理中焦脾胃。因脾胃为后天之本，气血生化之源，脾胃功能正常，五脏方能安和。故在治疗许多疾病时常加用中脘、天枢、气海、足三里、大都、公孙等穴以健运脾胃，调畅中焦气机，使气血生化有源。其次，在危北海教授学术思想的影响下，王桂玲临证时也非常重视西医诊断与鉴别诊断，主张要充分重视现代医学先进的诊疗技术及研究成果，西为中用，衷中参西，既要传承精华，也要守正创新。

（四）全国名中医张炳厚

在参加"第四批全国中医临床优秀人才研修项目"期间，王桂玲师从全国名中医张炳厚教授学习。张炳厚教授医术高明，临证经验丰富，善用各种辨证方法，主张以脏腑辨证为核心，重视四诊合参，问诊要求细致入微，善抓主证要点，遣方用药全面而独特。王桂玲跟师期间，在张炳厚教授亲身指导下，背诵了大量古今名方，梳理并优化了辨证思路，临证辨明病证与病机，明辨核心症状，为日后在临床实践中能够精准辨证用方打下了深厚且坚实的基础。张炳厚教授重视气化，即气升降出入的运动变化。在其著作《医林怪杰张炳厚》中指出："气化问题触及了中医理论、中医技术的学术源头和独到的时空物理背景，揭示了中医理论以及养生、诊法、疗法、方剂、中药、针灸等诸多技术得以实现其治疗作用的物理媒体与原理，是中医理论与实践体系的基石，也是一个有关自然宇宙、生命之演化和调控的重要、基本而又深刻的物理问题。"气机升降相因是维系机体气、血、津、液等精微物质生成、输布，进而实现人体"阴平阳秘"的关键条件。针刺的核心作用为通经络，调气血。针灸之法实系行气之法。《灵枢·九针十二原》记载："欲以微针通其经脉，调其血气。"《灵枢·刺节真邪》亦记载"用针之类，在于调气。"可见针刺对维持人体气机的正常状态起到了至关重要的作用。王桂玲深受张炳厚教授影响，将其气化理论灵活运用到针灸选穴中。如在治疗顽固性面瘫时，常选左侧太冲、右侧足三里作为对穴应用。《素问·阴阳离合论》曰："圣人南面而立，前曰广明，后曰太冲。太冲之地，名曰少阴；少阴之上，名曰太阳……广明之下名曰太阴，太阴之前，名曰阳明。"太冲属足厥阴肝经穴，厥阴风木位于左，主升；足三里属足阳明胃经穴，阳明燥金位于右，主降，故左取太冲、右取足三里以促进气机升降，使气血上达头面而濡养局部筋脉。除此之外，对于顽固性失眠的组方配穴也常考虑到气化问题，比如心肾不交型失眠，一者是因下焦肾水亏虚不能上济心火，心火亢盛于上，致使气机上下升降失司，除常规针刺取穴外，常加神门行泻法以降心火，加太溪、复溜行补法以滋肾水，使心火下降、肾水上升，升降相因，水火相济；二者是因下焦肾阳不足，温煦气化失司，不能蒸动肾水上济心火，常用火针点刺关元、命门、肾俞等穴以温补肾阳，使肾水得以蒸动而上升，心火得以下降，心肾相交。因在许多疾病的针刺取穴及中药处方中均考虑到气机的升降出入运动，所以临床疗效较前也明显提高。

（五）国家级名老中医许昕

在参加"第四批全国中医临床优秀人才研修项目"期间，王桂玲师从国家级名老中医许昕教授。许昕教授治学严谨，学识渊博，继承国医大师柴松岩"二阳致病"的学术思想，认为冲脉与阳明共主气机升降，均参与女性经、带、胎、产过程，若浊热蕴结阳明，则会导致气机运行阻滞，营阴暗耗，气血受损，冲任失调而出现多种妇科疾病。许昕教授运用清利阳明浊热法，创立"益肾祛浊方"补益脾肾，清胃肠浊热，畅达三焦气机，使冲脉气血调和，在治疗多种妇科疾病时疗效显著。王桂玲深受许昕教授学术观点的影响，临证处方选穴时常加用内庭、气冲以调理阳明与冲脉的功能，如在治疗卵巢早衰、多囊卵巢综合征、痛经等妇科疾病时均将气冲作为首选之效穴。气冲属足阳明胃经穴，是足阳明胃经与冲脉的交会穴，《素问·骨空论》曰："冲脉者，起于气街，并少阴之经，挟齐上行，至胸中而散。"

说明气冲穴联络了足阳明胃经、冲脉与足少阴肾经。肾主藏精，为先天之本，胃为水谷之海，乃后天之本。腹气街止之背俞，胫气街止之气街（气冲）。冲脉为"血海"，又称十二经脉之海，其循行于人体上下内外，通行全身，肾气盛，脾胃充，冲脉才能通调，故对于许多生殖、泌尿系统疾病，气冲为首选之穴。另外内庭为足阳明胃经的荥穴，五行属水，王桂玲在治疗妇科疾病时常选用此穴，针用泻法以清泄阳明浊热。

二、精研经典，融会贯通

（一）重视针刺方法

目前临床针刺手法众多，无不起源于《黄帝内经》。特别是《灵枢·官针》专篇介绍了九刺、十二刺、五刺等26种具体刺法，至今在临床上仍有很大的指导意义。其中九刺有输刺、远道刺、经刺、络刺、分刺、大泻刺、毛刺、巨刺、焠刺；十二刺有偶刺、报刺、恢刺、齐刺、扬刺、直针刺、输刺、浮刺、阴刺、短刺、傍针刺、赞刺；五刺有半刺、豹纹刺、关刺、合谷刺、输刺。王桂玲将贺氏针灸三通法与《灵枢·官针》记载的多种刺法有机结合，主张要根据不同疾病或同一疾病的不同阶段辨证选用不同的刺法以达到治愈疾病的目的。临床较为常用的是将微通法与齐刺、傍针刺、扬刺相配合。《灵枢·官针》记载："齐刺者，直入一，傍入二，以治寒气小深者。或曰三刺，三刺者，治痹气小深者也"。"傍针刺者，直刺傍刺各一，以治留痹久居者也"。

王桂玲常用该刺法治疗病程日久、部位较深、疼痛程度较重的疾病，如治疗腰椎间盘突出症，在病变棘突下及环跳穴常选用齐刺或傍针刺；治疗顽固性漏肩风兼见肩关节活动明显障碍者，则在"肩三针"选用齐刺或傍针刺，以增强刺激，促使针感放散传导，有疏缓筋脉、逐寒除痹、通经接气的作用。"扬刺者，正内一，旁内四而浮之，以治寒气之博大者也。"王桂玲常用该刺法治疗病变部位较浅、范围较大的病证，如腱鞘囊肿、脂肪瘤、股外侧皮神经炎等等，临床疗效较为显著。

其次，王桂玲在临证中擅长将现代的一些针刺技术如"腹针""穴位注射"等与贺氏针灸三通法巧妙结合运用，并在多囊卵巢综合征、卵巢早衰、卵巢储备功能不全、更年期综合征、子宫腺肌症、过敏性鼻炎等多种疾病的治疗中已取得良好的临床效果。

（二）重视针刺深浅

《灵枢·官针》记载："九针之宜，各有所为，长短大小，各有所施也。不得其用，病弗能移。疾浅针深，内伤良肉，皮肤为痛；病深针浅，病气不泻，支为大脓。病小针大，气泻太甚，疾必为害；病大针小，气不泄泻，亦复为败。失针之宜，大者泻，小者不移。"《素问·刺要论》亦记载："病有浮沉，刺有浅深，各至其理，无过其道，过之则内伤，不及则生外壅，壅则邪从之。浅深不得，反为大贼，内动五脏，后生大病。"王桂玲意识到针刺的深度与疗效密切相关，刺之深浅，灸之壮数，均需详审。强调病情有轻重，病程有久新，体质有刚柔，临证时要因病、因人、因时而选用不同的针具及刺法，针刺深浅适宜方获佳效。

（三）重视处方选穴

针灸的处方选穴是关系到临床疗效的重要环节。王桂玲在多年临床实践中凝练归纳了11种常用的处方选穴原则。

1.局部选穴 "腧穴所在，主治所及"，早在《灵枢·经筋》中就已提出治疗经筋病的原则为"治在燔针劫刺，以知为数，以痛为输"，即以局部痛点为针刺部位。局部选穴的临床应用范围广泛，旨在调整受病经络及所属脏腑的阴阳气血，使之达到平衡状态。可单取一经，亦可数经同用。如鼻病取迎香；耳病取耳门、听宫、听会、翳风等。

2.远道选穴 本法源于《灵枢·官针》中"远道刺者，病在上取之下，刺府腧也"的理论。《标幽赋》亦有"头有病而脚上针……左有病而右畔取"的论述。现今泛指远离病变部位选取穴位的方法。可以取本经穴，也可以取他经穴。如《针灸聚英·肘后歌》记载："头面之疾针至阴，腿脚有疾风府寻，心胸有病少府泻，脐腹有病曲泉针，肩背诸疾中渚下……顶心头痛眼不开，涌泉下针定安泰。"贺普仁教授常取中脘穴治疗前额痛，取至阴穴治疗后枕部疼痛，取足临泣穴治疗乳腺疾病等等，上述皆是远道取穴的具体应用。

3.按腧穴名选穴 按腧穴名选穴是指按照腧穴命名的含义进行选穴。腧穴是人体脏腑经络气血输注于体表的部位，既是疾病的反应点，也是治疗疾病的刺激点。

部分腧穴的命名与脏腑功能、阴阳五行及气血津液有一定的联系，即穴名体现了其主治功效，故可按穴名来选择应用。如侠白穴属手太阴肺经，《寿世保元》记载侠白穴："治赤白汗斑神法，或以针刺之出血亦已。"肺主皮毛，主白色，贺普仁教授认为白癜风为手太阴肺经气血失调所致，且侠白的命名中含有治白之义，故常选侠白治疗白癜风；曲垣、秉风为手太阳小肠经穴，《针灸大成》记载曲垣穴"主肩臂热痛，气注肩胛，拘急痛闷"，《铜人》记载秉风穴"主肩痛不能举"，"垣"即"墙""城"，曲垣有护卫人体之意，"秉"即"掌握、主持"，秉风有掌理诸风之意，贺普仁教授常用两穴预防及治疗感冒及其他肺系疾患，如对于体质虚弱，经常感冒、咳嗽者，贺普仁教授就主张长期艾灸两穴以助卫气护外固表，达到"正气存内，邪不可干"的目的。《素问·宣明五气篇》云："五脏所藏：心藏神，肺藏魄，肝藏魂，脾藏意，肾藏志。"五脏藏五神，故足太阳膀胱经的神堂、魄户、魂门、意舍、志室可主治情志疾病。国家级名老中医周德安教授主张"治病先治神"，其创立的"四神方"包括四神聪、神庭、本神、神门等，四穴命名中均含有"神"字，有安神、调神的作用。

4.前后配穴 此法在《灵枢·官针》中被称为"偶刺"，"以手直心若背，直痛所，一刺前，一刺后，以治心痹"。是指胸腹与腰背部腧穴配合应用的治疗方法。目前临床最常用的俞募配穴即属于前后配穴。如咳嗽取肺俞、中府；胃病取胃俞、中脘；膀胱病变取膀胱俞、中极等。

5.上下配穴　"上"指上肢及腰以上，"下"指下肢及腰以下。《灵枢·终始》记载："病在上者，下取之；病在下者，高取之；病在头者，取之足；病在腰者，取之腘。"如偏头痛取丝竹空透率骨、足临泣；胃痛取内关、足三里；牙痛取颊车、内庭；脱肛、子宫脱垂取百会；颈项僵痛取昆仑等。

6.左右配穴　此法是根据经络循行交叉的特点确立的，即将肢体左右两侧腧穴配合应用的方法。《素问·阴阳应象大论篇》云："故善用针者，从阴引阳，从阳引阴，以右治左，以左治右。"如治疗左侧面瘫可取右侧合谷；治疗胃痛可取左侧内关、右侧足三里等。《素问·缪刺论篇》提到的"巨刺""缪刺"亦属于左右配穴，如治疗急性踝扭伤可取健侧丘墟、昆仑、解溪等。

7.表里经配穴　此法是根据十二经的阴阳表里关系进行选穴的方法。如《素问·刺疟篇》云："肺疟者，令人心寒，寒甚热，热间善惊，如有所见者，刺手太阴阳明。"《灵枢·口问》云："寒气客于胃，厥逆从下上散，复出于胃，故为噫。补足太阴、阳明，一曰补眉本也。"又如胃痛可取大都、足三里；咳嗽可取列缺、合谷等。另原络配穴法是指本经的原穴与其表里经的络穴相配合的一种治疗方法，亦属于表里经配穴范畴。

8.同名经配穴　是指手足同名经的腧穴相配合的一种治疗方法。如落枕取手太阳小肠经的后溪和足太阳膀胱经的昆仑。

9.八脉交会配穴　八脉交会穴首见于宋子华《流

经八穴》，此书已亡佚，其内容被窦汉卿收集在《针经指南》中，是指奇经八脉与十二经脉气相通的8个穴位。此八穴既能治奇经八脉的病证，也能治疗十二经脉的病证。另外，内关配公孙、足临泣配外关、后溪配申脉、列缺配照海常作为对穴应用于临床。如因任脉通于列缺，阴跷通于照海，任脉与阴跷合于肺系、咽喉及胸膈，遂可取列缺、照海相配治疗咽痛、胸满、咳嗽。

10.子母补泻配穴 《难经·六十九难》提出"虚者补其母，实者泻其子"的补泻大法，而《难经·六十四难》提出的"阴井木，阳井金"理论使十二经脉五输穴具有了五行属性，各经五输穴之间有了母子相生关系，故而形成了"补母泻子"配穴法。可分为本经子母补泻法和他经子母补泻法。如肺经的虚证应补其母，肺属金，其母为土，可取本经的输穴（属土）太渊，亦可取其母经的土穴，即脾经的太白；肺经的实证则泻其子，可取本经的合穴（属水）尺泽，亦可取子经的水穴，即肾经的阴谷。

11.基于"脏腑别通"理论配穴 明代医家李梴在《医学入门》中提出了"五脏穿凿论"，即"心与胆相通，肝与大肠相通，脾与小肠相通，肺与膀胱相通，肾与三焦相通，肾与命门相通"的观点，后世杨维杰在此基础上，结合《素问·阴阳离合论》中"三阴三阳开阖枢"理论推演出"脏腑别通"学说，为临床提供了新的治疗思路。相互别通的脏腑可以互治或同治。如肺经或肺脏病变可通过调理膀胱经来治疗，膀胱经或膀胱腑病变亦可通过针刺肺经穴来调理，亦如《针灸资生经》中取背俞穴治哮喘；《针灸大成》中取委中、膀胱俞治咳疾；《标幽赋》中"刺偏历利小便，医大人水蛊"等。基于上述理论，王桂玲在临床上常选用膀胱经的风门、肺俞穴治疗咳嗽；取手阳明大肠经的曲池、合谷穴治疗肝阳上亢所致的头痛、头晕；取手太阴肺经的列缺穴治疗膀胱气化功能障碍所致的尿失禁或尿潴留等。

三、针药并重，辨证选用

针灸与中药治疗均是中医临床辨证施治的重要手段。针灸属于外治法，主要作用为通经络、调气血，中药属于内服法，主要作用为补虚安脏，二者方法各异，各有所主，但均可驱邪扶正、平衡阴阳。早在《黄帝内经》中就有针药合用的相关论述，如《素问·移精变气论》曰："微针治其外，汤液治其内"；《素问·汤液醪醴论》曰："当今之世，必齐毒药攻其中，镵石针艾治其外也"。汉代张仲景在《伤寒杂病论》中记载："太阳病，初服桂枝汤，反烦不解者，先刺风池、风府，却与桂枝汤则愈。"太阳中风是桂枝汤的适应证，服药后风邪本应随微微汗出而解，然反烦不解者，乃表邪太重郁于经络，邪重而药轻所致，故仲景提出先刺风池、风府以助疏散郁于经络之邪，然后再服桂枝汤解肌祛风，调和营卫，邪去则病愈。唐代孙思邈也明确提出"若针而不灸，灸而不针，皆非良医也；针灸而不药，药而不针灸，尤非良医也。知针知药，固是良医，知灸知药，方得为大医。针灸药三者，皆得，始可与言医道矣。"金元时期的李东垣，明代吴昆、高武等均提倡针药并用，如高武提出"针灸药三者得兼，而后可与言医。"

王桂玲深受先贤影响，主张临床上要根据辨证结果，针药并用，或先针后药，或先药后针，擅长经方与针灸有机结合运用。针灸疗法主要作用于经络，是依靠外源性的刺激作用于躯体某些穴位或部位，以促进并激发机体的自我调节功能，从而实现疾病从病理状态向正常生理状态的良性转归。针灸的作用实质是启动、促进、调整，而不是外源性物质成分的补充和干预，由于机体自我调节功能是有限的，这就决定了针灸的作用也有一定的局限性。尽管内服中药治病强调阴阳及脏腑功能的调节，但中药疗法是以摄入外源性物质为基础的调节，与针灸单纯以刺激来调节脏腑功能有本质的区别。通过多年的临床实践，王桂玲体会到对于头面、躯体疾病，例如头痛、面瘫、落枕、漏肩风、颈痹病、腰痛、肘劳、膝骨关节病、胁痛及多种疼痛类疾病等，针灸治疗具有独特的优势，单纯使用针灸即可得到显著的临床疗效；而对于某些虚损类内脏疾病，如咳嗽、哮喘、黄疸、心悸、肾脏疾病等，宜针药并用。针药结合，一者可引药归经，使药物直达脏腑而快速起效，进而缩短病程，减轻患者痛苦；二者可激发人体正气，促进气血运行，加快药物在体内的代谢，从而减少药物对人体的毒副作用。明确针药各有所长，相辅相成，内外同治，经络脏腑同调，方能有的放矢，效专力宏。

四、西为中用，传承创新

望闻问切是中医诊断疾病的基本方法，四诊信息的采集是辨证论治的核心。其中，望诊是对患者神、色、形、态、舌象等进行有目的的观察，以测知内在脏腑是否出现病变。王桂玲认为，望诊的内容还应包括患者的各种辅助检查结果，主张要充分利用现代医学先进的诊疗技术及研究成果，西为中用，并重视西医诊断与鉴别诊断以防延诊及误诊，及时把握病情的变化趋势，先机而发，截断病情向不良方向发展，也为治疗提供一种有预见性的思路，最终使疾病向愈；主张西医辨病与中医辨病、辨证互为参考、有机结合。认为辨病是从整体认识疾病，而辨证是对疾病某一阶段的病因、病性及病位的概括，二者有机结合才能整体认识疾病，这进一步拓展了诊疗思路。例如针灸门诊常见病之一的头痛，既是独立疾病，又是多种疾病的常见症状，如感冒、高血压病、脑血管疾病、颅脑外伤、五官科疾病、月经等妇科疾病及其他全身性疾病均可导致头痛症状。目前针灸治疗头痛多以经络辨证为主，但还须结合现代医学诊断，若因青光眼引起的头痛，要加上风池、印堂、太阳穴，及于耳尖等部位行点刺放血；若眼压升高明显，则需采取综合治疗措施；若患者头痛剧烈、呕吐、颈项强直，则必须急查头颅CT；若为蛛网膜下腔出血，则需紧急采取综合救治措施。由此王桂玲强调临证不能盲目地仅采取传统治疗方法而完全忽略现代医学检查手段。

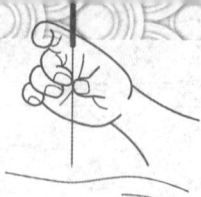

第二章 专病论治

（一）血痹病

血痹病是以肌肤、肢体麻木不仁，甚至疼痛为主症的病证，其发病原因是在气血不足的基础上，外感风邪，使机体阳气痹阻，血行不畅。王桂玲主张临证时要根据患者的不同表现，四诊合参，辨证施治，针药并用。

【病因病机】

血痹，《金匮要略》曰："夫尊荣人，骨弱肌肤盛，重因疲劳汗出，卧不时动摇，加被微风，遂得之。"血痹病患者多养尊处优，看似形体壮实、肌肉丰满，实则阳气不足，体质虚弱，筋骨不坚，风邪易乘虚而入。平素多不喜劳作，又思虑善忧，多愁善感，易耗伤气血，稍事劳作即汗出不止。

【治疗原则】

本病的治疗原则为辨证型，分轻重。

1.轻证 《金匮要略》指出"但以脉自微涩，在寸口关上小紧，宜针引阳气，令脉和紧去则愈。"即血痹病轻证是在人体气血不足基础上，外受轻微风邪，阳气、血脉痹阻，血分滞而不通所致，可用针刺进行治疗，但未指出具体穴位。贺普仁教授在治疗此类疾病时除局部辨经取穴外，常用火针点刺风府穴。《素问·热论》云："巨阳者，诸阳之属也，其脉连于风府，故为诸阳主气也。"督脉主一身阳气，太阳为诸阳之首，是藩篱之本，通于督脉，风府为督脉穴位，为邪气易于出入之所。《素问·疟论》云："卫气每至于风府，腠理乃发，发则邪气入，入则病作……中于手足者，气至手足而病。卫气之所在与邪气相合，则病作。"可见肢体肌肤、关节疼痛肿胀等常与卫气不行、邪闭经脉，致气血阴阳不足、局部失养有关。火针能鼓舞人体阳气，激发经气，火针点刺风府可补益阳气，散风祛邪，对血痹病而言有很好的治疗效果。其次，对于临床常法所不易取效的风湿顽痹，该法亦能显示出神奇疗效。

2.重证 《金匮要略》指出："血痹阴阳俱微，寸口关上微，尺中小紧，外证身体不仁，如风痹状，黄芪桂枝五物汤主之。"提示治疗血痹病重证可用黄芪桂枝五物汤。《金匮要略论注》云："此由全体风湿血相搏，痹其阳气，使之不仁。故以桂枝壮气行阳，芍药和阴，姜、枣以和上焦荣卫，协力驱风，则病原拔，而所入微邪亦为强弩之末矣。此即桂枝汤去草加芪也，立法之意重在引阳，故嫌甘草之缓不若黄芪之强有力耳。"方中黄芪为君，甘温益气；桂枝散风寒而温经通痹，与黄芪配伍，益气温阳，和血通经；芍药养血和营而通血痹，与桂枝合用，调营卫而和表里，两药为臣；生姜辛温，疏散风邪，以助桂枝之力；大枣甘温，养血益气，

19

以资黄芪、芍药之功;与生姜为伍,又能和营卫,调诸药,为佐使。以上药物配伍共起益气温经、和血通痹之功效。

3.分证型 《金匮要略》论述了血痹病轻证的治疗"宜针引阳气,令脉和紧去则愈",血痹病重证可用黄芪桂枝五物汤治疗。两者病因均属气血不足,外受风邪,血行不畅而见肢体麻木疼痛症状者,如糖尿病周围神经病变、末梢神经炎、股外侧皮神经炎、下肢动脉硬化闭塞症、神经根型颈椎病等,均属于"血痹病"范畴。王桂玲总结临床血痹病常见中医分型有以下3种。

(1)脾肾阳虚证:全身怕冷,肢体发凉、麻木、疼痛,遇寒则甚,神疲乏力,腰膝酸软。舌质淡胖,苔白,脉沉细弱。

治宜补益脾肾、益气温经、和血通痹,方用黄芪桂枝五物汤合右归丸加减。

方药组成:黄芪30g,桂枝10g,白芍10g,炙甘草6g,生姜9g,大枣20g,黑顺片10g,淫羊藿15g,菟丝子12g,山茱萸15g,鹿角胶10g,枸杞子15g。

针刺取穴:①脾俞、肾俞、大椎、风府;②百会、中脘、气海、关元、曲池、手三里、合谷、足三里、条口、三阴交、太溪、冲阳。

操作:第一组穴可采用贺氏温通法即火针快速点刺,不留针;第二组穴先用火针点刺,后采用微通法即毫针刺法,留针30分钟。

(2)痰瘀滞络证:肢体发凉,麻木刺痛,入夜尤甚,可有间歇性跛行。舌淡暗，边有瘀点或瘀斑，苔白腻，脉弦滑。

治宜化痰散结、活血化瘀，方用桃红四物汤加减。

方药组成：熟地黄15g，当归12g，川芎15g，赤芍10g，桃仁10g，红花10g，陈皮15g，生薏米15g。

针刺取穴：中脘、天枢、血海、曲池、手三里、合谷、足三里、条口、三阴交、阿是穴。

操作：阳性反应点可采用贺氏强通法即放血疗法；余穴采用毫针刺法，留针30分钟。

（3）瘀热阻络证：患肢皮肤温度上升，肿胀疼痛，口干而苦。舌质红，苔黄腻，脉滑数。

治宜清热解毒、活血通络，方用四妙勇安汤加减。

方药组成：金银花15g，连翘15g，蒲公英20g，当归12g，赤芍10g，玄参15g，甘草6g。

针刺取穴：曲池、二间、合谷、足三里、三阴交、内庭、阿是穴。

操作：患肢可采用贺氏温通法与强通法联合治疗，即火针与放血相结合；余穴采用毫针刺法，留针30分钟。

【验案举隅】

患者，女，71岁。主因"双下肢对称性麻木疼痛4年，加重3个月"于2018年1月10日住院。患者4年前因血糖控制不佳出现双下肢对称性麻木，呈袜套样改变，以双足为重，无疼痛感，在多家医院被诊为"2型糖尿病周围神经病变"，予以硫辛酸及维生素类药物治疗，但效果不明显，症状呈进展性加重，并出现双下肢疼痛、发凉感，双上肢亦出现麻木，呈手套样改变，近3个月无诱因上述症状均加重，在外院予以营养神经药物及针灸治疗，无改善。刻下症：双下肢对称性麻木、疼痛、发凉，遇寒则重，双上肢麻木，周身乏力，腰膝酸软，伴视物模糊，时有口干口苦，纳可，眠差，小便调，大便干。舌暗红，苔薄黄略腻，脉沉细。

西医诊断：2型糖尿病周围神经病变

中医诊断：血痹病（脾肾阳虚证兼有少阳郁热）

治宜助阳解郁、补益脾肾、和血通痹。选用黄芪桂枝五物汤合小柴胡汤加减。方药组成：黄芪30g，桂枝12g，白芍15g，炙甘草10g，菟丝子10g，怀牛膝12g，柴胡10g，法半夏10g，黄芩10g，瓜蒌30g，赤芍10g，路路通12g。7剂，水煎服，每日1剂。

针刺取穴：①脾俞、肾俞、大椎、风府；②百会、神庭、四神聪、中脘、气海、关元、曲池、手三里、合谷、足三里、条口、三阴交、太溪、冲阳。每日针刺1次，每周治疗5次。针刺操作同前文所述。

2018年1月16日二诊：患者自述双下肢疼痛及发凉感减轻，麻木感未见改善。口干口苦减轻，睡眠无改善，大便不干。舌苔由薄黄略腻转为薄白略腻。中药处方于前方基础上加当归12g，鸡血藤15g，7剂，煎服法同前。针刺取穴则于前方基础上加神门、内关以安神，每日针刺1次，每周治疗5次。

2018年1月23日三诊：患者自述双下肢疼痛及发凉

感明显减轻，麻木感亦有改善。亦无明显口干口苦，睡眠改善。舌苔薄白，脉沉细。中药处方于前方基础上去柴胡、法半夏、黄芩；针刺取穴及操作同前。

2018年1月25日患者病情好转出院。嘱出院后继服中药28剂，针刺治疗20次，以巩固疗效。随访得知患者未再出现双下肢疼痛及发凉感，偶有麻木感，但程度较入院前明显减轻。

（二）原发性三叉神经痛

原发性三叉神经痛是指在三叉神经分布区域内短暂的反复发作性剧痛，临床上以单侧面颊部和上下颌部（第2、3支）最为常见，额部（第1支）很少发生，轻触鼻翼、颊部可诱发。本病属于中医学"面风""颊痛""齿槽风"等范畴。

【病因病机】

王桂玲认为，本病多与外感邪气、脏气虚损、情志不调、外伤等有关，病位在面部，主要与手、足三阳经，足厥阴经密切相关。基本病机是气血阻滞，不通则痛。

现行《中医内科学》教材中多未提及本病。有医家参照现行教材对头痛的描述将面痛的病因病机分为外感与内伤两大类。外感者多以风寒者为多，其次为外感风热。病机为外邪阻滞经脉，气血运行不畅，不通则痛。内伤者多与肝、脾、肾功能失调相关，或肝郁气滞化火；或脾失健运，痰湿内生，郁而化热生火；或气血生化不足，不荣则痛；或肾水亏虚，水不涵木，肝阳上亢而化火。此外，外伤或久病入络可致瘀血内阻而为病。不论外感、内伤，日久均会导致气血阴阳不足，虚实夹杂之复杂证候。

《证治准绳》曰："面痛皆属火……暴痛多实，久痛多虚。高者抑之，郁者开之，血热者凉血，气虚者补气。不可专以苦寒泻火为事。"《张氏医通》亦提出"面痛皆因于火，而有虚实之殊。"可见面痛有虚实之分。

【辨证论治】

（1）外感风寒证：常因感受风寒而诱发，痛处遇寒则甚，得热则轻，面部有发紧感，口不渴。舌淡，苔薄白，脉浮紧。

治宜疏风散寒，方用川芎茶调散或麻黄细辛附子汤加减。

方义：川芎茶调散出自《太平惠民和剂局方》。本方用于风邪外袭，阻遏清阳所致的头面痛。川芎活血止痛，取"治风先治血，血行风自灭"之意。薄荷、荆芥辛散轻扬，疏风止痛，清利头目。羌活、白芷、细辛、防风疏风散邪止痛。服时用清茶调服，取其苦凉轻清，清上降下，使升中有降，不致升散太过。诸药合用，以达疏风散寒止痛之目的。若患者不见浮紧之脉，但见沉细无力，说明其素有阳气不足，阳虚而外受寒邪，寒凝太阳经脉，考虑为太阳少阴合病，则用麻黄细辛附子汤治疗。此方出自《伤寒论》，即"少阴病，始得之，反发热，脉沉者，麻黄细辛附子汤主之。"麻黄发汗解表，附子温肾助阳，麻黄行表以开泄皮毛，驱邪于外，附子温里以振奋阳气，鼓邪达外。细辛既能祛风散寒，助麻黄解表，又可鼓动肾中真阳之气，协附子温里。三药并用，补散兼施。

针刺取穴：风府、风门、肺俞、四白、下关、地仓、合谷、太冲、阿是穴。配穴：眼部疼痛加攒竹、阳白；上颌部疼痛加巨髎、颧髎；下颌部疼痛加夹承浆、颊车。

操作：先用贺氏温通法即火针快速点刺风府、风门、肺俞、阿是穴（每穴 1～2 下）；然后以微通法即毫针刺余穴，行泻法，留针 30 分钟。

穴义：火针能鼓舞人体阳气和激发经气，风门、肺俞为足太阳膀胱经穴，火针点刺风府、风门、肺俞可补益阳气，散风祛邪，对于面部痛点，用火针直接快速点刺以温经止痛。四白、下关、地仓可疏通面部经络气血；合谷、太冲分别为手阳明、足厥阴经穴，两经均循行过面部，两穴相配为"开四关"，可疏风通络止痛。

（2）外感风热证：多在感冒发热之后，痛处有灼热感，口微渴。舌边尖红，苔薄黄，脉浮数。

治宜祛风清热，方用芎芷石膏汤加减。

方义：芎芷石膏汤出自《医宗金鉴》。石膏清热泻火，菊花散风清热，川芎、白芷祛风止痛，取"火郁发之"之义。因羌活、藁本辛温，可去之不用。诸药合用，以达祛风清热止痛之目的。

针刺取穴：大椎、四白、下关、地仓、合谷、太冲、曲池、阿是穴。配穴：眼部疼痛加攒竹、阳白；上颌部疼痛加巨髎、颧髎；下颌部疼痛加夹承浆、颊车。

操作：先用贺氏强通法即三棱针快速点刺面部阿是穴，使其出血数滴，大椎穴点刺放血后拔罐，留罐5~10分钟；然后选用微通法即毫针刺余穴，行泻法，留针30分钟。

穴义：大椎为督脉穴，点刺放血可清热泻火；曲池为手阳明经穴，可祛风清热；阿是穴点刺放血可通络止痛。

（3）痰火上扰证：面部闷胀灼痛，头昏沉，胸闷脘满。舌红苔黄厚腻，脉弦滑。

治宜清热化痰泻火，方用黄连温胆汤加减。

方义：黄连温胆汤出自《六因条辨》卷上。半夏、陈皮、茯苓燥湿化痰。枳实、竹茹、黄连清胆和胃、宁心安神。诸药合用可燥湿化痰、清热除烦、清胆和胃、宁心安神。

针刺取穴：四白、下关、地仓、合谷、太冲、内庭、天枢、丰隆、阿是穴。配穴：眼部疼痛加攒竹、阳白；上颌部疼痛加巨髎、颧髎；下颌部疼痛加夹承浆、颊车。

操作：先用贺氏强通法即三棱针快速点刺内庭、阿是穴，使其出血数滴；然后选用微通法即毫针刺余穴，行泻法，留针30分钟。

穴义：内庭为足阳明经荥穴，点刺放血可清泄胃火；天枢配丰隆可化痰降逆，通络止痛。

（4）阴虚阳亢证：阵发性抽搐样剧痛，颧红，烦热，失眠健忘，腰酸无力。舌红少苔，脉细弦数。

治宜滋阴潜阳，方用芍药甘草汤合小柴胡汤加减。

方义：芍药甘草汤出自《伤寒论》，主治津液受损、阴血不足、筋脉失濡所致诸证。芍药与甘草配伍可酸甘化阴、养血柔肝、缓急止痛。小柴胡汤最早见于《伤寒论》，不仅能和解少阳，还可通调三焦。方中柴胡入肝胆经，善升阳达表，舒肝木之滞，宣畅气血，疏散退热；黄芩能清胸腹之热；半夏归肺脾胃经，化痰散结，与甘草共同调节脾胃功能。

针刺取穴：四白、下关、地仓、合谷、太溪、行间、耳尖、阿是穴。配穴：眼部疼痛加攒竹、阳白；上颌部疼痛加巨髎、颧髎；下颌部疼痛加夹承浆、颊车。

操作：先用贺氏强通法即三棱针快速点刺行间、耳尖、阿是穴，使其出血数滴；然后选用微通法即毫针刺余穴，行泻法，留针30分钟。

穴义：行间为足厥阴经荥穴，配合耳尖放血可平肝潜阳，泻火止痛；太溪为足少阴经穴，可补肾阴以降肝火。

（5）气滞血瘀证：面部抽搐样疼痛或刺痛，痛处固定不移。舌质紫暗，苔薄白，脉弦紧或涩。

治宜活血化瘀、行气止痛，方用四逆散合通窍活血汤加减。

方义：四逆散出自《伤寒论》，柴胡可疏肝解郁，升清阳，引阴从阳，顺接阴阳；配枳实"一升一降"，通利少阳三焦气机，助脾散精；配芍药"一气一血"，既补养肝血，又条达肝气；甘草调中，与芍药相配，酸甘养阴，以阴调阳。诸药合之，枢机运转，气机宣畅，阳气通而气血行，阴阳调而水火济。通窍活血汤出自《医林改错》。方中麝香、生姜、葱白温通窍络。桃仁、红花、川芎、赤芍活血化瘀，大枣健脾益气。诸药合用可活血化瘀、通窍止痛。

针刺取穴：四白、下关、地仓、合谷、太冲、三阴交、膈俞、耳尖、阿是穴。配穴：眼部疼痛加攒竹、阳白；上颌部疼痛加巨髎、颧髎；下颌部疼痛加夹承浆、颊车。

操作：先用贺氏强通法即三棱针快速点刺耳尖、阿是穴，使其出血数滴，膈俞点刺放血后拔罐，留罐5～10分钟；然后选用微通法即毫针刺余穴，行泻法，留针30分钟。

穴义：三阴交为足三阴经交会穴，泻之可活血化瘀；膈俞为血会，配合耳尖放血可活血化瘀而止痛。

【验案举隅】

患者，女，65岁。2017年11月24日初诊。主诉：右侧面部疼痛半年余。患者自半年前无明显诱因出现右侧面部疼痛，间歇发作，发作时如电击样、放射性疼痛，部位以面颊上、下颌部为主，每因刷牙、洗脸、说话、吃饭而诱发，在北京三甲医院做头颅磁共振成像检查，未见异常结果，诊为"三叉神经痛"，经多种中西医治疗但效果不显。现症见右颊部阵发抽搐样剧痛，头晕，时有耳鸣，心烦易怒，口干口苦，腰酸无力，纳可，眠差，大便时干，小便可。舌暗红，有瘀斑，少苔，脉细弦。

西医诊断：原发性三叉神经痛

中医诊断：面痛（阴虚阳亢）

治宜滋阴潜阳、息风解痉、通络止痛。方用小柴胡汤合芍药甘草汤加减。方药组成：柴胡10g，黄芩12g，法半夏9g，白芍40g，栀子10g，夏枯草15g，赤芍15g，鸡血藤30g，怀牛膝15g，山茱萸12g，生龙骨先煎30g，生牡蛎先煎30g，玄参20g，甘草10g。7剂，水煎服，每日1剂，分早晚2次温服。

针刺取穴：四白、下关、地仓、颧髎、夹承浆、合谷、太溪、行间、耳尖、阿是穴。

操作：先用贺氏强通法即三棱针快速点刺行间、耳尖、阿是穴，使其出血数滴，颜色由暗变鲜红为止，每周3次；然后选用微通法即毫针刺余穴，行泻法，留针30分钟，每周3次。

2017年12月1日二诊：右颊部抽搐样剧痛明显减轻，头晕减轻，仍口干口苦，耳鸣如前，时大便干结，眠差，小便可。舌暗红，有瘀斑，少苔，脉细弦。中药处方于前方基础上加磁石先煎30g，改玄参30g，7剂，水煎服，每日1剂，分早晚2次温服。针灸取穴于前方基础上加四神聪、神庭、天枢，穴位操作方法同前。

2017年12月8日三诊：面部疼痛症状基本痊愈，仍耳鸣，纳可，眠差，二便正常。舌红、苔薄白，脉细弦。二诊中药处方继服7剂。针灸取穴改为百会、神庭、四神聪、角孙、翳风、耳门、听宫、听会、中渚、足临泣、太溪、筑宾。治疗1周后诸症基本痊愈。

小结：原发性三叉神经痛是一种顽固性难治之证，常缠绵难愈。临床上应注重辨证论治，针药结合。贺普仁教授经过多年临床实践总结出"气滞则病，气通则调，调则病愈，针灸治病就是调理气机"的学术观点。王桂玲认为，处于三叉神经痛急性发作期的患者，采用贺氏强通法可起立竿见影的效果，而且出血量越大，止痛效果越好。治疗本病时辨证选用不同经方，并联合三通法，或温通，或强通，或微通，或三法合用，往往取得较显著的疗效。正符合张仲景所提出的"观其脉证，知犯何逆，随证治之"的辨证论治思想。

（三）强直性脊柱炎

强直性脊柱炎（AS）是以骶髂关节和脊柱附着点的慢性炎症引起脊柱强直和纤维化为主要特点的自身免疫性疾病。病变初期多为骶髂关节炎，进而累及整个脊柱，导致进行性、不可逆性的骨结构破坏，同时伴有关节外慢性炎症表现，后期形成脊柱强直、关节畸形，严重危害青壮年患者的身心健康及生活质量。目前，AS的发病机制尚无定论，西医治疗以非甾体抗炎药（NSAIDs）、抗风湿药（DMARDs）、生物制剂等为主，但药物价格昂贵、具有感染风险以及药物耐受性问题不断困扰着患者治疗的依从性、持续性和疗效。中医治疗在改善患者症状及控制病情方面均有明显的疗效。王桂玲在临床诊疗中灵活运用贺氏针灸三通法治疗 AS，以"补肾调督、通经活络"为治则，结合金针王乐亭"督脉十三针"取穴加减，重视扶正祛邪，标本兼顾。

【病因病机】

在中医古籍文献中，没有"强直性脊柱炎"的病名，依据其临床症状多称"大偻""骨痹""肾痹""竹节风"等病名，属于中医学"痹病"范畴。

1.肾虚为本 《灵枢·经脉》云："是主肾所生病者……肠澼，脊、股内后廉痛，痿厥嗜卧，足下热而痛。"《素问·痹论》曰："五脏皆有合，病久而不去者，内舍其合也。故骨痹不已，复感于邪，内舍于肾……肾痹者，善胀，尻以代踵，脊以代头。"本病临床表现为腰背僵硬疼痛、足跟痛等，与"肾痹"相类似，且与足少阴肾经循行相关。《太平圣惠方》云："邪流入肾，脊强背直。"《脉经》云："足少阴与太阳经俱实也，病苦脊强反折……脊痛，不能自反侧。"《素问·脉要精微论》云："腰者，肾之府，转摇不能，肾将惫矣……骨者，髓之府，不能久立，行则振掉，骨将惫矣。"肾主骨生髓，肾虚则腰府及脊柱失养，出现疼痛及活动受限等表现。《素问·生气通天论》云："阳气者，精则养神，柔则养筋。开阖不得，寒气从之，乃生大偻。"肾虚督寒则腰脊易感邪病变。从脏腑角度辨证，则本病以肾虚为本。

2.病在督脉 《难经·二十八难》云："督脉者，起于下极之俞，并于脊里，上至风府，入属于脑。"AS主要累及骶髂关节和脊柱，督脉的循行路线与此高度吻合，督脉经气运行不畅，则会出现脊柱的畸形改变，如《灵枢·经脉》云："督脉之别，名曰长强。挟脊上项，散头上，下当肩胛左右，别走太阳，入贯脊。实则脊强，虚则头重，高摇之，挟脊之有过者，取之所别也。"《素问·骨空论》云："督脉为病，脊强反折，腰痛不可以转摇。"督脉行于背部正中，与手、足三阳经及阳维脉相交会，总督全身的阳经，对全身阳经气血具有渗灌、蓄溢及调节作用，为阳脉之海；督脉亦行于脊里，与脊柱的生理功能、病变的发生密切相关。督脉为病，影响了全身阳经气血及脊里的濡养，脊柱失去其护卫温养，故可出现脊强、腰痛等症状。如张锡纯的《医学衷中参西录》云："凡人之腰痛，皆脊梁处作痛，此实督脉主之。"直言脊柱疼痛与督脉密切相关。本病以腰骶部、脊柱疼痛、僵硬、活动受限为主症，故当责之于督脉为病。

综上，本病以肾虚督寒为病机，可兼有痰湿、瘀血等。肾虚则气化失司，水液代谢失常；肾虚则温煦失司，火不暖土，脾失健运，二者均可致湿浊内生，加之外感风寒湿邪，内外因相合，湿邪痰瘀痹阻督脉，导致脊督失荣，筋骨失养，督阳不宣，外邪深入经隧骨骱而引发疾病。治疗上亦应结合患者的临床表现，分析本虚标实之重点，以补肾通督为基本治则。

【辨证论治】

（1）肾虚督寒证：腰骶、脊背、臀疼痛，僵硬不舒，牵及膝腿痛或酸软无力，畏寒喜暖，得热则舒，俯仰受限，活动不利，甚则腰脊僵直或后凸变形，行走坐卧不能。舌暗红，苔薄白或白厚，脉多沉弦或沉弦细。

治宜补肾调督、祛寒除湿、通经活络。

针刺取穴：阿是穴、王乐亭"督脉十三针"（百会、风府、大椎、陶道、身柱、神道、至阳、筋缩、脊中、悬枢、命门、腰阳关、长强）、足三里、三阴交、太溪。配穴：伴有双下肢酸软无力者加双侧环跳、阳陵泉。

操作：①贺氏温通法：患者取俯卧位，首先选用细火针，局部常规消毒后，将针尖及针体烧至通红后刺入督脉十三针选穴、阿是穴（痛点），深度0.5～1寸，速刺疾出，出针后用消毒干棉球重按针眼片刻；骶髂部疼痛明显者，局部可留针2～5分钟。嘱患者24小时内针眼处不能沾水。每周治疗2～3次。②贺氏微通法：患者取俯卧位，局部常规消毒后，采用0.30mm×（40～50）mm毫针，督脉十三针选穴处向上斜刺0.5～1寸（其中风府向下颌方向缓慢刺入0.5～1寸）；足三里、三阴交、太溪、阳陵泉直刺1～2寸，均行平补平泻法，留针30分钟；环跳选用0.30mm×（75～125）mm毫针，直刺3～5寸，针感以放散至下肢为度，留针30分钟。每周治疗2～3次。

（2）肾虚湿热证：腰骶、脊背、臀酸痛或沉重，僵硬不适，身热不扬，心烦，口苦黏腻或口干不欲饮，或见脘闷纳呆，大便溏软，或黏滞不爽，小便黄赤，可伴见关节红肿灼热焮痛，屈伸活动受限。舌质偏红，苔黄腻或垢腻，脉沉滑或弦细数。

治宜补肾调督、清热利湿、通经活络。

针刺取穴：王乐亭"老十针"［上脘、中脘、下脘、气海、天枢（双）、内关（双）、足三里（双）］、阴陵泉、内庭、肾俞、命门、大椎、委中。

操作：①贺氏温通法：选用细火针快速点刺肾俞、命门，不留针。②贺氏强通法：患者取俯卧位，局部常规消毒后，采用一次性采血针，快速点刺大椎、委中，出血后拔罐，留罐5～10分钟，出血量3～5ml。每周治疗2～3次。③贺氏微通法：患者取仰卧位，局部常规消毒后，采用0.30mm×（40～50）mm毫针，老十针选穴、阴陵泉、内庭直刺0.5～2寸，均行平补平泻法，留针30分钟。每周治疗2～3次。

【验案举隅】

患者，男，28岁。2017年3月14日初诊。主因"骶髂部、腰背部疼痛逐渐加重1年"就诊。患者1年前搬家劳累后开始出现骶尾、骶髂部疼痛，后逐渐出现腰背部、足跟疼痛，渐致弯腰、转身及夜间翻身困难，晨起腰骶及脊柱有僵硬感，活动后可稍缓解，全身恶风寒，伴腰膝酸软，双下肢沉重乏力，就诊于北京某三级甲等医院风湿免疫科。行实验室检查，结果提示"ESR 56mm/h；CRP 62mg/L；HLA-B27阳性"。骶髂关节CT回报：双侧骶髂关节面不规整。骶髂关节MRI回报：骶髂关节炎。遂明确诊断为强直性脊柱炎，给予柳氮磺胺吡啶1g，每日2次；双氯芬酸钠75mg，每日1次。现症见腰骶部疼痛不适，夜间痛甚，每遇寒加重，得温痛缓，晨起腰背僵硬，活动后僵硬感可稍缓解，形寒怕冷，背部尤甚，得温则减，腰膝酸软无力，喜温热饮食，纳食可，眠因痛差，口服止痛药物可缓解，二便调。舌淡暗，舌体胖大，边有齿印，苔薄白，脉弦细。既往体健，否认家族史、药物过敏史。曾多年居住在地下室，环境潮湿阴冷。专科检查：脊柱侧弯、后伸、旋转受限，脊柱两侧肌肉僵硬伴 L_4、L_5、S_1 压痛，骶髂关节处压痛明显，"4"字试验（＋）。

西医诊断：强直性脊柱炎

中医诊断：大偻（肾虚督寒）

治宜补肾调督、祛寒除湿、通经活络。

针刺取穴：阿是穴、王乐亭"督脉十三针"（百会、风府、大椎、陶道、身柱、神道、至阳、筋缩、脊中、悬枢、命门、腰阳关、长强）、足三里、三阴交、肾俞、太溪、环跳、阳陵泉。

操作：先将细火针烧至通红后快速刺入督脉十三针选穴、阿是穴（痛点），深度 0.5～1 寸，速刺疾出，出针后用消毒干棉球重按针眼片刻；再采用毫针，督脉十三针选穴处向上斜刺 0.5～1 寸（其中风府向下颌方向缓慢刺入 0.5～1 寸）；足三里、三阴交、太溪、阳陵泉直刺 1～2 寸，均行平补平泻法，留针 30 分钟；环跳直刺 3～5 寸，针感以放散至下肢为度，留针 30 分钟。每周治疗 3 次。

治疗 1 个月后，患者尾骶部及腰背部的疼痛进一步减轻，夜间翻身较前灵活，晨僵好转，足跟疼痛略有减轻，双下肢的沉重、乏力感减轻，但腰背部活动仍受限，自感腰酸及全身恶风寒。舌淡暗，齿印好转，苔薄白，脉细滑。针刺取穴及操作同前。开始停服双氯芬酸钠，并将柳氮磺胺吡啶减量至0.5g，每日2次。

治疗2个月后患者偶有腰酸及腰骶部轻微疼痛，夜间翻身已较灵活，仍有腰背部活动受限，近日未觉下肢沉重、乏力，纳眠可，二便调。舌淡暗，苔薄白，脉细滑。针刺取穴及操作同前，治疗次数减为每周2次。柳氮磺胺吡啶减量至0.5g，每日1次。

治疗3个月后患者已停服柳氮磺胺吡啶。偶有足跟轻微疼痛，腰背部活动受限亦改善，未诉其他不适症状。停用火针，嘱继用毫针以巩固疗效，取穴不变，每周2次。治疗半年后停针灸治疗。

半年、1年、1年半、2年后电话随访，患者复查红细胞沉降率及CRP均提示正常。病情稳定，已能正常上班。嘱其若病情变化则随时复诊。

按语： 本患者先天肾气不足，肾藏元阴元阳，肾虚则气化失司，体内水液代谢失常；火不暖土，脾虚则运化失调，终致湿浊内生，加之居住环境阴冷潮湿，督脉经气不利，故致本病。辨证属肾虚督寒证，治疗时采用金针王乐亭及贺普仁教授的学术经验，经治诸症明显缓解，并成功停用西药，避免了长期服用西药所带来的毒副作用。

王桂玲临证施针时常强调中医治病"审证求因，辨证求本"，此外，针灸还具有独特的"经脉所过，主治所及"的辨经论治理论。人体经脉承载着气血津液，能够在内濡养脏腑精气，在外充盈而推动经脉循行。故在临证施治前首先要诊察、循按经络，确定疾病的病位、病性及经络的气机变化，然后运用不同手法和针法进行"盛则泻之，虚则补之，热则疾之，寒则留之，陷下则灸之"。

在针法方面，王桂玲深得贺普仁教授真传，运用贺氏针灸三通法，即"微通法""温通法""强通法"治疗疑难杂症。在取穴方面，选用金针王乐亭先生总结的治疗脑和脊髓病变的处方—督脉十三针，该选穴具有"疏通督脉、调和阴阳、补脑益髓、镇静安神"之效。贺普仁教授认为火针具有振奋阳气、散寒祛湿的作用，"阳气者，精则养神，柔则养筋"，用火针点刺督脉十三针选穴处可疏通并濡养督脉，火针点刺命门、肾俞可直接温肾助阳，阳气充足则邪无藏处，最终达到"扶正祛邪"的目的。对于体内湿浊郁久化热者，除火针点刺肾俞、命门以温肾助阳外，加用了贺氏强通法及微通法。正如"三棱针出血，以泻诸阳热气"。大椎为"诸阳之会"，可统摄全身阳气，委中别称血郄，为足太阳经合穴，为本经气血汇聚之地，在这两个穴位点刺放血可直接"给邪以出路"。

总之，本病属于顽固性疾病，临床要力争早发现、早诊断、早治疗。要以"补肾调督、通经活络"为治疗大法，重视扶正祛邪，标本兼顾，诊察病证分型与变化规律，运用多种针法及取穴"杂合以治"，可由表达里、通经活络，增强机体抗病和修复能力，临床可取佳效。

（四）冻结肩

冻结肩，又称肩周炎，是一种以进行性肩关节疼痛伴功能障碍为主要特点的肩部疾患。主要表现为肩关节主、被动活动及功能受限，盂肱关节 X 线提示骨质疏松及钙化性肌腱炎。本病既可单独发病也可继发于其他疾病，分为原发性和继发性，两者除病因不同外，病理及影像学表现并没有明显差异，均表现为肩袖间隙的炎症和纤维化。肩关节磁共振成像提示喙肱韧带缩短和增厚，关节囊挛缩及容积减少。中医疗法在改善症状及控制病情方面有较为突出的表现。王桂玲灵活运用贺氏针灸三通法治疗冻结肩，以"审因辨治，明辨经络，分期施治，法用三通"为治疗特色，标本兼顾，取得佳效。

【治疗概况】

冻结肩主要表现为上肢大关节的痹痛制动，属于中医学"痛痹"范畴，根据发病原因、临床表现、发病年龄的不同，中医文献称之为"肩凝症""五十肩""漏肩风""肩胛周痹"等。治疗上以缓解肩关节疼痛、改善肩关节功能活动为重点，在传统毫针刺法的基础上，可配合艾灸、火针、刺络拔罐、刮痧、耳穴压豆多种治疗方法，融病因辨证和经络辨证为一体，近端取穴以肩关节局部腧穴和阿是穴为主，远端取穴以循经取穴和经验穴为主。

【审因辨治】

冻结肩属于中医学"痹证"范畴，《素问》曰："风、寒、湿三气杂至，合而为痹也，其风气胜者为行痹，寒气胜者为痛痹，湿气胜者为着痹也。"冻结肩好发于50岁左右的女性，七七天癸竭，肝肾虚损，风寒湿邪乘虚而入痹阻经络，或常年过劳导致瘀血阻络，不通则痛；或因久病体弱导致气血不足，肩部筋脉骨骼失于濡养，不荣则痛。王桂玲主张按病因辨治，风寒湿型以肩痛或伴沉重感，遇寒痛重，得温痛缓为特点，治疗当以粗火针深刺、密刺温通为主；气血虚型以肩部酸痛，遇劳加重，多伴少气懒言、神疲乏力为特点，治疗当以毫针微通或细火针浅刺、散刺温通为主；瘀滞型则以肩部胀满疼痛拒按，夜间尤甚，眠差为特点，当以强通为主。病因不同，刺法有别。在针灸施治过程中，注重病因辨治的同时还应结合经络辨证。根据《灵枢·经筋》的记载，经络循行路线经过肩部的有手太阴经、手三阳经、足太阳经及所属的经筋、经别。根据肩周疼痛部位的经络循行，以肩前内侧痛为主者为手太阴经证，可配列缺穴；以肩前痛为主者为手阳明经证，可配合谷穴；以肩外侧痛为主者为手少阳经证，可配外关穴，另配经外奇穴落枕穴，用之显效；以肩后痛为主者为手太阳经证，可配后溪穴。足太阳经筋从腋窝后侧的外廉，上行结聚于肩髃部，遂肩峰处疼痛可配昆仑穴；辨证归经，循经配穴。还要明辨病在经还是在络，病入经者多用毫针调气通经，病入络者多用三棱针等活血通络。

【分期施治】

王桂玲秉承贺普仁教授"病多气滞，法用三通，分调合施，治神在实"的学术思想，将贺氏针灸三通法灵活组合运用，在改善肩关节功能活动和缓解疼痛方面发挥着其独特的针灸特色及临床优势。

急性期（冻结进行期）发病时间短，多在1～3个月内，疼痛重，肩部活动受限轻，"急则治其标"，先以止痛为要，结合病因辨证，局部腧穴或用粗火针深刺、密刺以温经散寒除湿，或用三棱针放血以祛瘀通经活络；配合循经选取远端腧穴及足太阳经穴，并选用毫针刺，以泻法为主。缓解期（冻结期）发病时间较长，多在3个月以上，肩部活动受限明显，疼痛相对减轻，患者久病不愈则易耗伤气血，辨证以虚为主，局部腧穴用细火针浅刺、散刺以温阳益气活血；配合循经选取远端腧穴及足阳明经穴，并选用毫针刺，以补法为主。亦有患者虽病程日久，但瘀血之象明显，可配合放血疗法，攻补兼施。不同时期针灸治疗冻结肩的指导原则不尽相同，当灵活选用。

1.微通止痛法 微通止痛法是指运用毫针达到止痛效果的一种治法，也是临床上最为常用和最基本的止痛刺法。在古代文献中，冻结肩的发病机理多以正气虚弱为本，《素问·脉要精微论》曰："背者，胸中之府，背曲肩随，府将坏矣。"王桂玲选用微通法治疗冻结肩时，除前面所述辨证归经，循经取穴外，常在远端选取患侧条口透承山。其操作手法分为两步：第1步，得气后直刺透向承山穴，直至在承山穴处皮肤触摸到针尖为宜；第2步，深刺患侧条口穴同时活动患侧肩部。这种刺法较常规刺法针感强，疗效佳。条口为足阳明经穴，足阳明经多气多血，如其平调，内外皆养，五脏皆安。以毫针深刺条口穴（3~4寸）的同时配合患侧肩部活动，不仅能够鼓舞脾胃中焦之气，令其透达四肢，更能引气上行，气至病所，促进肩部"气滞"之经脉畅通，局部气血充盛，达到濡筋骨、利关节的作用，此为治本之法。太阳经为六经之首，人体"藩篱之本"，外界风寒邪气侵袭人体首犯太阳；承山意指随膀胱经经水下行的脾土微粒在此固化，具有固化脾土以助运化水湿之功效，又为足太阳经穴，以条口透刺承山可扶正以祛除风寒湿邪，标本兼治，最终达调畅气机之功效。

【验案举隅】

患者，女，53岁。因"左肩疼痛5个月，伴活动受限3周"就诊，5个月前左肩无明显诱因出现疼痛，活动虽不受限，但自觉抬举费力，自行外用麝香壮骨膏、双氯芬酸钠（扶他林）等药物，但效果甚微。3周前患者发现左肩活动受限，左上肢不能抬举过肩，夜间肩部疼痛，影响睡眠，白天倦怠乏力。舌质淡，苔薄白，舌体偏大，边有齿痕，脉沉细无力。检查：左肩内侧有压痛，左上肢前屈5°，外展不能，背屈不能。

结合患者的临床表现，辨证属气血不足，筋脉失养证。治法为补益气血、濡养筋脉。

针刺取穴：3寸毫针深刺左侧条口并透刺承山，同时活动左肩，左肩局部取穴肩髃、肩髎、肩贞、阿是穴，远端取穴加列缺，行补法。每周针刺5次，共针刺10次后，左肩疼痛VAS评分从10分降到3分，左肩疼痛明显缓解，睡眠及生活质量明显改善。

2.温通止痛法 温通止痛法是指运用以火针和艾灸为主的刺灸方法达到止痛效果的治法。《灵枢·经筋》曰："治在燔针劫刺，以知为数，以痛为输。"其中的燔针，一指火针；二指温针。《类经》释燔针曰："盖纳针之后，以火燔之使暖也"，又云"燔针，烧针也"。即应用火针焠刺，快速地进针出针；用温针法，在进针得气后留针的过程中，针柄上置艾炷火烧以温针。"以知为数，以痛为输"，以患者的疼痛感觉变化决定治疗的频次，病灶反映于体表的痛点就是温通法治疗所要选取的穴位。《素问·举痛论》云："寒气客于脉外则脉寒，脉寒则缩蜷，缩蜷则脉绌急，绌急则外引小络，故卒然而痛。得炅则痛立止。"因寒邪收引引起的疼痛，得温热即可缓解，而火针是一种有形无迹的热力，可以温其经脉，鼓舞人身的阳热之气，温煦肌肤，驱散寒邪，使脉络和调，疼痛自止。

【验案举隅】

患者，女，45岁。因"右肩疼痛1个月，逐渐加重伴活动受限2周"就诊，1个月前患者外受风寒后出现右肩及右肩背上部轻微疼痛，经休息后无明显缓解，活动不受限，未予以诊治。2周前患者右肩疼痛逐渐加重，并伴活动受限，痛引右肘前，甚则痛引右手拇食指，右肩背上部压痛明显，活动逐渐受限明显，右上肢不能完成梳头、系背部内衣扣等动作，右肩怕风怕凉。舌淡，苔白，边有齿痕，脉缓。检查：右肩有压痛，右上肢前屈90°，外展10°，背屈不能。

第一次给予微通法，在右肩局部穴位、右侧条口及左侧肩髃、肩髎行巨刺治疗后，右肩略显轻松，但仅两日右肩疼痛恢复如前。第二次就诊时，用微通法治疗前，先采用粗火针点刺右肩局部阿是穴，深度0.5～1寸，采用每针间隔约1cm的密刺法，速刺疾出，患者立觉右肩轻松，右肩疼痛VAS评分从10分降到5～6分，疼痛明显缓解，当晚VAS疼痛评分又降至4分。后续每周治疗2次，治疗2周后，该患者右肩无明显疼痛，活动自如。

3.强通止痛法 强通止痛法是指运用三棱针或一次性采血针等刺血工具刺络逐瘀以达到竣疏邪气、化瘀止痛的治法。对于长期疼痛的冻结肩患者，王桂玲注重局部望诊及触诊，此类患者在疼痛部位常可观察到浮于体表、形如小蚯蚓状、粗细不等的青紫色血络；有的患者局部无明显浮络，但触诊可发现局部压痛明显，部位固定。治疗时用三棱针或一次性采血针在青紫的浮络上或固定的压痛处点刺放血并拔罐加压，待血出尽自然止血。

【验案举隅】

患者，女，55岁。因"右肩疼痛逐渐加重1年"就诊，1年前无明显诱因出现右肩前酸胀不舒，当时局部贴敷活血止痛膏后症状缓解，后又出现右肩疼痛并逐渐加重，右肩、颈、前胸、胁肋、肩胛部均出现不同程度的酸痛，自诉痛楚难以描述，4个月前开始间断口服止痛药物，甚则间断日服芬必得5片，但效果不佳。外院行肩部理疗、按摩、外用膏药，但效果甚微。夜间痛甚，强迫体位，辗转难眠。舌暗，苔白，边有瘀斑，脉沉细。检查：右肩髃、肩髎、肩井区域隐约可见3条直径为0.5~1cm的粗细不等、颜色青紫的浮络，由右肩井向肩髃方向按压时有压痛，肩贞处亦有压痛，无明显浮络。右上肢前屈120°，外展90°，背屈10°。

第一次就诊时，首先选取按之有压痛、较粗的浮络，进行刺络放血拔罐治疗，血色黑紫，量约3ml。起罐后患者立刻感觉右肩沉重酸胀感明显减轻，自觉如释重负。右肩VAS疼痛评分从10分降至5分，后配合温通法及微通法治疗，右肩疼痛明显缓解。每周治疗2次，经治疗8周后，右肩关节活动基本自如，疼痛基本消失。

【小结】

王桂玲常言针灸治病贵在保持中医临床思路，应以审因辨证为本，首先辨别疾病的寒热虚实，进而辨别病位在经还是在络，根据症状辨别其应归在何经或归于何络。病入经者则调气通经，病入络者则活血通络。经络不畅、激惹经脉或气血不足导致不通或不荣是疼痛的基本病机，通则气血畅达，局部得以荣养，故以通止痛才是治疗疼痛的根本。在《黄帝内经》所述的十三条疼痛病因中，就有十二条提示为寒邪所致，只有一条提示由热邪引起，且全部使用"客"字，体现邪从外来，客于体内，并使用"气血乱""血泣""脉不通""血不得散"等，高度总结了疼痛的发病机制为气血运行障碍。王桂玲继承并发扬了贺普仁教授"道用合一"的针灸学术思想和临证理术，灵活运用微通、温通、强通三法，将"病多气滞，法用三通，分调合施，治神在实"的核心思想贯穿始终，察因知位，妙取三法施治，以达到通经络，调气血，和阴阳，复气机运行之常。

（五）遗传性共济失调

遗传性共济失调是一大类具有高度临床和遗传异质性、病死率和病残率较高的遗传性神经系统退行性疾病。以小脑共济失调为主要特征，表现为平衡障碍、进行性肢体协调运动障碍、步态不稳、构音障碍、眼球运动障碍等，并可伴有复杂的神经系统损害。主要累及脊髓、小脑及脑干等部位，目前病因不明，西医尚缺乏有效的治疗方法，仍以对症治疗为主。近年来，中医针灸、中药等在改善患者症状及控制病情方面均有明显疗效。王桂玲临证重视通督调跷，补肾通阳，灵活选用贺氏针灸三通法，或微通，或强通，或温通，配方选穴结合王乐亭、周德安等前辈的丰富经验，临床疗效满意。

【病因病机】

中医古籍中无遗传性共济失调的病名，根据其主要临床表现当归属于中医学"骨繇""痿躄"等范畴。《灵枢·根结》云："枢折，即骨繇而不安于地……骨繇者，节缓而不收也，所谓骨繇者，摇故也，当穷其本也。"中医学者对该病病因、病机的认识也不尽相同。陈金亮、李如奎、贺裕元、李洪安、路凤月等医家认为其与脾肾虚损有关；朱运斋、刘永寿等医家认为其与气虚血瘀或瘀血阻窍有关；从经络角度讲，陈维渝、骆君骅、徐惠德等医家认为其多与手足三阳经、督脉、跷脉病变有关。

1.肾虚为本　王桂玲认为，本病为遗传性疾病，多有家族遗传史，只有少数为散发病例，主要累及脊髓、小脑及脑干等部位。肾为先天之本，藏储精气，主骨生髓并充养于脑，肾为"作强之官，伎巧出焉"。故先天肾亏为此病之本，元阴元阳不足，中气不健，脾胃运化失职，气血生化乏源，痰湿瘀浊痹阻经络，督脉、跷脉功能失调，遂致本病。

2.病在督脉、跷脉　《难经·二十八难》云："督脉者，起于下极之俞，并于脊里，上至风府，入属于脑。"《素问·骨空论》云："督脉者……至少阴与巨阳中络者合，少阴上股内后廉，贯脊属肾……上额交巅，上入络脑。"《医学入门》曰："脑者髓之海，诸髓皆属于脑，故上至脑，下至尾骶，皆精髓升降之道路也。"从以上描述可看出，督脉行于脊里，入络脑，属肾，与手足三阳经及阳维脉相交会，可渗灌、蓄溢、调节全身阳经气血，为阳脉之海，与脑、髓、肾密切相关。当督脉发生或虚或实的病理变化时，可出现如《灵枢·经脉》记载的"督脉之别，名曰长强……实则脊强，虚则头重，高摇之，挟脊之有过者，取之所别也"的表现。可见督脉为病可影响全身阳经气血及脑、脊髓的濡养，出现步态不稳、行走摇晃等症状，与遗传性共济失调的主要临床表现高度吻合。

《灵枢·脉度》云："跷脉者，少阴之别，起于然骨之后。"《奇经八脉考》亦云："阴跷者，足少阴之别脉。其脉起于跟中足少阴然谷穴之后，同足少阴循内踝下照海穴。"可见阴跷脉别出肾经，肾中精气可沿阴跷脉上行充养脑髓。如《灵枢·海论》曰："髓海有余，则轻劲多力，自过其度；髓海不足，则脑转耳鸣，胫酸眩冒。"即阴跷脉功能失常可影响肾精上充髓海，髓海不足则出现肢体痿废、行走不稳等。《难经·二十八难》云："阳跷脉者，起于跟中，循外踝上行，入风池。"《奇经八脉考》亦云："阳跷者，足太阳之别脉……从睛明上行入发际，下耳后，入风池而终。"可见阳跷脉为足太阳经别脉，于风池穴入脑。跷脉与脑在生理及病理上关联紧密，故可治疗脑部疾病。脑为元神之府，可控制肢体运动与感觉。《奇经八脉考》云："跷者，捷疾也。二脉起于足，使人跷捷也。"阴跷、阳跷脉对下肢的阴经和阳经有统率和协调作用，可调节肢体的运动功能，与人体平衡功能密切相关。《难经·二十九难》云："阴跷为病，阳缓而阴急；阳跷为病，阴缓而阳急。"即跷脉为病会出现下肢拘急或弛缓的运动功能障碍。

综上，王桂玲认为，本病以肾虚为本，主要病机责之于督脉、跷脉为病，经气失调，气血失和，可兼有痰湿、瘀浊等有形邪气阻滞经络，气血运行失常则百病乃生。正如《素问·调经论》所云："血气不和，百病乃变化而生。"《千金翼方》亦云"诸病皆因血气壅滞，不得宣通。"

【治疗方案】

在多年临床实践基础上，王桂玲从督脉、跷脉论治遗传性共济失调，以"通督调跷，补肾通阳"为治则，形成了以毫针、火针、艾灸及放血为手段的综合治疗方案。

1.通督调跷方 主穴：王乐亭"督脉十三针"加申脉、照海。即百会、风府、大椎、陶道、身柱、神道、至阳、筋缩、脊中、悬枢、命门、腰阳关、长强、申脉、照海。配穴：脾胃虚弱者加王乐亭"老十针"，即上脘、中脘、下脘、天枢（双侧）、气海、内关（双侧）、足三里（双侧）；言语不清、吞咽困难者加上廉泉、翳风、金津、玉液；眼球运动障碍者加睛明、瞳子髎、球后、臂臑、养老；眠差、情绪不稳者加周氏四神方，即百会、四神聪、神庭、本神、神门；病程日久，倦怠乏力，肢体痿软，精神不振者加神阙、关元、五脏俞和膈俞。

2.针刺方法 嘱患者取俯卧位，首先选用细火针，局部常规消毒后，将针尖及针体烧至通红后刺入"督脉十三针"选穴处，深度0.5～1寸，速刺疾出，出针后用消毒干棉球重按针眼片刻。嘱患者24小时内不能洗浴。每周治疗2～3次。然后采用0.30mm×（40～75）mm毫针，督脉十三针选穴向上斜刺0.5～1寸（其中风府向下颌方向缓慢刺入0.5~1寸），申脉直刺0.3~0.5寸，照海直刺0.5~1寸，老十针选穴、臂臑直刺0.5~2寸，养老向肘方向斜刺0.5~0.8寸，瞳子髎向后平刺0.3~0.5寸，五脏俞加膈俞向脊柱方向斜刺0.5~0.8寸，均采用九六捻转之补法；上廉泉向舌根方向斜刺1~2寸，翳风向喉结方向直刺进针2~2.5寸，使针感向咽喉部放射；四神聪、神庭、本神平刺0.5~0.8寸，神门直刺0.3~0.5寸，均行平补平泻法；睛明选用（0.18~0.20）mm×（25~40）mm毫针，轻推眼球向外侧固定，紧靠眶缘缓慢直刺0.5~1寸，不提插捻转，起针后立即用消毒干棉球按压针孔片刻，以防出血；球后选用0.20mm×（25~40）mm毫针，轻推眼球向上，紧靠眶下缘缓慢直刺0.5~1.5寸，不提插捻转。均留针30分钟。金津、玉液及咽后壁用一次性采血针快速点刺放血，出血量2ml左右。每周治疗3次。神阙及关元采用艾条或艾灸盒灸30~40分钟，每日2次。

　　3.处方思路分析　"督脉十三针"具有疏通督脉、调和阴阳、补脑益髓、镇静安神的作用。督脉为阳脉之海，总督一身之阳，"阳气者，精则养神，柔则养筋"，用火针点刺督脉穴位可疏通并濡养督脉，温肾助阳，上充脑髓；跷脉可主司肢体运动，而照海、申脉分别为阴、阳跷脉脉气所发之处，针刺后可调整两脉的气血，使阴阳平衡；"老十针"可调理脾胃，健运中焦，使气血津液生化有源，脑髓、肾均得以充养；翳风、金津、玉液为局部取穴，毫针刺翳风及点刺金津、玉液放血能直接疏通舌及咽喉部经气，调节言语及吞咽功能；廉泉为任脉与阴维脉的交会穴，任脉循于喉咙，《千金方》曰："廉泉、然谷主舌下肿难言"，刺之可利咽通舌窍；臂臑是贺普仁教授治疗眼疾的经验穴，手阳明经多气多血，臂臑又是手足太阳及阳维的交会穴，与阳白、睛明穴相通，配合瞳子髎、球后等局部穴位可治疗多种眼疾；养老为手太阳经郄穴，手太阳经循行可达目锐眦及目内眦，"经脉所过，主治所及"；"周氏四神方"刺之可养心安神定志；"五脏俞加膈俞"是金针王乐亭先生治疗久病五脏虚损、气血亏虚的组方，刺之可调气和血、扶正固本、调理阴阳；神阙为任脉穴，《厘正按摩要术》云："脐通五脏，真气往来之门，故曰神阙。"关元是足三阴经与任脉交会穴，位于小腹部，为肾间动气之处，元气之所系，艾灸神阙、关元可培肾固本，扶助元阴元阳，现代研究亦证实艾灸神阙、关元等穴可提高人体免疫功能。

【验案举隅】

患者，女，42岁。主因"进行性步态不稳4年"于2016年4月19日就诊。4年前患者无明显诱因出现走路不稳，摇晃，偶有摔倒，2年后又出现言语含糊不清，饮水呛咳，双手笨拙，持物不准，先后就诊于多家医院，做颅脑磁共振成像（MRI）检查，结果示小脑、脑干萎缩，行脊髓小脑共济失调（SCA）基因检测，诊断为遗传性脊髓小脑共济失调3型（SCA3型），给予盐酸苯海索1mg，每日2次；氯硝西泮1mg，每日1次；巴氯氮

10mg，每日3次；B族维生素等药物治疗。治疗后症状未见改善，仍进行性加重，后自行停服药物。就诊时症见：走路摇晃，需他人扶助，步基宽，易摔倒，肢体拘紧，遇寒加重，言语含糊，饮水呛咳，吞咽稍困难，双手笨拙，手足发凉，腰膝酸软，时有心烦，情绪低落，喜温热饮食，纳可，眠差，夜尿2~3次，大便调。既往体健。家族中其父亲及叔叔均有遗传性共济失调病史。查体：神情，构音障碍，双眼可见水平眼震，四肢肌力Ⅴ级，肌张力减低，双手指指鼻均不准确，轮替动作缓慢，双跟膝胫试验阳性，Romberg征阳性，四肢腱反射亢进，双侧巴宾斯基征阳性。舌淡暗，舌体胖大，有齿印，苔白滑，脉沉细。

西医诊断：脊髓小脑共济失调3型（SCA3）

中医诊断：骨繇（肾气亏虚，督脉、跷脉经气失调）

治宜通督调跷、补肾通阳。

针刺取穴：督脉十三针选穴、申脉、照海、上廉泉、翳风、金津、玉液、四神聪、神庭、本神、神门。

操作：嘱患者取俯卧位，首先选用细火针，局部常规消毒后，将针尖及针体烧至通红后刺入督脉十三针选穴处，深度0.5寸，速刺疾出，出针后用消毒干棉球重按针眼片刻。然后用0.30mm×40mm毫针刺。督脉十三针选穴向上斜刺0.8寸（其中风府向下颌方向缓慢刺入0.8寸），申脉直刺0.5寸，照海直刺1寸，均行捻转补法；上廉泉向舌根方向斜刺2寸，翳风向喉结方向直刺进针2寸，使针感向咽喉部放射；四神聪、神庭、本神平刺0.8寸，神门直刺0.5寸，均行平补平泻法。留针30分钟。金津、玉液及咽后壁用一次性采血针点刺放血，出血量2ml左右。每周治疗3次，12次为1个疗程。并嘱患者在家中自行用艾灸盒灸神阙、关元，每次40分钟，每日2次。

针刺10个疗程后，不需他人扶助患者就可缓慢行走，肢体拘紧感及手足发凉感明显减轻，睡眠改善，夜尿1次。针刺20个疗程后，患者走路较前明显平稳，语言清晰流利，偶有饮水轻微呛咳，已无吞咽困难，纳眠可，二便调。治疗结束后半年、1年及2年随访，患者诉病情稳定，生活基本自理。

按语： 本病属于顽固性疾病，其本在肾，病位在脑、脊髓，临证要重视补肾固本，王桂玲运用毫针、火针、放血、艾灸等多种治疗手段，通调督脉、跷脉经气以达到补肾助阳、充髓养脑的目的，临床疗效满意。现代研究亦证实了针刺可以调节神经系统功能，促进机体协调，增加躯干肌力量，提高机体平衡控制能力；针刺后项部可加快椎—基底动脉的血流速度，改善小脑血液循环，进而改善肢体的共济失调症状。

（六）面神经炎

周围性面瘫也称特发性面神经麻痹、Bell麻痹，是常见的脑神经单神经病变，其临床特征为急性起病，多于3天左右达到高峰，表现为单侧周围性面瘫。该病确切病因未明，任何年龄、季节均可发病，具有自限性，大部分患者在发病后2~4周开始恢复，3~4个月后完全恢复。部分患者可遗留面肌无力、面肌联带运动、面肌痉挛或鳄鱼泪现象，这些后遗症迁延不愈，可能因病位较深、失治误治等原因导致，继而成为顽固性面瘫。在多年临床实践中，王桂玲将传统针灸与贺氏针灸三通法有机结合，形成了一套独特的理论和方法。

【病因病机】

本病相当于中医学的"口僻"，也称"口眼㖞斜"。"邪之所凑，其气必虚"，若人体正气不足，卫外不固，外邪乘虚而入，面部阳明、太阳等经脉气血痹阻，经筋失于濡养，筋肉失于约束，可出现㖞僻不遂。正如《灵枢·经筋》所言："足阳明之筋，其病卒口僻，急者目不合，热则筋纵，目不开；颊筋有寒，则急引颊移口。有热则筋弛纵，缓不胜收，故僻"。《诸病源候论》亦有明确记载："风邪入于足阳明、手太阳之经，遇寒则筋急引颊，故使口㖞僻，言语不正，而目不能平视"。王桂玲认为，本病预后与面神经损伤程度与受累部位有关，损伤程度愈重、受累部位愈深则预后越差，易成为顽固性面瘫。若正气充盛则能驱邪外出而病愈；若正气虚损，邪气较盛，正不胜邪而稽留体内，日久耗伤气血，气血运行不畅而为瘀；因病情缠绵不愈，患者易出现焦虑、抑郁及失眠等情志疾患，肝郁克土，脾失运化而痰湿内生，痰瘀互结阻滞面部经筋而成顽疾。总之，本病的发生与手、足阳经相关，尤其与手太阳、足阳明经筋功能失调相关，病机特点为"本虚标实"，正气虚损为本，痰瘀互结为标。

【诊治经验】

1.重视辨病位，以经络辨证为主 王桂玲认为，针灸作为一种特殊的外治疗法，辨病位始终是其辨证论治的核心，面瘫属于"肢体经络病"，当以经络辨证为主，局部取穴与循经远取五输穴相结合。

"腧穴所在，主治所及"，故选取阳白、睛明、攒竹、丝竹空、颧髎、迎香、水沟、巨髎、地仓、承浆、牵正、翳风等局部穴位，手足阳经分布于头面，选取的穴位大都为手三阳、足三阳经之穴。地仓穴属足阳明胃经，足阳明经在迎香穴与手阳明经交会，在水沟穴与督脉、手阳明经交会，在承浆穴与任脉交会。迎香穴属手阳明大肠经，手阳明经在口旁交会地仓、水沟穴。颧髎穴属手太阳小肠经，在睛明穴与足太阳膀胱经交会。攒竹穴属足太阳膀胱经。丝竹空、翳风属手少阳三焦经，手少阳经在颧髎穴处与手太阳经交会，在瞳子髎穴处与足少阳经交会。攒竹配丝竹空亦是贺老用于息风止痉的经验用穴。阳白穴属足少阳经，在耳后交会翳风穴，在下颌角与颊车穴交会。牵正穴为治疗面瘫的经验取穴，下有面神经的颊支通过，具有舒筋通络之功，刺灸牵正穴可纠正口角㖞斜。

"经脉所过，主治所及"，循经远取五输穴如合谷、足三里、太冲等。合谷穴为手阳明大肠经之原穴，原穴是脏腑原气经过和留止的腧穴，而原气是人体生命活动的原动力，"面口合谷收"，手阳明循行于面部，故可"治病求本"。足三里穴为足阳明胃经之合穴，《灵枢·九针十二原》云："所入为合"，脉气自四肢末端至此，最为盛大，为补益气血之佳穴，而足阳明又循行于面部，故能鼓舞正气，祛邪外出。太冲穴为足厥阴肝经的输穴、原穴，《灵枢·经脉》云："肝足厥阴之脉……上入颃颡，连目系，上出额……其支者，从目系下颊里，环唇内"，肝经循行可直达面部，故《百症赋》云："太冲泻唇㖞以速愈"，肝主筋，为风木之脏，取之亦可搜风舒筋止挛；"孤阴不生、孤阳不长"，在一系列阳经取穴基础上加上肝经太冲穴以期"阴中求阳"，并且太冲穴与合谷穴称为四关穴，能调理气血，扶正培元。

2.注重整体调节，扶正祛邪 王桂玲考虑到顽固性面瘫病程较长，邪气久稽体内，逐渐影响到内在脏腑功能而出现脏腑–经络同病，故在经络辨证基础上结合脏腑辨证以调节全身脏腑阴阳气血，常选取中脘、气海、天枢等穴。中脘为胃募及腑会，《针灸大成》云："手太阳、少阳、足阳明、任脉之会"，可以通达四经气血，调理中焦。气海为肓之原穴，可生发元气，鼓动气化以助运化之机，温固下元，与中脘相配，能助其益气升阳之功。天枢为大肠之募，可消导积滞，调益脾气，与中脘相配，能助其调肠胃、利运化之功；与气海相配，能协同振奋下焦之阳气，以助胃肠腐熟水谷之功。诸穴配伍可健运脾胃，鼓舞中焦气血上达头面以濡养经筋并驱邪外出。

奇经八脉作为经络系统的重要组成部分，可统领、联络、蓄溢十二正经气血。故在取穴中不乏奇经八脉穴位，如睛明穴为阴跷、阳跷交会穴，二脉司眼睑开合，阴跷主阴主血，阳跷主阳主气，针取睛明可起滋阴养目、闭合眼睑之功；水沟为督脉穴，中脘、气海、承浆为任脉穴，巨髎、地仓亦属阳跷穴，这些穴位除近治作用外，对全身气血阴阳具有重要的调节作用。

3.灵活选用贺氏三通法 王桂玲认为，本病日久不愈，痰瘀互结，胶着缠绵，对于伴发联动及面肌痉挛者，若仅予以普通毫针治疗，则疗效甚微，故以火针先行之，借助火力和瞬时的高温刺激快速鼓舞阳气，激发经气，使气血运行通畅、瘀去痰消；"阳气者，精则养神，柔则养筋"，火针可起柔筋止挛作用。根据病情需要，酌情在面部选取3~5个穴位，选择直径为0.5mm单头细火针点刺，将针烧红至发白时迅速刺入所选穴位后立即出针，不留针，进针深度为1~2分，同一穴位附近可反复点刺2~3次，点刺后随即予以消毒干棉球按压针孔片刻，便于止血止痛，嘱患者24小时内针孔处避免沾水且不能抓挠以防感染。每周治疗2次。

部分患者面部有拘紧疼痛或麻木感，入夜尤甚，口唇及舌质色暗有瘀斑，以痛为俞，予以强通法竣疏邪气，使瘀血去、助生新血，通过决血调气使气血运行畅达，筋肉得以濡养，"荣则不痛"。每周治疗2次。

在行上述温通法或强通法后，所有穴位均施予毫针微通法，面部穴位以浅刺为主，施针手拇指指甲反向轻轻刮针柄，以引气、催气和鼓动经气，以得气为度。腹部及四肢穴可反复捻转或提插针柄以加强刺激，引经气至病所。留针30分钟，每周治疗2～3次。

【验案举隅】

患者，女，35岁。右侧口眼㖞斜6个月余。6个月前患者因夜间不慎受凉，次日晨起时出现右侧耳后疼痛，右侧漱口漏水，鼓腮漏气，右侧额纹变浅，右眼闭合不能，无言语及肢体活动不利，立即于某医院就诊，查头颅MRI未见异常，并诊断为"周围性面神经炎"，给予激素、维生素等药物治疗后症状仍逐渐加重，出现右侧口角下垂，右眼闭目露睛，右侧额纹及鼻唇沟消失，伴听觉过敏及味觉减退，同时行针灸治疗3个月，症状稍有改善但不明显，后间断治疗3个月余。后患者就诊于王桂玲主任科室，症见：右侧额纹稍能动，闭眼露睛2mm，鼻唇沟变浅，示齿不能，鼓腮漏气，伸舌居中。舌淡红，苔薄白，脉沉细。

西医诊断：面神经炎

中医诊断：面瘫（气虚血瘀）

治疗：①温通法：将右侧面部用75%乙醇消毒后，选取阳白、攒竹、颧髎、牵正穴，并用0.5mm单头细火针点刺3～5次，点刺后用消毒干棉球按压针孔片刻；②微通法：选取右侧阳白、睛明、攒竹、丝竹空、颧髎、迎香、水沟、巨髎、地仓、承浆、牵正、翳风，双侧合谷、足三里、太冲穴以及中脘、气海、天枢穴，用0.25mm×40mm的一次性针灸针给予常规针刺，进针后反向刮针柄6～8次，留针30分钟，隔日治疗1次。经治疗9次后，额纹较初诊时加深，鼻唇沟出现，闭眼露睛1mm；治疗20次后，额纹及鼻唇沟较前加深，鼓腮不漏气，示齿力弱，患者自觉口唇部时有麻木感。自第21次治疗时，将治疗方案调整为对右侧口唇周围的禾髎、地仓穴行火针刺络放血法，其余火针及毫针取穴及手法同前。治疗42次后，双侧额纹及鼻唇沟深浅基本对称，鼓腮和示齿均能完成，闭眼不露睛，麻木感消失，病情基本痊愈，继续巩固治疗10次后，停止针灸治疗。

【小结】

王桂玲在治疗顽固性面神经炎时，强调整体观念，注重辨病位，以经络辨证为主，遵循局部与循经远取五输穴相结合，配合脏腑辨证、奇经八脉配穴，以调节全身脏腑阴阳气血。

在治疗过程中，火针温通法起到了关键性的作用，《素问·评热病论》中云："邪之所凑，其气必虚"，火针的温通之力能增强人体阳气，刺激穴位，激发经气，从而起到"扶正祛邪"之功效。现代研究也表明病变部位行火针刺激后温度提高，血流加快，代谢旺盛，有助于受损组织和神经的恢复。其次毫针微通法旨在"微调"，《灵枢·九针十二原》中云："欲以微针，通其经络，调其气血，营其顺逆，出入之会"。叶天士在《临证指南医案》中云："大凡经主气，络主血，久病血瘀"，刺络强通法能够祛瘀生新，祛邪通络，瘀血祛除、血决气调，疾病乃愈。

（七）痤疮

痤疮是一种毛囊皮脂腺的慢性炎症性皮肤病。其发病可能与遗传因素、内分泌失调、毛囊皮脂腺过度分泌脂质、皮脂腺导管异常角化、痤疮丙酸杆菌感染及其他诸多因素有关，中医学称为"痤痱""粉刺""酒刺"等。

【病因探讨】

"三焦"的概念首见于《黄帝内经》，包括两层含义：其一指三焦之腑，《素问·金匮真言论》云："胆、胃、大肠、小肠、膀胱、三焦六腑皆为阳。"三焦属于六腑之一；其二指上焦、中焦、下焦三个部位。《黄帝内经》《难经》等典籍对三焦功能作出了明确阐述，如《素问·灵兰秘典论》云："三焦者，决渎之官，水道出焉。"《素问·六节藏象论》云："脾、胃、大肠、小肠、三焦、膀胱者……能化糟粕，转味而入出者也。"《难经·六十六难》云："三焦者，原气之别使也，主通行三气，经历于五脏六腑。"《难经·三十一难》云："三焦者，水谷之道路，气之所终始也。"可见三焦作为六腑之一，是人体气化的场所，是通行全身诸气及水液运行的通路，脾胃所化生的水谷精微物质以三焦为通道运送至五脏六腑、四肢百骸及皮肤腠理，同时将代谢后的废水和饮食糟粕通过膀胱和大肠排出体外，有"传化物而不藏"的特点，三焦功能正常是维持人体气血津液正常代谢的生理基础。

若三焦功能失常，气机不畅，气不行血，瘀血内生；气化失司，胃不受纳，脾不运化，肺失宣降，水谷精微不能正常输布，津液代谢障碍，痰湿内生，湿、痰、瘀、食积等病理产物郁结于体内，使五脏不和，六腑壅滞，经脉不通，邪气不得泄越，久而化火酿毒。头为诸阳之会，火热邪毒随阳气上蒸头面、胸背肌腠可发为痤疮。虽然从发病部位来讲，痤疮多发生于头面、胸背等上焦部位，但与三焦之腑功能紊乱密切相关。外科医家高秉钧在《疡科心得集》中即运用三焦辨证治疗疮疡，提出了"按部求因"的辨证方法。《灵枢·本脏》云："三焦膀胱者，腠理毫毛其应。"三焦是脏腑与皮肤之间的通路之一。王桂玲基于三焦理论，提出从三焦论治本病，取得了较好的临床疗效。

【三焦论治】

1.清泻上焦 痤疮患者的皮损多数呈红色丘疹样，局部有痒痛或燃热感，伴口渴喜饮，小便黄，大便干。舌质红，苔薄黄，脉浮数。上焦病变多以肺热为主，可兼有痰湿瘀积。当以清肺泻热解毒、破瘀化痰通络为治则。

针刺取穴：阿是穴（痤疮处）、耳尖、膻中、曲池、合谷。

操作：局部常规消毒后，选用一次性采血针在阿是穴及耳尖快速点刺放血，血色由紫暗变为鲜红，待瘀血出尽后自止，不予特殊止血。膻中、曲池、合谷用毫针行泻法，深度40～50mm，以针感向头面部传导为佳，留针20分钟。每周治疗2～3次。

刺血疗法最早见于长沙马王堆墓出土的《五十二病

方》,《黄帝内经》有四十多篇涉及刺络放血,《灵枢·九针十二原》提出了"宛陈则除之"的治疗原则,瘀血是病理产物,也是引起气机失调的病因,瘀血去则经络通。《素问·三部九候论》曰"必先度其形之肥瘦,以调其气之虚实,实则泻之,虚则补之。必先去其血脉而后调之,无问其病,以平为期。"直言调气的前提是调理血脉,气为血之帅,血为气之母,不论虚实,都可以通过刺络放血以达调畅气机的目的。贺普仁教授亦主张"以血行气",在阿是穴(痤疮处)刺络放血,可给邪出路,迫使邪热火毒排出体外,疏浚其道,强令复通。"耳者,宗脉之所聚也",耳与人体脏腑经络有着密切的联系,耳尖放血能使上焦火热毒邪随血外出而泄,具有清热解毒、祛瘀通络等作用。现代研究亦证实耳尖放血具有清热、抗炎、止痛等作用。膻中位于胸部正中,宗气汇聚之处,可宽胸理气,疏调上焦气机;曲池为大肠经合穴,合谷为大肠经原穴,针用泻法可通过清泻大肠实热而达清上焦肺热之目的,肺热得清,上焦雾散功能恢复正常,痰湿得化,痤疮得愈。

2.畅达中焦 《外科正宗》记载:"肺风……又有好饮者,胃中糟粕之味,熏蒸肺脏而成。"若平素喜食肥甘厚味或辛辣之品,脾胃受损,胃不受纳,脾失运化,湿浊内生,久而化热生火。当今很多人尤其是中青年人工作及生活压力较大,易紧张焦虑,情志不畅,肝气郁滞,气行不畅,血运受阻;另木郁克土,脾胃功能受损,痰瘀食积等有形实邪阻滞中焦气机,清阳不升,浊阴不降,循经上熏于头面胸背,郁积于肌腠而发为痤疮。皮损以红色丘疹、脓疱为主,头面部皮肤油腻,可伴口干口臭,小便短赤,大便秘结。舌红苔黄腻,脉滑或弦。中焦病变以湿热、痰瘀、食积阻滞为主,当以畅达中焦、通腑泻浊为治则。

针刺取穴:阿是穴(痤疮处)、耳尖、中脘、天枢、足三里、上巨虚、下巨虚。

操作:局部常规消毒后,选用一次性采血针在阿是穴及耳尖处快速点刺放血,根据痤疮大小,每处可刺2~4针,血色由紫暗变为鲜红,待瘀血出尽后自止,不予特殊止血。中脘、足三里、上巨虚、下巨虚采用毫针刺法,深度25~50mm,天枢穴深刺50~65mm,缓慢直刺至突破腹膜即止,此时医者有突破感,同时患者有明显揪痛感,不提插捻转。每周治疗2~3次。阿是穴(痤疮处)、耳尖部位点刺放血以祛瘀通络、泻热解毒;中脘为腑会,胃之募穴,可理中焦、健脾胃、化痰湿;天枢为大肠募穴,可枢转人体气机,从而调节脾胃升降、肝胆疏泄及肠腑传导功能,现代研究显示深刺天枢可促进结肠运转,调控脑肠轴而改善便秘,从而促进肠内浊邪糟粕的排出;足三里为胃之合穴,可运化脾胃;上巨虚、下巨虚分别为大肠、小肠的下合穴,可通腐化滞,促进糟粕排出。诸穴合用使中焦枢纽畅通,壅滞于中焦的湿热痰积等有形实邪得以排出体外,清阳得升,浊阴得降,痤疮得愈。

3.温补下焦 "疮本发于阳者,为痈、为热、为实、为疼。此原属阳症易治，多因患者不觉，以为小恙，不早求治，反又外受风寒，内伤生冷；或又被医者失于补托，而又以凉药敷围，图其内消之，以合病家之意，多致气血冰凝，脾胃伤败"，可见，久病延治，或过用苦寒药物，或外受风寒，或过食生冷，或居处阴冷潮湿等因素均可损伤人体阳气。若患者先天不足，属阳虚之体，上述因素可导致阳气更加虚衰，温煦及气化失司，气血运行不畅，痰湿瘀浊等阴寒之邪闭阻肌腠毛窍而发为痤疮。痤疮以暗红色结节、囊肿为主，触之较硬，久不成脓或有脓难以排出，易留瘢痕，女性可伴有月经色暗有血块，痛经。舌淡暗，舌体胖大有齿痕，苔白腻或水滑，脉沉细。下焦病变以阳气虚衰，阴邪凝滞为主，当以温阳透发，引邪外达为治则。

针灸取穴：阿是穴（痤疮处）、至阳、命门、肾俞、关元、神阙。

操作：局部常规消毒后，先嘱患者取俯卧位，选用中粗火针，将针尖与针体烧至通红后，快速刺入至阳、命门、肾俞穴，深度 $10 \sim 15 \mathrm{mm}$；嘱患者改取仰卧位，火针烧红后快速而稳准地点刺阿是穴，深度以穿透痤疮而不伤及正常组织为准，根据痤疮大小，每处可刺 $2 \sim 4$ 针，均不留针。针孔局部若出现微红、灼热、轻度疼痛、瘙痒等属正常现象，可不作处理，保持针孔局部清洁，忌用手搔抓，针孔处当天不宜沾水，避免感染。关元、神阙采用温和灸，灸30分钟。每周治疗 $2 \sim 3$ 次。

《针灸聚英》云："火针者，宜破痈毒发背，溃脓在内，外皮无头者……凡瘀块结积之病，甚宜火针。"贺普仁教授认为火针进针时的瞬时高温可在极短时间内增加人体阳气，对痤疮久不溃脓者可通过激发局部气血运行，促进结节溃脓，消瘀散结，缩短病程；对于脓成难以排出者，可通过火针针尖的瞬时高温强开门户，给邪以出路，以达到祛腐排脓之目的；对于脓排尽者，继续用火针治疗可起生肌敛疮的作用。现代研究证实，火针可促进皮脂排泄及炎症吸收，减轻局部的炎性反应，可杀灭痤疮丙酸杆菌，清除毛囊角栓及脓液，促进创口的愈合。至阳属督脉穴，人体阳气极盛之处，火针刺之不仅可宣发阳气，还可祛浊化湿、泻热解毒、散结消痈；火针点刺肾俞、命门可温肾助阳，补益元阳。神阙位于人体腹部正中，为躯体上下阴阳分界之处，关元是统摄元气之所，艾灸神阙、关元可培肾固本，扶助元阴元阳，现代研究亦证实艾灸神阙、关元等穴可提高人体免疫功能。标本兼治，痤疮乃愈。

【验案举隅】

患者，男，19岁。主因"面部及胸背部反复长痤疮5年余"于2019年10月20日就诊。5年来患者的面部及胸背部长痤疮，曾服汤药略有好转，但未能治愈。近日痤疮有增多趋势，面部痤疮密集，色暗红，多数痤疮有脓性分泌物，并可见散在囊性结节，时有瘙痒疼痛，头面部皮肤油腻，口干口苦，纳可，小便黄，大便秘结，3日一行。舌红，苔黄腻，脉弦滑。

西医诊断：痤疮

中医诊断：粉刺（湿热蕴结中焦）

治宜畅达中焦、通腑泻浊。

针刺取穴：阿是穴（痤疮处）、耳尖、中脘、足三里、上巨虚、下巨虚、天枢。

操作：采用一次性放血针快速点刺痤疮及耳尖处；毫针刺中脘、足三里、上巨虚、下巨虚，行泻法，天枢亦采用毫针泻法，缓慢深刺65mm。治疗2次后丘疹颜色变浅，脓疱明显减少，共治疗5次，面部已不长新痤疮，脓性丘疹基本消失，囊肿结节较前减少，已无痒痛感，大便正常。

按语：《外科正宗》云："盖疮全赖脾土。"本患者平素喜食肥甘辛辣之品，损伤脾胃，湿浊内生，久而化热生火，湿热痰郁壅滞中焦气机，清气不升，浊气不降而上达于头面胸背部，郁积于肌腠发为痤疮。治疗以痤疮局部及耳尖放血为主，配合毫针泻法刺中脘、足三里、上巨虚、下巨虚、天枢，并深刺天枢穴。诸穴合用使中焦枢纽畅通，壅滞于中焦的湿热痰郁排出体外，清气得升，浊气得降，痤疮得愈。

【小结】

正如《外科启玄》所云："凡疮疡，皆由五脏不和，六腑壅滞，则令经脉不通而生焉。"王桂玲通过毫针、放血、火针及艾灸等手段以清泻上焦、畅达中焦、温补下焦，使得三焦气机畅通，病邪分道而消，痤疮则愈。同时嘱患者注意日常调摄，饮食宜清淡，避免过多进食辛辣肥腻之品；畅情志，避免情绪过度波动；保持面部皮肤清洁，尽量少用化妆品；避免长时间户外暴晒。

（八）头部脓肿性穿掘性毛囊周围炎

头部脓肿性穿掘性毛囊周围炎是一种罕见的头颈部慢性化脓性炎性皮肤病，好发于青壮年男性，偶见于妇女及儿童。疾病初起可见头颈部多发、散在的毛囊炎或毛囊周围炎，逐渐形成部位较深的结节或脓肿，脓肿底部融会贯通，主要表现为头颈部多个凹凸不平的结节或脓肿，可形成筛孔状瘘道，按之可见脓性或血性分泌物排出，压之有疼痛感。本病缠绵难愈，反复发作后局部可留有瘢痕及斑秃，严重影响患者的身心健康，属于皮肤科难治疾病。西医学对于本病的病因及发病机制尚不明确，多采用抗生素、激素、半导体激光照射及外科切开排脓等综合治疗方法，治疗后部分患者的病情可暂时缓解，但易反复发作，并且易产生耐药、菌群失调、骨质疏松及消化道出血等不良反应。本病属于中医学"蝼蛄疖""蟮拱头"范畴，《疡医大全·蟮拱头门主论》记载："其患肿高，破之又肿，皆由禀受时，原有衣膜相裹，毒虽出而膜未除，故愈而又发。"指出了本病缠绵难愈、易反复发作的特点。

【病因病机】

医家赵炳南认为，本病多因素体虚弱，复感风湿热邪蕴结肌肤，郁久化腐生脓所致。贺普仁教授认为，本病多因肌肤不洁，热毒侵袭，邪热蕴结肌肤，或素体阳盛，喜食辛辣、肥甘厚味之品及酗酒，湿热内生，日久化火生毒蕴结于皮肤而发病。王桂玲认为，本病与三焦功能失常关系密切。三焦气机升降出入运动障碍，营血随之运行不畅故而生痈，如《素问·生气通天论》所言："营气不从，逆于肉理，乃生痈肿。"三焦气化失司，水液代谢障碍，痰湿水饮内生；肺及脾胃位于上中二焦，肺失宣降，胃不受纳，脾不运化，脾胃升清降浊功能失常，水谷精微之清者不能正常输布至全身，浊者不能化为糟粕排出体外，痰湿、水饮、食积等浊邪蕴结于体内，五脏不和，六腑壅滞，经脉气血瘀滞不通，久而化火酿毒，火热邪毒随阳气上蒸头颈部肌腠而发病。

【三焦论治】

王桂玲秉承贺普仁教授"病多气滞，法用三通，分调合施，治神在实"的学术思想，基于三焦致病的基本病机，根据不同阶段和邪正盛衰的情况，采用《黄帝内经》的顺势思维，因势利导，顺势而治，以贺氏三通法为治疗手段，从三焦辨证论治本病。

1.清泻上焦，畅通中焦

（1）辨证施治

本病初期多起病急，皮疹密集多发，颜色焮红，部位表浅，触痛明显，病情进展较快，病灶加深形成多个结节、脓疱，重者形成筛孔状瘘道，按之可见较稠的脓性或血性分泌物溢出，多伴有心烦不安、口干口渴、性急易怒、小便黄赤、大便秘结。舌质暗红，苔黄厚腻，脉弦滑。辨证为湿热毒火蕴结上中二焦、瘀血阻滞经脉。

（2）取穴与操作方法

针刺取穴：阿是穴（皮疹、结节、脓疱处）、耳尖、大椎、肺俞、膈俞、曲池、合谷、委中、上巨虚、下巨虚、血海、三阴交、内庭。

操作：局部常规消毒。阿是穴及耳尖用一次性采血针快速点刺放血，血色由紫暗变为鲜红，待瘀血出尽后自止，不予特殊止血；大椎、肺俞、膈俞及委中行点刺放血后拔罐，留罐5~10分钟；阿是穴用1寸毫针扬刺；曲池、合谷、上巨虚、下巨虚、血海、三阴交用2.5寸毫针直刺40~50mm；内庭用1寸毫针直刺或斜刺10~15mm。采用九六捻转之泻法进针，留针20分钟。每周治疗2~3次。

（3）"贺氏针灸三通法"治疗思路

贺普仁教授认为"病多气滞，法用三通"，倡导根据疾病的病位及邪正盛衰的病势选择适宜的针具、针法以达到"通"的治疗目的。

①首选强通法：本病初起邪气亢盛，正邪交争剧烈，部分结节化脓后破溃成瘘，"急则治其标"，顺其病势，取阿是穴点刺放血，以最快的途径将邪毒排出体外以防内陷。耳与经脉、脏腑关系密切，耳尖放血能迫使脏腑火热邪毒随血外出，具有清热泻火解毒、祛瘀通络的作用。头为诸阳之会，大椎为督脉与手足三阳经之会，统摄全身阳气，大椎及头部阿是穴放血可通调督脉及六阳经气血，使湿热邪毒随血而出。委中点刺放血可活血化瘀通络、清热利湿排毒。肺俞放血可清泻肺热

及上焦湿热；膈俞放血可清热凉血、活血化瘀、泻火解毒，配合拔罐（负压吸引）更助邪毒悉数尽出。现代研究亦证实，放血疗法可改善局部微循环，瘀血排出的同时可清除炎性物质。

②再选微通法：微通法即毫针刺法，曲池、合谷分别为手阳明经合穴、原穴，内庭为足阳明经荥穴，阳明经多气多血，三穴合用，可清泻中焦阳明热邪、活血凉血；上巨虚、下巨虚分别为大肠、小肠的下合穴，可调畅中焦，通腐化滞，促进糟粕排出；血海为足太阴经穴，可清热凉血、祛瘀通络；三阴交为足三阴经的交会穴，可活血化瘀、通经活络。诸穴合用可清泻上焦，畅达中焦，使壅滞于上中二焦的湿热痰瘀、糟粕等有形实邪得以排出体外，清阳得升，浊阴得降，疾病向愈。

③扬刺法：源自《灵枢·官针》，即"扬刺者，正内一，傍内四而浮之，以治寒气之博大者也……"，病变局部数针同用，针感直达病所，可有效激发经气。王桂玲认为阿是穴采用扬刺泻法可疏通局部气血瘀滞，消痈散结。

④九六捻转之补泻法：是贺普仁教授临床常用手法，在进针得气后，拇指向前小幅度连续捻九次且手法轻、柔、徐为补法；拇指向后边退边搓六次且手法重、刚、疾时为泻法，可以激发经气感传，促进针刺得气。

2.调补下焦

（1）辨证施治

清泻上焦，畅通中焦后，患者头项部皮疹及结节颜色变暗,触之疼痛不显,部分皮疹已消退,挤压瘘孔已无脓性分泌物或仅见少量较稀脓液排出,瘘孔周围皮肤颜色淡暗。舌淡暗,舌体胖大有齿痕,苔白腻或薄白,脉沉细。此时实热之象已去,邪气渐衰,下焦阳气虚损、正气不足之象逐渐显现,"缓则治其本",此时宜顺其病势施以调补,通过扶正驱除余邪,以温阳益气、驱邪外达为治则。

(2)取穴与操作

针刺取穴:阿是穴(瘘孔周围)、大椎、至阳、命门、肾俞、上脘、中脘、下脘、天枢、气海、内关、足三里。

操作:局部常规消毒后,选用中粗火针,将针尖与针体烧至通红后,快速点刺瘘孔周围,深度2~5mm,根据瘘孔大小,每处可刺2~4针;火针点刺大椎、至阳、命门、肾俞穴,深度为10~15mm,均不留针,嘱患者针孔处24小时避免沾水,局部不能搔抓;阿是穴采用1寸毫针扬刺,行补法;上脘、中脘、下脘、天枢、气海、内关、足三里用2.5寸毫针直刺,深度40~50mm,均用九六捻转之补法,留针20分钟。每周治疗2~3次。

(3)"贺氏针灸三通法"治疗思路

①首选温通法:贺普仁教授认为,火针进针时的瞬时高温可在极短时间内迅速增加人体阳气,可补阳气化阴滞以治其本,大椎、至阳、命门属督脉穴,火针刺之可宣发阳气、祛浊化湿、散结消痈;火针点刺肾俞可温肾助阳,补益元阳;火针点刺瘘孔周围可快速激发局部

经气，促进气血运行，生肌敛疮，加快创面愈合。现代研究证实，火针可提高白细胞的吞噬功能，通过调节机体血清白细胞介素-1和肿瘤坏死因子-α水平来控制炎症。

②再选微通法：中脘为腑会，胃经募穴；足三里为胃经合穴。两穴配伍可调中益气、健脾和胃、升清降浊。上脘为足阳明、手太阳、任脉之会，能助胃腑受纳水谷。下脘为足太阴、任脉之会，能温通胃肠、益气降逆。三脘配合可助胃腑受纳、腐熟和吸收水谷。气海可生发元气，鼓动气化，还可通调任脉，温固下元。天枢为大肠经募穴，可消导积滞。内关为手厥阴经络穴，可联络相表里的少阳经，少阳为枢，与中脘、足三里相配可助其升清降浊、调理气机。诸穴配伍意在健运脾胃，调理中焦气机，使气血生化有源，通过补后天以养先天，脾肾同调，扶正固本，以促进局部皮损及创面修复。阿是穴采用扬刺补法可畅通局部气血，消癥散结，生肌敛疮。

【验案举隅】

患者，男，31岁。2021年8月28日初诊，主诉：头颈部反复出现皮疹、结节、脓肿破溃、瘘孔6年。患者6年前无明显诱因于后枕部出现散在红色皮疹及结节，后逐渐累及头顶部、双颞部、面颊及颈项部，部分结节形成脓肿，破溃后形成瘘孔久不愈合。外院诊断为"头部脓肿性穿掘性毛囊周围炎"，给予口服米诺环素100mg，每日2次，7~10日后症状有所缓解，但仍反复发作，平均每月复发加重1次，每次发作均需服用米诺环素及中药。3日前食辛辣之品后复发。现症见头顶部、后枕部、双侧颞部、颈部均可见散在皮疹及结节，颜色鲜红，部分已形成脓肿并呈破溃状，后枕部可见多处瘘孔，挤压瘘孔可见脓性黏稠分泌物，头皮可见多个约0.5cm×0.5cm大小的斑秃，面部及后背部可见散在红色丘疹，性急易怒，心烦口苦，纳可，眠差，大便干，2日一行，小便调。舌暗红，苔黄腻，脉弦滑。平素嗜食辛辣之品。

西医诊断： 头部脓肿性穿掘性毛囊周围炎

中医诊断： 蝼蛄疖（湿热毒火内蕴，瘀血阻滞经脉）

治宜清泻上焦、畅通中焦。

针刺取穴： 阿是穴、耳尖、大椎、肺俞、膈俞、委中、曲池、合谷、上巨虚、下巨虚、血海、三阴交、内庭。

操作： 大椎、肺俞、膈俞、委中点刺放血拔罐；耳尖、头部阿是穴点刺放血；曲池、合谷、血海、三阴交、内庭行毫针刺；阿是穴采用1寸毫针扬刺，操作方法同前。每周治疗2次。

2021年9月28日二诊：治疗4次后头项部皮疹及结节颜色变暗，部分皮疹已消退，挤压瘘孔已无脓性分泌物排出，瘘孔周围皮肤颜色淡暗。舌淡暗，苔白腻，脉沉细滑。后以调补下焦为治则，采用中粗火针快速点刺瘘孔周围、大椎、至阳、命门、肾俞。毫针刺上脘、中脘、下脘、天枢、气海、内关、足三里。阿是穴采用1寸毫针扬刺，操作手法同前。每周治疗2次。

2021年10月11日三诊：治疗6次后，皮疹及结节消退，瘘孔愈合，头皮多处斑秃如前，纳眠可，二便调。嘱其畅情志，清淡饮食。随访半年未复发。

（九）湿疹

湿疹是一种炎症性皮肤病，以皮损多形性、对称分布、有渗出倾向、剧烈瘙痒、反复发作、易成慢性为临床特征。湿疹由多因素引发，包括遗传、免疫功能异常、环境等，同时，紧张、焦虑等社会心理因素也可能加重病情。湿疹有多种类型，包括急性湿疹、亚急性湿疹、慢性湿疹，以及钱币状湿疹、汗疱疹等特殊类型。目前西医以外用糖皮质激素、外用钙调磷酸酶抑制剂和口服抗组胺药物等治疗为主，但上述治疗存在皮肤色素沉着、局部灼热感、全身困倦等不良反应，且易发生快速耐受、停药反弹等副作用，甚则加重病情。湿疹在中医古籍中称为"浸淫疮"，又名"绣球风""血风疮""湿疮"等。中医治疗本病的方法多样，积累了大量有效方法与临床经验。近年来，针灸对于皮肤病的治疗效果逐渐受到关注，尤其在缓解皮肤瘙痒方面独具特色优势，且疗效肯定，无副作用。

【病因病机】

1.外感六淫 早在《黄帝内经》中就有关于"浸淫"的记载。如《素问·玉机真脏论》曰："夏脉……太过则令人身热而肤痛，为浸淫。"《气交变大论》曰："岁火太过，炎暑流行……身热骨痛，而为浸淫。"可见湿疹的发病离不开火热之邪。至汉代张仲景的《金匮要略》中首次提到"浸淫疮"的病名。"浸淫疮，黄连粉主之。"黄连功可清热燥湿，泻火解毒，以方测证，可见湿疹还应与湿邪相关。《诸病源候论》曰："浸淫疮，是心家有风热，发于肌肤""肤腠虚，风湿搏于血气，则生疮。若风气少，湿气多，其疮痛痒，搔之汁出，常濡湿者，此虫毒气深，在于肌肉内故也。"对湿疹的病因认识已基本明确为风、湿、热合邪。

2. 饮食内伤 饮食不节也是湿疹发病的重要原因。至明清时期，医家肯定了前人对湿疹病因病机的论述，对湿疹的认识也更加全面和完善。明代陈实功在《外科正宗》中补充道："凡病虽在于用药调理，而又要关于杂禁之法……不减口味，后必疮痒无度。"近代著名医家赵炳南同样认为："湿疹虽表现于外，其实是由内引发，多因饮食不节，损伤脾胃，加之外受湿热之邪导致。"

3. 脏腑失调 《黄帝内经》曰："诸痛痒疮，皆属于心。"心主火，火亢则血热，反应在体表即生疮。《诸病源候论》补充了肺与脾对湿疹发病的影响，即"所以然者，肺主气，候于皮毛；脾主肌肉，气虚则肤腠开，为风湿所乘；内热则脾气温，脾气温则肌肉生热也。湿热相搏，故头面身体皆生疮"。脾胃受损，湿热内生，肺气虚则卫外失司，风邪乘虚而入，内外邪搏结，风、湿、热邪浸淫肌肤而发病。可见湿疹的发病与心、脾、肺三脏密切相关。

4. 情志不遂 情志不遂，肝郁气滞，或耗伤阴血导致心阳偏亢，皆可生火。心与肝在中医学中属子母关系，其气相通，故心火、肝火可相激相助，形成一派心肝火旺的实热症状，反应在体表即生疮。瘙痒作为一种自觉症状，情志亦在其中起到不可忽视的作用。

5.禀赋不耐 中医体质学说认为，体质反映了机体在发病前的一种潜在趋势和对疾病的易感性。感受相同的外邪，是否发病与病情的从化都受到体质的影响。《外科正宗》记载："儿在胎中，母食五辛，父餐炙煿，遗热与儿，生后头面遍身发为奶癣。"《外科大成》曰："由母受胎之日，食酸辣海味太过，多生此疮。"可见遗传因素与婴儿湿疹密切相关。

综上所述，王桂玲认为，湿疹多由先天禀赋不耐，加之平素情志不调，肝郁化火，心肝火旺；或过食辛辣及肥甘厚味，损伤脾胃，脾胃运化失职，湿热内蕴血分，更兼腠理不密，久居湿地或经常涉水淋雨，外受风湿之邪，内外之邪相搏，经脉气血瘀滞不通，久而化火酿毒，泛于肌肤，发为本病。若病程日久不愈或失治，病情反复发作，营阴被伤，血虚生风化燥，风气搏于肌肤，肌肤失于濡养可成慢性湿疹。

【诊治经验】

本病缠绵难愈，易反复发作。医家赵炳南认为"皮肤疮疡虽形于外，而实发于内，没有内乱，不得外患"。故投以调和阴阳气血的药物治疗一些顽固疑难皮肤病；孙玉信教授运用"聚于胃，关于肺"理论，主张治疗湿疮时要注重治疗脾胃，或清胃热，或健胃阳，或消食积；国医大师卢芳认为本病的病因病机乃"内热外虚"，建议采用清热凉血、解毒散瘀之法内服中药，外用洗剂以达祛风除湿止痒之目的。

经过多年临床诊疗实践，王桂玲根据临床表现将湿疹划分为急性发作期与慢性期。因湿疹在不同时期的临床表现及主要病机不同，王桂玲主张采用《黄帝内经》的顺势思维，因势利导，顺势而治，根据邪正盛衰情况，病证结合，分期论治，辨证选用贺氏针灸三通法。急性期以放血强通法为主；慢性期以火针温通法为主。

1.清热利湿通络，泻血解毒止痒

（1）辨证施治

急性发作期湿疹常泛发全身，起病较快，皮疹常呈原发性和对称性，可有红斑、丘疹、丘疱疹、水疱、脓疱等多形性表现，基底潮红，病变常呈片状或弥漫性，无明显边界，剧烈瘙痒，水疱破溃可发生糜烂、渗出，干燥后结痂。伴心烦口渴，胸闷纳呆，脘腹胀满，小便短赤，大便黏滞不爽。舌红苔黄厚腻，脉滑数或弦滑。辨证为湿热毒火蕴结肌肤。

（2）取穴与操作

针刺取穴：肺俞、膈俞、委中、曲池、合谷、血海、足三里、阴陵泉、三阴交、阿是穴。

操作：局部常规消毒后，阿是穴用一次性采血针快速点刺放血，血色由紫暗变为鲜红，待瘀血出尽后自止，不予特殊止血；肺俞、膈俞、委中采用一次性采血针点刺出血后拔罐，留罐5~10分钟；曲池、合谷、血海、阴陵泉、三阴交选用2.5寸毫针直刺40~50mm，行泻法；足三里选用2.5寸毫针直刺40～50mm，行平补平泻法，留针20～30分钟。每周治疗2～3次。

（3）"贺氏针灸三通法"治疗思路

①首选强通法：湿疹初起，邪气亢盛，风、湿、热毒与血气搏结，蕴于肌肤腠理溃烂生疮。此时当顺其病势，因势利导，取阿是穴点刺放血，快速将邪毒排出体外。皮损局部或瘙痒严重处亦是气血壅滞的直观表现，局部点刺放血，可疏泄气血壅滞，缓解瘙痒，合"治风先治血，血行风自灭"之意。肺俞、膈俞、委中均为足太阳经腧穴，太阳经为少气多血之经，是较为理想的刺血部位。其中肺俞内应肺脏，为肺脏湿热之气输注之处，肺俞放血可清泻肺热及上焦湿热，泻血调气以宣肺解表。肺主皮毛，宣降功能正常则腠理抵御外邪的生理功能亦可恢复；膈俞为血会，膈俞放血可清热凉血、活血通脉、泻火解毒；委中点刺出血可活血化瘀通络、清血热以止痒。

②再选微通法：曲池为手阳明经合穴，是临床治疗皮肤病的首选穴位。合谷为手阳明经原穴，阳明经多气多血，曲池与合谷相配，可活血行气、通调肠腑，肺与大肠相表里，大肠腑气通，有助于肺的生理功能恢复正常。曲池走而不守，合谷清而能散，针用泻法可通过清泄大肠实热而清上焦肺热；血海为治血要穴，主治各种血热性皮肤病，善走营血，针用泻法可清热凉血，与功在卫气的曲池相配，可调和营卫以止痒。血海作为足太阴经穴位，又兼具健脾化湿之功效，与阴陵泉相配，化湿利水；三阴交为足三阴经的交会穴，主阴血，泻之可

活血化瘀、通经活络；足三里为足阳明经合穴，可健脾和胃、升清降浊。诸穴合用清热利湿、凉血止痒，清泄外邪以治其标，肺脾同调以治其本，标本兼治，湿疹乃愈。

2. 养血润肤，祛风止痒

（1）辨证施治

慢性期皮损为暗红色斑或斑丘疹，以干燥脱屑、苔藓样变为主，皮肤色素沉着，粗糙肥厚，剧痒难忍，遇热则瘙痒加重。伴口干不欲饮，倦怠乏力，脘腹胀满，纳呆。易反复发作。舌质淡，苔薄白，脉弦细或细滑。此期患者病程已久，邪热伤津动血，营阴被伤，风气搏于肌肤，皮损反复，迁延难愈。辨证为血虚风燥，肌肤失养。此时实热之象已去，邪气渐衰，正气不足之象逐渐显现，"缓则治其本"，此时宜顺其病势施以调补，通过扶正以驱除余邪。

（2）取穴与操作

针刺取穴：中脘、天枢、足三里、阴陵泉、血海、关元、三阴交、阿是穴。

操作：局部常规消毒后，选用中粗火针，将针尖与针体烧至通红后，采用快速点刺法，从湿疹区边缘向湿疹区中心散刺，深度以达到皮损基底部为准，刺激强度以微有出血为度。嘱针孔处24小时避免沾水，局部不能搔抓。中脘、天枢、关元、足三里、阴陵泉、血海、三阴交选用2.5寸毫针直刺，深度40～50mm，行补法，留针20～30分钟。每周治疗2～3次。

（3）"贺氏针灸三通法"治疗思路

①首选温通法：此时正气已不足，邪气渐衰，但郁闭在里，病位较深，非火针不能达，故当以中粗火针补阳气化阴滞以治其本，并可大开其孔穴，不塞其门，以热引热，使风湿热毒外出而解。《丹溪心法》云："火以畅达，拔引热毒，此从治之意。"皮损肥厚瘙痒处，其气血瘀滞已久，火针的高温能迅速激发人体阳气，治疗后局部温度明显提高，故可以温通经脉，鼓舞气血运行。现代研究认为，这种热效应能加快局部微循环，有利于炎性物质和代谢物质的快速吸收，同时高温会在进针瞬间将部分病理组织碳化，激活机体应激反应，从而促进新陈代谢，加速皮损部位愈合。

②再选微通法：中脘为腑会，胃经募穴，可通达四经，调理中州之气机；天枢为胃经腧穴，大肠经募穴，腹气之街，能消导积滞；足三里为胃经合穴，三穴为调理中焦脾胃的经典穴，与阴陵泉相配，可调中益气、健脾和胃、升清降浊，脾胃为后天之本，气血生化之源，脾胃运化失司为湿疹反复难愈的核心病机，血海、三阴交为脾经穴，可调肝脾肾，活血化瘀，血海为治血证之要穴，二穴配伍共起"治风先治血，血行风自灭"之效。关元为肾间动气及元气汇集之处，可培肾固本，扶助元阴元阳，通过扶正以驱邪。故慢性期取穴旨在健运脾胃，补肾固本，先天后天同调，配合火针点刺阿是穴畅通局部气血壅滞，散结消癥，缓解瘙痒，敛疮生肌，标本兼治。

【验案举隅】

患者，男，38岁。初诊日期：2023年4月19日。主诉：反复全身红色皮疹伴渗出6个月余，加重1个月。患者6个多月前无明显诱因出现全身红色皮疹，随即红疹局部出现黄色渗出液，双手背渗出、脱屑较重，瘙痒夜间加重，曾口服西药治疗，但效果不明显，后连续服用中药及外用药物治疗4个多月，病情缓解，但仅1个月后又复发。来诊时可见全身散在红色皮疹，双手手背最严重，黄色渗出液较多，局部皮肤增厚变硬，有黄色鳞屑并见多处裂口，夜间瘙痒严重，影响睡眠，纳食可，大便黏滞不爽，小便调。舌质暗红，苔黄，舌根苔微腻，脉弦滑。

辨证分析：患者先天禀赋不耐，加之平素饮食不节，损伤脾胃，湿热内蕴化火酿毒，加之久居湿地，涉水冒雨，外受风湿之邪，内外之邪相搏结，泛于肌肤而发病。

西医诊断：湿疹

中医诊断：湿疮（湿热毒火蕴结肌肤）

治宜清热利湿通络、泻血解毒止痒。

针刺取穴：肺俞、膈俞、委中、阿是穴、曲池、合谷、中脘、天枢、足三里、阴陵泉、血海、三阴交。

操作：肺俞、膈俞、委中、阿是穴用一次性采血针点刺放血，其中肺俞、膈俞、委中放血后拔罐，留罐8分钟，余穴位行常规针刺，留针20分钟，行泻法。每周2次。

2023年6月7日二诊，治疗8次后，患者手背黄色鳞屑已完全消失，原皮损处可见嫩红色皮肤，瘙痒明显减轻，手腕部散在红疹消失，仍有少量裂口，肤色正常，纳眠可，二便调。舌红，苔薄白，脉弦滑。

针刺取穴：中脘、天枢、足三里、阴陵泉、血海、关元、三阴交、阿是穴。

操作：阿是穴采用细火针点刺，余穴位行常规针刺，行补法，巩固治疗2次。随访半年未复发。

按语： 本患者就诊时处于急性发作期，邪气亢盛，正气亦不衰，急则治其标，采用强通法即放血以强迫邪气外出，配合拔罐以加大出血量，使邪气尽可能排出体外，结合微通法即毫针刺法，以达清热利湿、凉血止痒之效，清泄外邪以治其标，肺脾同调以治其本，标本兼治。经治疗患者病情缓解，后期以火针疗法为主，温通经络，促进气血恢复，并可开门驱邪，以热引热，消癥散结，祛风止痒。

【小结】

综上所述，湿疹是一种病因病机复杂，临床症状显著，皮损形态多样，容易反复发作的疾病。湿疹发病不分年龄和性别，其严重瘙痒、反复发作的特点常给患者带来较大的痛苦，影响心理健康，导致生活质量下降。本文从外感六淫、饮食内伤、脏腑失调、情志不遂、禀赋不耐方面分析了湿疹的发病主要由风、湿、热邪导致，与心、肺、脾三脏关系密切。王桂玲主张根据邪正盛衰情况，病证结合，分期论治，辨证选用贺氏针灸三通法。急性期清热利湿通络，泻血解毒止痒，以强通法（放血）为主，配合微通法（毫针）；慢性期养血润肤，祛风止痒，以温通法（火针）为主，配合微通法（毫针）。标本兼治，疗效显著，可为中医药治疗本病提供临床依据。（张萌嘉）

（十）顽固性失眠

失眠是以频繁而持续的入睡困难或睡眠维持困难并导致睡眠满意度不足为特征的睡眠障碍。随着人们生活节奏变快，工作、学业压力增加，越来越多人受到失眠的困扰。长期失眠不仅影响身体健康，还可导致焦虑、抑郁等心理疾患。目前西医以镇静助眠药物为主，但其副作用较大，白天常感到疲乏、注意力不集中，长期服用还会产生依赖性。

王桂玲在顽固性失眠的临床治疗中有着丰富的经验与独到的见解，尤其强调针药结合，分型论治。

【病因病机】

失眠在《黄帝内经》中称"目不瞑""不得眠"，在《难经》中称"不寐"。不同医家对其病机有不同的认识。《灵枢·大惑论》曰："卫气不得入于阴，常留于阳。留于阳则阳气满，阳气满则阳跷盛，不得入于阴则阴气虚，故目不瞑矣。"认为失眠是邪气客于脏腑，卫气不入阴所得。汉代张仲景从六经出发，提出"发汗吐下后，虚烦不得眠，若剧者，必反复颠倒，心中懊憹，栀子豉汤主之……""少阴病，得之二三日以上，心中烦，不得卧，黄连阿胶汤主之""少阴病，下利六七日，咳而呕渴，心烦不得眠者，猪苓汤主之"等，创立了栀子豉汤、黄连阿胶汤、猪苓汤等多首治疗不寐的名方。关于病机，明代张景岳指出"盖寐本乎阴，神其主也，神安则寐，神不安则不寐。其所以不安者，一由邪气之扰，一由营气之不足耳。有邪者多实证，无邪者皆虚证。"《类证治裁》云："阳气自动而之静，则寐；阴气自静而之动，则寤；不寐者，病在阳不交阴也。"认为本病在于阳不交阴所致。王桂玲认为本病病因病机总属阳不入阴，阴阳失和而不得眠。病位主要在心，与肝脾肾密切相关。肾水不足，心火亢盛，心肾不交可致不寐；情志不畅，木郁克土，脾虚气血生化乏源，心神失养而致不寐；喜食肥甘厚味，内生痰湿而化热，痰热扰心可致不寐；肾阳虚衰，虚阳上浮或肾阳虚于下，心肝火旺于上，均可致阳不入阴而出现不寐。总之，王桂玲认为本病病理性质或虚或实，或虚实夹杂，基本病机为脏腑阴阳失调，阳不入阴。

【辨证论治】

《灵枢·邪客》云："……目不瞑……治之奈何？补其不足，泻其有余，调其虚实，以通其道，而去其邪……此所谓决渎壅塞，经络大通，阴阳和得者也。"意为调和阴阳为不寐的基本治则。王桂玲临证主张根据不同的症状表现，针药结合，分型论治，以达阴阳调和，阳能入阴的治疗目的。

（1）心肾不交证 此证多见于中老年人，肾阴亏虚，肾水不能上济心火，心火独亢于上，心神被扰，阳不入阴而出现不寐。多表现为心烦不寐,多梦易醒,性急易怒,口干口渴,腰膝酸软,五心烦热,夜尿频。舌暗红,苔少,脉细数。治宜滋肾清心安神,方用黄连阿胶汤加减以滋肾水清心火。针刺取穴:百会、四神聪、印堂、神庭、本神、安眠、神门、内关、上脘、中脘、下脘、天枢、气海、足三里、肓俞、太溪、照海。

(2)肝郁脾虚证 此证多见于工作、生活压力较大之人,长期情志失调,肝郁气滞,木郁克土,脾虚则气血生化乏源,心神失养而致不寐。多表现为入睡困难,眠浅易醒,情绪低落,善太息,胸胁胀满,纳呆,大便溏。舌淡暗或紫暗,苔白腻,脉弦细。治宜疏肝理气、健脾安神。方用小柴胡汤合四逆散加减。王桂玲认为小柴胡汤不仅是治疗少阳证之往来寒热的方药,更是和解少阳枢机、调和阴阳之方;四逆散则可疏肝理脾、透邪解郁,两方合用,标本兼治。针刺取穴:百会、四神聪、印堂、神庭、本神、安眠、神门、内关、上脘、中脘、下脘、气海、天枢、足三里、三阴交、合谷、太冲、蠡沟。

(3)痰热扰心证 此证患者平素喜食肥甘厚味,痰湿内生,日久化热,痰热上扰心神,阳不入阴而致不寐。多表现为心烦不寐,惊悸不安,胸脘痞满,头身困重,口苦。舌红苔黄腻,脉滑数。治宜清热化痰、养心安神。方用半夏秫米汤合黄连温胆汤加减。半夏是在夏半阴阳交替之时得阴而生,取类比象,用于不寐,尤为中肯,且半夏具有燥湿化痰、降逆止呕、消痞散结之功效，正适用于痰热扰心所致不寐。关于秫米为何物，有多种论述，如小米、高粱等，药房多不可得，临床中王桂玲常用生薏米代替，其性味甘淡，微寒，功可利湿健脾，用于痰热之人，尤为合适。黄连温胆汤为温胆汤加黄连而成，清热燥湿、理气化痰、和胃利胆，与半夏秫米汤合用，治疗痰热扰心型失眠当恰到好处。针刺取穴：百会、四神聪、印堂、神庭、本神、安眠、上脘、中脘、下脘、天枢、曲池、内关、神门、足三里、丰隆、内庭。

（4）肾阳亏虚证　此证患者下焦肾阳虚衰，虚阳上浮，阳不入阴而致不寐。多伴畏寒喜暖，四肢不温，精神不振，喜热饮，腰膝酸软，夜尿频。舌淡胖或有齿印，脉沉细。治宜温补肾阳、养心安神。方用潜阳封髓丹加减。此证患者虽畏寒明显，但患者常强调一些"上火"的症状，如反复的口腔溃疡等，如不仔细问诊，易忽略平素畏寒喜暖、四肢不温的重要线索，从而可能辨证错误，临床辨证注意整体观。潜阳封髓丹是潜阳丹与封髓丹的合方。潜阳丹用治阳气不足、虚阳上浮诸证；封髓丹功可"降心火，益肾水"。两方合用，相得益彰。针刺取穴：百会、四神聪、印堂、神庭、本神、安眠、神门、内关、中脘、天枢、足三里、五脏俞、大椎、至阳。

（5）寒热错杂证　此证患者平素肾阳虚损，温煦失司，加之情志不遂，肝失条达，郁而化热，上扰心神而致不寐。常表现为多梦易醒，醒后难以入睡，口干口苦，心烦易怒，腰以下怕冷畏寒，喜热饮，小便频数。舌质红，脉沉细等寒热错杂之象。王桂玲认为，此证患者亦是肾阳亏虚，但同时存在心肝实火的问题，治疗上不仅需要温肾阳，同时要兼顾清泻心肝实火，清上温下。另外，此类患者多于夜间1～3点（即丑时）易醒，基于《伤寒论》"六经欲解时"理论，"厥阴病欲解时，从丑至卯上"，病在厥阴，方药首选乌梅丸。针刺取穴：百会、四神聪、印堂、神庭、本神、安眠、神门、内关、中脘、天枢、足三里、三阴交、太冲、行间、命门、肾俞、关元。

【验案举隅】

（1）心肾不交证　患者，男，53岁。于2022年1月13日以"眠差8年，加重1个月"就诊。自述近8年来眠差，易醒，每夜醒来2～3次，多梦，1个月前出现入睡困难，常常在上床后1小时以上仍无法入睡，需口服酒石酸唑吡坦片（思诺思）1片方可入睡，平均睡眠5小时，晨起疲乏感明显，腰膝酸软，性急易怒，口干，纳可，夜尿频，大便调。舌暗红，苔少，脉弦细。匹兹堡睡眠质量指数（PSQI）得分为15分。

西医诊断：顽固性失眠

中医诊断：不寐（心肾不交）

治宜滋肾清心安神，方选黄连阿胶汤加减。

方药组成：黄连12g，黄芩6g，白芍15g，阿胶珠15g，乌梅15g，炒酸枣仁20g，炒栀子12g，牡丹皮12g，当归15g，茯神20g，首乌藤15g，紫贝齿^先煎30g，珍珠母^{先煎}30g。共7剂，水煎服。

针刺取穴：百会、四神聪、印堂、神庭、本神、安眠、神门、内关、上脘、中脘、下脘、天枢、气海、足三里、肓俞、太溪、照海。

操作：均选用毫针，其中百会、四神聪、印堂、神庭、本神、安眠、内关行平补平泻法，神门行泻法，上脘、中脘、下脘、天枢、气海、足三里、肓俞、太溪、照海行补法，留针25分钟，每周3次。

2022年1月20日二诊：患者诉睡眠质量较前改善，思诺思已减为半片，但仍多梦，入睡慢。舌暗红，苔少，脉细滑。上方改炒酸枣仁30g，加煅磁石30g，柏子仁10g，炒白术30g。再服7剂后停服思诺思，并自诉半小时内能入睡，多梦较前好转，睡眠时间6～7小时，继续守方巩固治疗，针刺取穴不变，治疗1个多月后诸症明显改善，测匹兹堡睡眠质量指数（PSQI）得分为5分。

按语： 患者年过五旬，腰膝酸软，夜尿频，提示肾精已亏，肾水不能上济于心，心火亢于上，心神被扰，故烦躁不寐。方中黄连、黄芩泻心火，使心火下降于肾；白芍、阿胶滋肾阴，使肾水上济于心；乌梅、酸枣仁、茯神、首乌藤养心安神；珍珠母、紫贝齿重镇安神；当归活血养血以养心神；牡丹皮清热凉血，配合炒栀子清热泻火除烦。二诊时加煅磁石以增强重镇安神之力，加柏子仁则与酸枣仁配合以养心安神，加炒白术培土生金、金水相生而助滋补肾阴。临证时王桂玲常用乌梅代替酸枣肉，与酸枣仁合用以提高养心安神的效果，且乌梅具有生津止渴作用。

在针刺取穴中，百会、印堂、神庭为督脉穴，本神为足少阳经穴，四神聪位于百会四周，以上均为局部取穴，可安神定志、调神通督；安眠为治疗失眠的经验效穴，可安神定志；神门为手少阴经原穴，五行属土，针用泻法可清心火；内关为手厥阴经络穴，可养心安神；选取上脘、中脘、下脘、气海、天枢、足三里、内关意在调理中焦，培土生源。肓俞、太溪为足少阴经穴，照海为八脉交会穴，通于阴跷脉，具有滋肾阴、安心神的作用，跷脉司眼睑开合，与寤寐关系密切。上述针药并用，滋肾阴，泻心火，交通心肾而寐安。

（2）肝郁脾虚证　患者，女，51岁。于2022年2月8日以"入睡困难3年余"就诊。自诉3年前开始出现入睡困难，需2小时以上，眠浅多梦易醒，醒后需服1片艾司唑仑（舒乐安定）方能再入睡，盗汗、纳呆，近2个月体重减轻5kg，情绪焦虑，咽部有异物感，大便溏，每日1～2次，小便可。绝经3年，既往有过敏性鼻炎20年。舌暗红，苔白腻，脉弦细滑。匹兹堡睡眠质量指数（PSQI）得分为15分。

西医诊断：顽固性失眠

中医诊断：不寐（肝郁脾虚）

治宜疏肝理气、健脾安神，方选小柴胡汤合四逆散加减。

方药组成：北柴胡10g，黄芩12g，党参15g，清半夏9g，夏枯草10g，茯神15g，炒酸枣仁30g，乌梅15g，珍珠母^{先煎}30g，紫贝齿^{先煎}30g，焦神曲30g，枳壳15g，白芍12g，炙甘草10g。共7剂，水煎服。

针刺取穴：百会、四神聪、印堂、神庭、本神、安眠、神门、内关、上脘、中脘、下脘、气海、天枢、足三里、三阴交、合谷、太冲、蠡沟。

操作：均选用毫针刺法，内关、上脘、中脘、下脘、气海、天枢、足三里、三阴交行补法，余穴行平补平泻法，留针25分钟，每周3次。

2022年2月15日二诊：患者诉入睡时间缩短为1小时左右，仍眠浅易醒，醒后仍需口服1片艾司唑仑，纳食改善，咽部仍有异物感，于耳鼻喉科检查未见异常结果，情绪焦虑，大便溏，舌脉诊断结果同前。中药处方于上方基础上加紫苏叶10g，厚朴9g，砂仁5g，干姜10g。7剂，水煎服。针刺取穴则于上方基础上加膻中、章门，行平补平泻法，继续巩固治疗。

2022年2月22日三诊：患者诸症改善，已停用艾司唑仑，偶有焦虑不安，遂按二诊处方继续巩固治疗，3周后该患者痊愈。复测匹兹堡睡眠质量指数（PSQI）得分为4分。

按语： 小柴胡汤及四逆散均出自《伤寒论》，前者用于邪犯少阳、少阳枢机不利所致疾病，可和解少阳枢机，扶正驱邪；后者用于少阴阳郁所致疾病，可疏肝理脾、透邪解郁。患者为中年女性，平素情志失调，肝气郁结，故咽部有异物感，木郁克土，故见纳呆、便溏等脾虚之象，遂用小柴胡汤合四逆散加减治疗。方中柴胡疏利肝胆经气，升发阳气；黄芩取除烦清热之效，柴胡、黄芩一升一降，共同和解少阳枢机；半夏散结除痞，与柴胡相伍辛开苦降，调畅气机；夏枯草软坚散结，与半夏组成双夏汤，调和阴阳、引阳入阴；枳壳理气，与柴胡、白芍、炙甘草相配达疏肝健脾、理气解郁之效；酸枣仁、乌梅养心安神；珍珠母、紫贝齿重镇安神；党参、白芍补气养血以扶正；焦神曲开胃健脾。针刺取穴中，加入合谷、太冲，以开四关、通经络、调气血、疏肝气；蠡沟为肝经络穴，可疏肝理气；三阴交健脾养肝，补肾安神。患者初诊后睡眠有所改善，但仍觉咽中有异物感，于耳鼻喉科就诊提示咽喉无异常，是谓患者情绪焦虑，痰气交阻所致，故后方加紫苏叶、厚朴组成"半夏厚朴汤"以行气散结，降逆化痰；加砂仁、干姜以温脾和胃止泻。膻中为气会，是调畅全身气机之要穴；章门为肝经穴、脾之募穴，可疏肝理气健脾。上述针药配合共起疏肝理气，健脾安神之效。同时，王桂玲认为此类患者在行针药治疗的同时，应重视心理疏导，适时与患者沟通。

（3）痰热扰心证　患者，女，57岁。于2021年5月17日以"眠差20余年"就诊。自诉20余年来入睡困难，多梦易醒，睡眠时间最多4小时，重时可连续3~4天彻夜不寐，曾服用艾司唑仑及劳拉西泮，初起服药后睡眠可改善，后因效果不显而自行停药，自觉头沉重胀痛，口干口苦，心烦，胃脘痞满，小便调，大便干结。舌暗红，苔黄厚，脉滑数。匹兹堡睡眠质量指数（PSQI）得分为20分。

西医诊断：顽固性失眠

中医诊断：不寐（痰热扰心）

治宜清热化痰、养心安神，方选半夏秫米汤合黄连温胆汤加减。

方药组成：法半夏9g，生薏米30g，生白术30g，黄连9g，枳实10g，陈皮15g，夏枯草12g，赤芍15g，炒栀子10g，炒酸枣仁30g，乌梅15g，珍珠母^{先煎}30g，紫贝齿^{先煎}30g。共7剂，水煎服。

针刺取穴：百会、四神聪、印堂、神庭、本神、安眠、上脘、中脘、下脘、天枢、曲池、内关、神门、足三里、丰隆、内庭。

操作：先用一次性采血针在百会、四神聪处快速点刺放血，血色由紫暗变为鲜红，待瘀血出尽后自止，不予特殊止血。后选用毫针刺法，上脘、中脘、下脘、天枢、内关、足三里行平补平泻法，余穴均行泻法，留针25分钟，每周3次。

2021年5月24日二诊：患者入睡困难较前改善，多梦情况减轻，无口苦，睡眠时间较前延长，诉口干，大便稀，每日2次。舌质红，舌苔由黄厚转为薄白，脉细滑。中药处方于上方基础上去枳实、赤芍，加山药15g；生白术30g改为炒白术30g。针刺取穴同前。再服7剂后睡眠时间可达6小时，口干不明显，大便成形，遂按上述方法继续巩固治疗，1周后复测匹兹堡睡眠质量指数（PSQI）得分为7分。

按语：患者病程日久，迁延不愈，情志不畅，木郁克土，脾虚生痰，痰热郁阻，胃失和降致胃脘痞满；痰热上蒙清窍致头沉重胀痛；痰热扰心致口苦、心烦不寐；热伤津液致口干、便秘；舌脉均是痰热之象。方用半夏秫米汤合黄连温胆汤加减。半夏秫米汤服用后有"阴阳已通，其卧立至"之功效。因本院无秫米，故以生薏米代替；温胆汤和胃利胆，清热化痰；黄连清热泻火，半夏燥湿化痰，消痞散结，两者合用，取清热化痰之效；炒酸枣仁、乌梅养心安神；珍珠母、紫贝齿重镇安神。王桂玲认为痰热内盛则伤津耗液，血滞成瘀，痰瘀互为其害，治痰需活血，故加赤芍清热凉血、活血化瘀以助清化痰热。半夏、夏枯草组成双夏汤，据《本草纲目》记载："此草夏至后即枯。盖禀纯阳之气，得阴气则枯。"即夏枯草是得阳而长，而半夏则是在夏半阴阳交替之时得阴而生，二者配伍顺应天地间阴阳盛衰规律而起到调和阴阳、引阳入阴之作用；枳实调畅气机；炒栀子清热除烦。二诊时患者大便稀，加山药健脾益胃，生白术改为炒白术则取健脾止泻之功用。足厥阴经循行"连目系，上出额，与督脉会于巅"，经脉所过，主治所及，百会、四神聪位于巅顶部，采用放血法可使邪随血出以清利脑窍、清肝泻火；印堂、神庭、本神、安眠、神门可养心安神，镇静助眠；"老十针"选穴加减以调畅中焦而助眠；丰隆穴化痰；因"实则泻其子"，选取曲池、内庭穴清胃热而泻心火。上述针药结合，共奏清热化痰、养心安神之效。

（4）肾阳亏虚证 患者，女，50岁。于2021年11月1日以"眠差30余年"就诊。自诉30多年来入睡难，需2～3小时，易醒、早醒，再入睡难，平均睡眠3～4小时，于当地多家医院服中药治疗，但疗效不佳。现全身恶风寒，以头项及背部明显，口干喜热饮，时咳白稀痰，纳可，夜尿频，2～3次，大便干，每日1次。舌淡暗，苔白水滑，胖大舌，脉沉细。匹兹堡睡眠质量指数（PSQI）得分为19分。

西医诊断：顽固性失眠

中医诊断：不寐（肾阳亏虚）

治宜温补肾阳、养心安神，方选潜阳封髓丹加减。

方药组成：黄柏9g，砂仁6g，黑顺片^{先煎}10g，醋龟甲^{先煎}15g，菟丝子15g，山茱萸12g，炒酸枣仁30g，乌梅10g，珍珠母^{先煎}30g，紫贝齿^{先煎}30g，炙甘草6g。共14剂，水煎服。

针刺取穴：百会、四神聪、印堂、神庭、本神、安眠、神门、内关、中脘、天枢、足三里、五脏俞、大椎、至阳。

操作：其中五脏俞、大椎、至阳用火针快速点刺，不留针。余穴采用毫针刺，行补法，留针25分钟，每周3次。

2021年11月15日二诊：患者入睡时间缩短，需1～2小时，仍易醒、早醒，再入睡困难，睡眠时间为4～5小时，头项及背部恶寒明显，夜尿频，大便干。舌暗苔薄白，舌体胖大有齿印，脉沉细滑。中药处方于上方基础上加肉桂10g，肉苁蓉15g，继服14剂。针刺取穴于上方基础上加关元，火针快速点刺后予以毫针刺，行补法；百会、印堂加用电针，连续波，频率2.5Hz，电流强度4～5mA，以患者能耐受为度。留针25分钟。

2021年11月30日三诊：患者入睡时间约需1小时，易醒、早醒次数减少，恶寒表现有所缓解，大便正常，夜尿1次，遂按二诊处方继续治疗，1个月后诸症缓解，睡眠时间6～7小时。再次测匹兹堡睡眠质量指数（PSQI）得分为6分。

按语：潜阳丹可纳气归肾、引火归元；封髓丹能补益三焦、清下焦虚热；两方合用可温肾助阳、引火归元、交通心肾。患者先天禀赋不足，肾阳亏虚，温煦失司，故见全身恶寒、喜热饮、咳白稀痰，舌脉为肾阳虚、水湿不化之象。故选用潜阳封髓丹加减。方中黄柏味苦入心，禀天冬寒水之气而入肾，甘草调和上下，又能伏火，二者相配甘苦化阴；黑顺片（附子）温补肾阳真火；砂仁纳气归肾；龟甲滋阴潜阳、定志安神；酸枣仁、乌梅养心安神；珍珠母、紫贝齿重镇安神；菟丝子补肝肾；山茱萸滋肾阴，达阴中求阳。督脉为阳脉之海，大椎、至阳为阳气至盛穴位，五脏俞为五脏气血输注之所，腰背为人体之阳所，火针点刺督脉及背俞穴，以温通之力既可温经散寒、温肾助阳，又能引阳入阴使脏腑安和、气机调畅、安神健脑以助眠；中脘、天枢、足三里健运脾胃、培土生源，以后天补先天。二诊时患者症状无明显改善，故加肉桂温肾水、引火归元；

加肉苁蓉补肾阳、滋肾精、润肠通便；火针点刺关元则大补元阳。百会、印堂加用电针连续波持续刺激以加强安神定志的作用。上述针药并用，温肾阳、养心神而夜寐安。

（5）寒热错杂证 患者，女，54岁。于2021年7月27日以"眠差10余年"初诊。自述近10余年眠差，多梦易醒，再入睡难，平均睡眠4～5小时，间断口服艾司唑仑1片及黛力新1片，心烦，性急易怒，时有烘热，上半身汗出明显，腰膝酸软，腰以下恶寒怕冷，口干喜热饮，纳可，大便干结，2～3日一行。舌红少苔有裂纹，脉沉细。匹兹堡睡眠质量指数（PSQI）得分为14分。

西医诊断：顽固性失眠

中医诊断：不寐（上热下寒，寒热错杂）

治宜清上温下、养心安神，方选乌梅丸加减。

方药组成：乌梅30g，细辛3g，干姜10g，黄连9g，当归15g，黑顺片^{先煎}5g，川花椒10g，桂枝12g，党参15g，黄柏10g，珍珠母^{先煎}30g，紫贝齿^{先煎}30g，炒酸枣仁20g，煅牡蛎^{先煎}30g，浮小麦30g。共7剂，水煎服。

针刺取穴：百会、四神聪、印堂、神庭、本神、安眠、神门、内关、中脘、天枢、足三里、三阴交、太冲、行间、命门、肾俞、关元。

操作：用一次性采血针于百会、四神聪处快速点刺放血；用火针快速点刺命门、肾俞、关元，不留针；神门、行间采用毫针泻法，余穴用毫针行平补平泻法，留针25分钟，每周3次。

2021年8月3日二诊：患者诉睡眠较前好转，心烦、性急好转，腰以下仍恶寒，汗出较前减少，口干喜热饮。舌质红，苔少有裂纹，脉沉细。守上方去桂枝加肉桂9g，防风10g。继服7剂，针刺取穴同前，共服21剂中药并配合针刺治疗后，患者睡眠及恶风寒等症状明显改善。自诉已停用艾司唑仑及氟哌噻吨美利曲辛片（黛力新），复测匹兹堡睡眠质量指数（PSQI）得分为5分。

按语： 基于《伤寒论》"六经欲解时"理论，顾植山教授提出"欲解时"实为"相关时"，且与第一个时辰关系最为密切，"厥阴病欲解时，从丑至卯上"，厥阴病在"丑"时或缓解，或加重。患者常于夜间1~3时易醒，醒后难以入睡，还常见口干口苦、心烦易怒、怕冷畏寒、喜热饮等一派寒热错杂之象。本患者为中年女性，以失眠为主诉，伴见腰膝酸软、腰以下恶寒、喜热饮，乍一看是明显的寒象，然又见心烦性急易怒，烘热汗出明显，舌质红少苔有裂纹，脉沉细，实为上热下寒、寒热错杂之证，与乌梅丸证病机相符。方中乌梅养肝阴、生津液为君药；细辛、花椒通阳散寒为臣药；黑顺片、干姜、桂枝温阳补肾、温经散寒；黄连、黄柏清热，上五味共为佐药；党参益气养阴以扶正；当归养肝血、润肠通便，共为使药。"五脏有疾也，应出十二原"，故选肝经原穴太冲治疗肝疾；行间为肝经荥穴，五行属火，针用泻法可清泻肝火；神门为心经原穴，五行属土，针用泻法可清心火；百会、四神聪点刺放血可达清热泻火之效；火针点刺命门、肾俞以温肾助阳；关元为小肠经募穴，人体元阴、元阳关藏之处，火针点刺可温补元气。二诊时去桂枝改肉桂以温肾水、引火归元，加防风祛风散寒。上述针药并用，寒热平调、清上温下、养心安神。

【小结】

王桂玲认为不寐的病机为脏腑阴阳失调，阳不入阴，当治以调和阴阳、扶正祛邪；对于病程较长、缠绵不愈的顽固性失眠患者，正气更加虚衰，脏腑阴阳失衡愈加严重，邪气稽留体内深伏而不去，治疗时应更加注重扶助正气，正气足方能邪气却，单用中药或针灸往往起效较慢，需较长的治疗时间方能获得佳效。故采用针药结合的治法，经络脏腑同治，内外同调以提高疗效。

王桂玲临证遣方用药时常选用经方，运用中药的性味归经及处方的君臣佐使从根本上调节脏腑气血阴阳，补其不足，泻其有余，以达到阴阳平衡的正常状态。

在针刺取穴时重视顾护脾胃，王乐亭"老十针"加减则贯穿于不寐各证型的治疗中，以期健脾益胃、调畅中焦气机，使气血生化有源，心神得养，肝魂得藏，昼精夜暝。此外，取穴还注重督任同调，俞募或原络相配，阴阳互引使神魂内藏。"盛则泻之，虚则补之"，王桂玲注重选用多种针具以达补虚泻实之目的。对于阳虚者，选用火针以温肾助阳，温经散寒；对于实热火盛者，选用放血疗法以清热泻火，使邪随血出；毫针疗法则贯穿治疗过程的始终，根据辨证行补泻手法以达阴平阳秘、气血调和的生理状态。又因顽固性失眠常迁延不愈而易伴发焦虑、抑郁等心理疾患，这些不良情绪又会加重失眠。因此王桂玲认为治疗失眠要有"形神同调"的整体观，在选方用药及针刺取穴上注重"调神治神"，上述的5个病案虽病因病机各有不同，辨治方案也不尽相同，但在中药处方中均用了珍珠母、紫贝齿以重镇安神；在针刺取穴时均用了百会、四神聪、印堂、神庭、本神、安眠、神门、内关以调神定志、养心安神，并在临诊时注重与患者的沟通及心理疏导，建议患者调畅情志，三分治疗，七分调养，情志畅达而疾患易速去。

（十一）围绝经期失眠

围绝经期失眠是围绝经期综合征的主要表现之一，多伴有潮热汗出、焦虑不安或情绪低落等症状。西医常采用激素替代疗法及助眠药物，因激素可能会增加罹患子宫内膜癌、乳腺癌的风险以及助眠药物的成瘾性、依赖性，很多女性选择中医治疗。本病属于中医学"绝经前后诸证——不寐"范畴。近年来，中医针灸、中药在改善围绝经期患者睡眠质量方面取得了良好的治疗效果。多数医家认为本病的病机为阴阳失调，阳不入阴，病位主要在心、肝、肾，病性主要有血虚、阴虚、气虚、气滞及火（热）等，临证遵循辨证论治原则以遣方用药，如王淼等遵"昼精夜瞑"之法，予以"益气温阳"和"养血滋阴"；方瑜等从气血理论提出补肝肾、活血化瘀的治则；何灵玲从五脏虚损辨治，以补益五脏为主；刘祖贻运用益肾疏肝安神法治疗；吴晓等提出从中枢响应角度以肝论治等。王桂玲认为本病的病机可归属于阴阳失调，阳不入阴，提出从厥阴角度辨治本病，针药结合，随证治之。本篇分别从厥阴经脉、厥阴脏及六经之厥阴角度进行阐释。

【关联厥阴经脉】

厥阴经脉包括手厥阴心包经及足厥阴肝经。"肝足厥阴之脉，起于大指丛毛之际……循股阴，入毛中，环阴器，抵小腹"，其病候所主为"丈夫㿉疝""妇人少腹肿""遗溺""闭癃"等少腹及前阴疾患，经脉所过，主治所及，贺普仁教授临证时多从肝经论治泌尿、生殖系疾病。手厥阴心包经循行虽不经过胞宫，但全身经脉之血由其所主，并收藏于肝，渗灌于冲任二脉。足厥阴肝经以月为周期将蓄满的血液疏泄于胞宫而发为经水，《本经逢原》曰："血生于心包，藏于肝，属于冲任。"《医学真传》亦云："盖冲任之血，肝所主也。其经脉之血，则手厥阴心包主之，乃中焦取汁奉心化赤之血也。"心包经及肝经功能正常，冲任脉盛则月事以时下，当厥阴经脉气血不足时，冲任亏虚，天癸竭，女子胞宫随之功能衰竭，继而出现月事紊乱、烘热汗出、心烦易怒等绝经前后诸证；同时因营血衰少，卫气内伐，阳不入阴而出现夜不能寐。正如《素问·诊要经终论》所云："厥阴终者，中热嗌干，善溺心烦，甚则舌卷卵上缩而终矣。"五脏藏神，厥阴功能正常则全身经脉气血充盛，五神得养则寤寐有时；反之，神不藏，魂不安，阳不入阴则夜不能寐。另肝经循行"连目系，上出额，与督脉会于巅"，肝经上达巅顶入脑，脑为元神之府，若肝经气血不足或运行不畅，脑窍失养，元神失用亦可出现不寐。

【关联厥阴脏】

厥阴脏包括心包与肝。心为君主之官，五脏六腑之大主，心包为心之宫城，替心行令，代心受邪。诸邪犯心，必先犯心包，或有形实邪阻滞于心包，心神被扰；或无形热邪耗伤营阴，心神失养，均可出现不寐，甚或神志不清等病证。肝主疏泄，调畅全身气机，人体气机升降出入正常，阴阳调和，阳气正常出入阴分则寤寐有时。若肝失疏泄，气机升降失常，阳不入阴则不寐；肝喜条达，围绝经期女性阴阳虚损，营血不足，五神失养，易为情志所伤，肝气常郁结。若五志过极，肝阳上亢化热生风，上扰心神，神不归舍则不寐；肝藏血，血舍魂，"人卧血归于肝"，若肝不藏血，魂无定所，则出现惊悸不安、虚烦不眠。《血证论》亦云："肝藏魂，人寤则魂游于目，寐则返于肝。"另从三阴三阳"开阖枢"理论而言，厥阴为三阴之"阖"，肝主蕴藏收纳下焦阴血，心包主聚集收敛上焦阴气。厥阴不阖，一方面指阴血不能潜藏于肝，神魂失守则不寐，营血不能上荣脑窍，元神失用亦可见不寐；另一方面指上焦阴气不敛，相火上冲直犯心包，则见心烦不寐或惊悸不安。

【关联六经之厥阴】

《素问·至真要大论》云："……厥阴何也……两阴交尽也。"病至厥阴，两阴交尽，一阳初生，阳气虚衰，阴寒内盛；寒邪郁遏厥阴相火，相火郁极乃发，化热化火而上冲，故形成上热下寒，寒热错杂的病机特点。气机随之升降失常，阴阳之气不相顺接，阳不入阴则发生不寐。基于《伤寒论》"六经欲解时"理论，顾植山教授提出"欲解时"实为"相关时"，且与第一个时辰关系最为密切，此时正邪交争激烈，正能胜邪则病情缓解，正不胜邪则病情加重，"厥阴病欲解时，从丑至卯上"，围绝经期失眠患者经常于夜间"丑"时醒来，醒后难以再入睡，为厥阴病的主要相关时。围绝经期女性肝肾阴虚，水不涵木，母病及子，心肝火旺则出现失眠多梦、头痛头晕、烘热汗出、手足心热等症；心火独亢于上，不能温煦肾阳，则出现腰膝酸软、双下肢怕冷畏寒；火不暖土，脾肾阳虚则出现便溏等一派上热下寒、寒热错杂之象，与厥阴病病机相符。

《素问·病机气宜保命集》云："天癸既行，皆从厥阴论之。"王桂玲认为围绝经期失眠常发生在天癸已竭或将竭阶段，亦可从厥阴角度论治，针药结合，中药处方当以治肝为主，或清肝火，或疏肝气，或养肝血，佐以滋肾、健脾、养心等，随证治之；针刺方面以调肝为核心，以百会、四神聪、本神、肝俞、期门、太冲为主穴，根据辨证配伍其他腧穴。足厥阴经循行"连目系，上出额，与督脉会于巅"，头为精明之府，脑为髓海。经脉所过，主治所及，百会为手足三阳经与督脉及足厥阴经的交会穴，配合位于其四周的四神聪穴能安神定志、清利头目、调畅肝气。本神为足少阳经穴，厥阴、少阳互为表里，既可调和肝经气血，又可安神助眠。肝俞、期门为足厥阴经气血汇集之所，配穴一前一后，一阴一阳，从阴引阳、从阳引阴，可使足厥阴经气血调和以达阴阳平衡之态；另期门为足厥阴经、足太阴经、阴维脉的交会穴，既是十二经循行的终点穴，又是与手太阴经交接的起始穴，故刺期门可通过调畅肝肺经气而使周身气机畅达；太冲是足厥阴经原气输注之处；三穴配伍起调肝、疏肝、养肝作用。

【验案举隅】

病例1：患者，女，54岁。于2021年1月20日以"眠差6年"就诊。自诉近6年来入睡难，需2小时以上，多梦易醒，每夜醒来2~3次，平均睡眠4小时，烘热汗出，性急易怒，心烦焦虑，偶有头痛、头晕，腰膝酸软，手足心热，口干，纳可，夜尿频，大便调。已绝经5年。舌暗红，少苔有裂纹，脉弦细。

西医诊断：围绝经期失眠

中医诊断：绝经前后诸证——不寐（肝肾阴虚，肝火上炎）

治宜清肝泻火、养血补肾，方选滋水清肝饮加减。

方药组成：熟地黄30g，山茱萸15g，山药15g，泽泻12g，茯神15g，牡丹皮12g，当归15g，白芍15g，柴胡15g，炒栀子12g，炒枣仁30g，乌梅10g。共7剂，水煎服。

针刺取穴：主穴为百会、四神聪、本神、肝俞、期门、太冲；配穴为神门、中脘、足三里、复溜、太溪、照海、行间、阳辅。

操作：先用一次性采血针在百会、四神聪穴位处快速点刺放血，血色由紫暗变为鲜红，待瘀血出尽后自止，不予特殊止血。之后选用毫针，其中百会、四神聪、本神、神门、行间、阳辅行泻法，肝俞、期门、太冲行平补平泻法，中脘、足三里、复溜、太溪、照海行补法，留针20分钟，每周3次。

2021年1月27日二诊：患者诉睡眠时间可延长至5小时左右，但仍烘热汗出，入睡慢，多梦易醒，口干口苦。舌暗红，苔少，脉弦细。中药处方于上方基础上加莲子心6g，浮小麦30g，地骨皮15g。针刺取穴不变，其中百会、印堂加用电针，连续波，频率2.5Hz，电流强度4～5mA，以患者能耐受为度，每周3次。服14剂中药并配合针刺治疗后，患者自诉入睡较前增快，半小时内能入睡，多梦情况较前好转，睡眠时间6～7小时，烘热汗出及口干口苦症状明显改善，继续守方巩固治疗，针刺取穴不变，共治疗1个月而获痊愈。

按语：患者年过五旬，肾精亏虚，肝血不足，天癸已竭，故出现腰膝酸软，手足心热，口干，夜尿频；水不涵木，肝郁化火，故出现心烦不寐，性急易怒及头痛头晕等症，舌脉为肝肾阴虚，肝火上炎之象。方以滋水清肝饮加减，其中熟地黄、山茱萸、山药滋补肝肾之阴；泽泻、牡丹皮配合柴胡、栀子清肝泻火；当归、白芍滋养肝血；茯神养心安神；因酸性入肝，乌梅代替酸枣肉，与酸枣仁合用以增强养肝宁心安神作用，且乌梅亦可生津止渴。二诊时加用浮小麦以敛汗；因实则泻其子，加莲子心则清心火以助泻肝火，加地骨皮清阴分虚热以改善烘热症状。

肝经循行可达巅顶，百会、四神聪采用强通放血法可使邪随血出以清利脑窍、清肝泻火；配穴中神门为心经原穴，五行属土，为本经子穴，而心为肝之子，针用泻法可清心火以助泻肝火；行间为肝经荥穴，五行属火，为肝经子穴，阳辅为胆经子穴，五行属火，肝胆为表里经，二者相配可加强清泻肝火之力；中脘、足三里针用补法可健运中焦脾胃，使气血生化有源，心肝血旺，神安魂藏则寐安；复溜为肾经穴，五行属金，为肾经母穴，针用补法可滋补肾阴；太溪是肾经原穴，照海为八脉交会穴，交于阴跷脉，跷脉司眼睑之合，与寤寐关系密切，二穴相配可滋肾阴、安心神。百会、印堂加用电针连续波持续刺激可加强安神定志作用。上述针药并用共奏清肝泻火、养肝补肾之效。

病例2：患者，女，50岁。于2022年3月10日以"入睡困难、多梦易醒3年余"就诊。自述3年前开始出现入睡困难，需2小时以上，夜寐欠安，眠浅多梦易醒，并且再入睡困难，平均睡眠时间为3.5小时，夜间口干口苦，情绪低落，善太息，纳食不馨，大便溏，每日2~3次，小便可。患者已绝经3年。舌质暗有瘀斑，苔白腻，舌体胖大，脉弦细滑。

西医诊断：围绝经期失眠

中医诊断：绝经前后诸证——不寐（肝郁脾虚）

治宜疏肝理气、健脾安神，方选小柴胡汤合四逆散加减。

方药组成：北柴胡10g，黄芩10g，党参15g，清半夏9g，夏枯草10g，炒酸枣仁30g，乌梅15g，焦麦芽30g，炒莱菔子20g，枳壳15g，赤芍12g，茯神30g，炙甘草6g。共7剂，水煎服。

针刺取穴：主穴为百会、四神聪、本神、肝俞、期门、太冲；配穴为上脘、中脘、下脘、气海、天枢、足三里、三阴交、内关、神门、合谷、蠡沟、章门。

操作：均选用毫针刺法，中脘、下脘、气海、天枢、足三里、三阴交行补法，余穴行平补平泻法，留针20分钟，每周3次。

2022年3月17日二诊：患者诉入睡时间缩短为1小时左右，仍眠浅易醒，醒后再入睡困难，盗汗及纳食改善，仍情绪低落，大便溏，舌脉同前。中药处方于上方基础上加炒白术30g，干姜10g。7剂，水煎服。针刺取穴则于上方基础上加膻中，行平补平泻法，继续巩固治疗。

2022年3月24日三诊：患者自诉诸症改善，夜寐安，睡眠时间为6小时左右，偶有情绪低落。遂效不更法，共治疗4周后获愈。

按语： 小柴胡汤及四逆散均出自《伤寒论》，小柴胡汤可和解少阳枢机，扶正驱邪；四逆散可疏肝理脾、透邪解郁。患者为绝经期女性，阴阳虚损，气血不足，五神失养，易为情志所伤，肝气郁结，故情绪低落、善太息；木郁克土，故见纳呆、便溏等脾虚之象，肝郁化火伤津，故夜间口干口苦。遂用小柴胡汤合四逆散加减。方中柴胡疏肝清肝；黄芩除烦清热；半夏散结除痞，与柴胡相配辛开苦降，调畅气机；夏枯草软坚散结，与半夏组成双夏汤，调和阴阳、引阳入阴；党参补气养血以扶正；枳壳理气，与柴胡、赤芍、炙甘草相配疏肝健脾、理气解郁；酸枣仁、乌梅养肝宁心安神；茯神健脾安神；焦麦芽、炒莱菔子健脾开胃消食。针刺取穴中，上脘、中脘、下脘、气海、天枢、足三里、内关穴意在调理中焦，培土生源，临床研究表明上述穴位相配不仅可用于消化系统疾患，还对各种类型的失眠有较好的治疗效果；合谷与太冲穴配伍开四关、调气血、解肝郁；蠡沟为肝经络穴，可疏肝解郁、理气活络；三阴交穴养肝健脾、补肾安神；章门为肝经穴，脾之募穴，八会穴之脏会，可疏肝理气健脾。患者复诊时睡眠有所改善，但仍觉情绪低落，便溏，故加炒白术健脾益气，加干姜温脾和胃止泻。膻中为八会穴之气会，为调畅全身气机之要穴。针药并用共奏疏肝理气、健脾安神之效。

　　病例3：患者王某，女，50岁。于2021年6月13日以"眠差10余年，加重2年余"初诊。自诉近10余年眠差、多梦，夜间2点左右易醒，再入睡难，平均睡眠时间为5小时，近2年出现月经紊乱，平均睡眠时间为3小时左右，心烦、性急易怒，时有烘热，上半身汗出明显，腰膝酸软，腰以下恶寒怕冷，口干喜热饮，纳可，大便干结，2~3日一行。舌红少苔有裂纹，脉沉细。

西医诊断：围绝经期失眠

中医诊断：绝经前后诸证——不寐（上热下寒，寒热错杂）

治宜：清上温下、养心安神，方选乌梅丸加减。

方药组成：乌梅30g，细辛3g，干姜10g，黄连9g，当归15g，黑顺片^{先煎}5g，川花椒10g，桂枝12g，党参15g，黄柏10g，珍珠母^{先煎}30g，紫贝齿^{先煎}30g，炒酸枣仁20g，煅牡蛎^{先煎}30g，浮小麦30g。共7剂，水煎服。

针刺取穴：主穴为百会、四神聪、神庭、肝俞、期门、太冲；配穴为神门、内关、中脘、天枢、三阴交、行间、命门、肾俞、关元。用一次性采血针于百会、四神聪、神庭穴快速点刺放血，火针快速点刺命门、肾俞、关元穴，不留针；神门、行间穴采取毫针泻法，余穴行平补平泻法，留针25分钟，每周3次。

2021年6月20日二诊：患者诉睡眠较前好转，心烦、性急情况好转，腰以下仍恶风寒，汗出较前减少，口干喜热饮。舌质红，苔少有裂纹，脉沉细。中药处方则守上方去桂枝加肉桂9g，防风10g。继服14剂，针灸处方同前，共服中药处方21剂后患者睡眠及恶风寒等症状明显改善，睡眠时间可达6小时。

按语： 本患者为围绝经期女性，以失眠为主诉，伴见腰膝酸软，腰以下恶寒，喜热饮，乍一看是明显的寒象，然又见心烦、性急易怒，烘热汗出明显，舌质红少苔有裂纹，脉沉细，实为上热下寒、寒热错杂之证，患者常于夜间2点左右醒来，醒后难以入睡，符合厥阴病特点，与乌梅丸证病机相符。方中乌梅养肝阴、生津液；黑顺片、干姜、桂枝温阳补肾、温经散寒；细辛、花椒通阳散寒；黄连、黄柏清热；党参益气养阴以扶正；当归养肝血、润肠通便。百会、四神聪、神庭穴位于头顶部，行放血强通法可清肝泻火；火针点刺命门、肾俞穴可温肾助阳；关元穴为小肠募穴，人体元阴、元阳关藏之处，火针点刺可温补元气。行间为肝经荥穴，五行属火，针用泻法可清泻肝火；神门为心经原穴，五行属土，针用泻法可清心火；中脘、天枢穴可调畅中焦气机，使升降相因，上下阴阳气相顺接。复诊时去桂枝加肉桂以温肾水、引火归元，加防风祛风散寒。针药并用共奏寒热平调、清上温下、养心安神之功。

【小结】

绝经前后诸证——不寐的主要病机为阴阳失调，阳不入阴。"女子以肝为先天"，本篇从厥阴经脉、厥阴脏及六经之厥阴角度阐释了厥阴与本病的密切关系，并通过具体病例加以分析。中药处方以治肝为主，或清肝火，或疏肝气，或养肝血，佐以滋肾、健脾、养心等，随证治之；针刺方面以调肝为核心，以百会、四神聪、本神、肝俞、期门、太冲为主穴，并随证配伍其他腧穴；注重俞募配穴，阴阳互引以使阴阳平衡、神魂内藏。注重选用多种针具及刺法以达补虚泻实之目的，对于阳虚者，选用火针温通法以温肾助阳，温经散寒；对于实热火盛者，选用放血强通法以清热泻火，使邪随血出；毫针微通法则贯穿治疗过程的始终，根据辨证采取相应的补泻手法，微通法取穴根据"虚则补其母，实则泻其子"原则，注重子母补泻取穴法的选择运用。针药结合，最终达到阴阳调和，阳气正常出入阴分则寤寐有时的正常生理状态。

（十二）特发性震颤

特发性震颤又称原发性震颤（ET），是最常见的运动障碍性疾病之一。60岁以上人群ET的患病率≥4%，并随年龄的增长而增加，国际运动障碍学会提出特发性震颤是一种可进展的综合征，约3%的患者最终进展为帕金森病。遗传因素在ET发病机制中发挥重要作用，ET并非是单一致病基因导致的疾病，而是一组遗传异质性谱系疾病。近年的研究热点"小脑退化模型"提出小脑病变是导致ET的原因，小脑-丘脑-额叶环路已成为发病机制的主流学说。根据ET的临床特点可分特发性震颤、特发性震颤叠加两型，ET以上肢远端的姿势性或动作性震颤为特点，可伴有头部、声音震颤，震颤频率为4~12Hz，运动症状可有共济失调、平衡障碍等，本病可伴有多种非运动症状，包括认知功能障碍、述情障碍、精神心理障碍（焦虑症、抑郁症或社交恐惧症）、疲劳、睡眠障碍、感觉异常（嗅觉缺陷和听力下降）等，影响患者的生活质量。长期服用一线药物可产生诸多不良反应，外科疗法也存在一定的风险。

中医古籍中无特发性震颤的病名，根据其主要临床表现可属于"振掉""颤振""震颤"，最早记载于《黄帝内经》。《素问·五常政大论》记载："其病摇动""掉眩巅疾""掉振鼓栗"。中医古籍中多见相关主症的描述，《扁鹊心书》记载"手足颤摇不能持物者"，清代张璐《张氏医通·诸风门·颤振》曰："颤振则但振动而不屈也。亦有头动而手不动者……"

【病因病机】

该病的病因病机可归属于督脉失充，脑髓失养，神机失守。ET病程长，病程超过3年方可诊断。青年人鲜少发病，中年以后发病者为多。王桂玲认为，随着年龄增长，人体脏腑功能逐渐衰退，精血津液及阳气均出现虚衰，加之居处寒冷潮湿、饮食不节、劳倦过度、情志不遂等因素更加耗伤精血阳气，使得督脉失充，上不能荣养脑髓，元神失用，下不能荣养经脉筋骨于四末，神机失守，即"为之振摇而不能主持也"。

督脉与手足三阳经及阳维脉相交会，可渗灌、蓄溢、调节全身阳经气血，为阳脉之海；肝藏血，肾藏精，督脉功能正常方能将精血津液、阳气布散至脑髓、头面诸窍及四肢筋肉骨节。反之，督脉为病则出现《灵枢·经脉》所记载的"实则脊强，虚则头重，高摇之"，亦即脊强、头摇肢颤等病理变化。《医学入门》曰："督脉者，精髓升降之道路也"，《华洋藏象约纂》曰："夫居元首之内，贯腰脊之中，统领官骸，联络关节，为魂魄之穴宅，性命之枢机，脑髓是也。"督脉与脑髓关系密切，若督脉失充、髓海失养，则温煦推动及固摄之力减弱，骨肉不充、神机失守而出现震颤等运动症状；脑为元神之府，督脉为病则髓海空虚、元神不用而出现焦虑、抑郁、睡眠障碍、认知障碍等多种非运动症状。

【临诊思路】

1. 以火针温通之力温督益髓、柔筋止颤 王桂玲认为，治疗特发性震颤应以温通督脉、填精益髓为先。督脉者，总督诸阳，金针王乐亭首创的"督脉十三针"可"疏通督脉、调和阴阳、补脑益髓、镇静安神"，临床用于治疗瘫痪、半身不遂、风寒湿痹等气机失和、情志不舒、津液代谢异常病证以及脑髓相关病证。加之高龄者易患，年老者脏腑功能渐衰，精血津液及阳气日渐虚损，督脉失充，脑髓失养，神机失守而发头摇肢颤。故选用贺氏针灸温通法即火针点刺督脉十三针选穴处。

2. 以毫针微通之力健脑定志、安神止颤 《灵枢·本神》云："凡刺之法，先必本于神。"王桂玲临证非常注重调神，一是提高自身修养，治病时专心致志，勿被外界杂物所干扰；二是要及时掌握患者的心理状态，通过言语沟通调动"脑神"对机体的整体调控作用。本病多伴有焦虑、抑郁、睡眠障碍、述情障碍、认知障碍等多种非运动症状，且不良的心理因素往往会导致病情的复发或加重。王桂玲多选用周德安教授设立的"针灸四神方"，即百会、神庭、本神、四神聪、神门以镇静安神、健脑定志。百会、神庭为督脉穴，可益气升阳、镇静安神；四神聪为经外奇穴，有宁心安神之效；本神为胆经穴，肝胆经互为表里，可定惊安神止痉；神门为心经原穴，可养心安神。此外，后溪、申脉为八脉交会穴，后溪通于督脉，申脉通于阳跷脉，王桂玲以毫针微通二穴，以引火归元、温阳益髓。《难经·二十八难》云："阳跷脉者，起于跟中，循外踝上行，入风池"，阳跷脉通过风池穴入脑，与脑的生理病理关系密切，针刺风池穴可治疗脑髓相关疾病。

3.重视阴阳，督任同调 《素问·阴阳应象大论》曰："故善用针者，从阴引阳，从阳引阴。"督脉为阳脉之海，可为气的运行提供动力；任脉为阴脉之海，"任养万物"，可为全身经脉、脏腑提供营养物质，督脉与任脉气血互根互助，正如《难经本义》云："阴阳经络，气相交贯，脏腑腹背，气相通应。"王桂玲治疗本病时不仅重视温通督脉，亦关注对任脉的调理，俯卧组穴与仰卧组穴交替使用。在仰卧组穴中取任脉中脘、关元。中脘为腑之会、胃之募穴，可调理脾胃、健运中焦，气血津液生化有源，则督脉得以荣养；关元是足三阴经与任脉交会穴，位于小腹部，为肾间动气之处，元气之所系，针之可培元固本。另肓俞穴为冲脉、足少阴之会，针之可滋肾水、补阴精，调节气机升降。

4.重视多种刺法联合应用 目前临床针刺治疗手段可包括毫针、火针、揿针、放血、耳针等。王桂玲主张选取多种针具、多种刺法以达到温督安神的治疗目的，临床诊疗时善用贺氏细火针，先烧针体、后烧针尖，烧至红亮后速刺疾出。烧针红亮则温补之力纯和，速刺疾出则大大降低受治者的痛苦。贺氏火针练功法：以小而坚硬的绿豆一把，置于木盘之上，选中一枚，烧针焠刺，应声而中者，可施用火针于临床矣。火针点刺督脉十三针选穴处，深度0.5~0.8寸，出针后用消毒干棉球重按针眼片刻，嘱患者勤换贴身衣物，24小时内针孔处不沾水，避免污染，预防感染。

5.重视针刺浅深，主张因病、因人制宜 《素问·刺要论》云："病有浮沉，刺有浅深，各至其理，无过其道，过之则内伤，不及则生外壅，壅则邪从之。浅深不得，反为大贼，内动五脏，后生大病。"王桂玲临证除注重针灸的理、法、方、穴以外，亦注重针刺浅深对治疗效果的影响，强调疾病初起病位尚浅，宜浅刺，以防引邪深入而使病情加重；病程日久邪气进一步深入，需深刺方能取效；幼儿、老年人或体质较弱者宜浅刺，肥胖及强壮者宜深刺。正如《灵枢·终始》所言："刺肥人者，以秋冬之齐，刺瘦人者，以春夏之齐"。

6.对症施治 部分患者自诉有感觉异常，王桂玲重视患者的反馈与感受。对于嗅觉异常者，加上星、印堂、迎香穴。印堂可明目通鼻，宁心安神；上星属督脉穴，其下有额神经分支，可降浊升清，调头、目、鼻部诸疾；迎香为手阳明大肠经穴，可宣通鼻窍，《通玄指要赋》云："鼻窒无闻，迎香可引。"对于听力下降者，加耳门、听宫、听会、翳风穴。《针灸甲乙经》云："耳聋鸣，头颔痛，耳门主之。"《针灸大成》云："听宫……主失音，癫疾，心腹满，聤耳，耳聋如物填塞无闻。"《百症赋》云："耳聋气闭，全凭听会、翳风。"

【验案举隅】

患者，男，60岁。于2021年4月8日以"双上肢震颤5年，加重伴头部颤动1个月"初诊。自诉5年前无明显诱因出现双上肢震颤，当持物或特定姿势时抖动幅度明显，症状初时较轻，后逐渐加重，近1个月自觉双手震颤加重，不能灵活握笔书写，伴头部颤动。初诊症见双手姿势性、动作性震颤，伴头部颤动，持物时抖动明显，不能控制笔迹，有持物掉落表现，双上肢向前平举时震颤明显，震颤幅度与情绪相关，性急易怒，记忆力减退，自觉渐进性听力下降、嗅觉减退，夜眠不安，入睡困难，梦多，纳可，小便频，夜尿3次，大便日1次。舌淡红，舌体胖大有齿痕，苔薄白，脉细弦。

既往史：2021年1月诊断为轻度感音神经性聋，否认其他病史。

辅助检查：头部CT示脑白质脱髓鞘；生化全项见胆红素轻度升高，血常规未见异常。

西医诊断：特发性震颤

中医诊断：颤证（督脉失充，脑髓失养）

治法：温督安神止颤。

主穴1：王乐亭督脉十三针选穴加风池、后溪、申脉穴；配穴：上星、印堂、迎香；耳门、听宫、听会、翳风。

主穴2：中脘、关元、肓俞；配穴：四神聪、神庭、本神、上星、印堂、迎香；耳门、听宫、听会、翳风。

操作：

1. 温通法操作 患者取俯卧位，局部常规消毒，选用贺氏细火针，将针体、针尖烧至红亮后，于督脉十三针选穴处行火针点刺，深度0.5寸，速刺疾出，出针后用消毒干棉球重按针眼片刻，嘱患者勤换贴身衣物，24小时内局部避免沾水、污染，预防感染。每周2次。

2. 微通法操作

（1）俯卧位组穴：督脉十三针选穴（除外百会、风府穴）选用0.25mm×25mm毫针向上斜刺0.8寸；风池、风府穴行针时针尖指向咽喉方向，进针0.8寸；上星穴则向下斜刺0.5寸、印堂穴平刺0.5寸、迎香穴向下斜刺0.5寸；耳门、听宫、听会、翳风穴直刺0.5寸；后溪、申脉穴直刺0.8寸。

（2）仰卧位组穴：中脘、关元穴直刺1.5寸，肓俞穴直刺1.5寸；四神聪、神庭、本神穴向上斜刺1寸；上星穴向上斜刺0.5寸、印堂穴平刺0.5寸；迎香穴行针时向鼻根方向内上斜刺0.5寸；耳门、听宫、听会、翳风穴直刺0.5寸。耳门、听宫、听会、翳风穴取患侧，行平补平泻法，用刮针柄法增强刺激。

仰卧位治疗仅使用毫针微通并留针25分钟；俯卧位火针点刺后以毫针微通并留针25分钟；俯卧组穴与仰卧组穴交替使用，每周共治疗4次。

注意事项：畅情志，忌恼怒，调节低落、悲观情绪；忌辛辣油腻食物、忌酒。

针刺12次为1个疗程，1个疗程后患者头部震颤及双手姿势性、动作性震颤较初诊时改善，持笔书写时仍有颤动，情绪较为平和，记忆力改善，听力、嗅觉略有好转，睡眠改善，但仍多梦，夜尿2次。

第二个疗程结束后患者仍在持物、持笔书写时有颤动，但幅度极小，不影响日常功能，头部偶发不自主抖动，自觉精神放松，情绪平和，听力较前明显改善，嗅觉恢复正常，夜眠可，夜尿1次。

第三个疗程结束后患者已如常人，情绪平和，夜眠安，夜尿0~1次。

分别在治疗结束后半年、1年随访，现该患者病情稳定，未再复发。

按语：《素问·上古天真论》云："七八肝气衰，筋不能动；八八天癸竭，精少，肾脏衰，形体皆极，则齿发去。"本案患者督脉失充、髓海失养，精血不能上荣头目则记忆力减退、头部不自主颤动，不能荣养肢体则发为双手震颤，"肾者主水，受五脏六腑之精而藏之"，肾脏衰则听力下降，肺肾功能紊乱则嗅觉异常，元神失用则多梦，夜寐不宁。王桂玲以火针疏通并温养督脉，继以毫针健运中焦、培元固本，多种刺法、针具有机结合，任督同调，温补脏腑精气，补益脑髓，培元固本，安神止颤。

（十三）霍纳综合征

霍纳综合征是由交感神经功能障碍导致的临床综合征。主要表现为眼裂变小、瞳孔缩小和眼球下陷，伴有汗出障碍和面部皮肤温度变化等。在颈上交感神经径路上发生的血管病变、炎症、肿瘤、手术及外伤等损害均可引起本病。目前西医的治疗措施多针对原发病，治疗效果尚不理想。中医治疗本病的文献报道亦较少，但都充分发挥了中医特色。如代兴举等针刺申脉、照海穴调整阴阳跷脉功能，赵文亮等采用针刺法并结合头维穴热敏灸，王超采用颈胸段夹脊穴温针灸，都修波采用桂枝汤合补中益气汤加减等。同病异治，随证治之，均取得了较好的临床疗效。王桂玲基于"少阳为枢"理论，以调畅少阳枢机，燮理营卫阴阳为治则，采用贺氏微通、温通法配合柴胡桂枝汤治疗本病。

中医古籍中没有霍纳综合征的病名，依据其眼睑下垂、瞳孔缩小和眼球下陷、发汗障碍等主要临床表现，可将其归属于中医学"上胞下垂""睑废""汗证"等范畴。中医认为睑废与先天命门火衰致脾阳虚损，或脾失健运，聚湿生痰有关，加之外邪乘虚侵入，睑胞筋脉迟缓而致下垂。《圣济总录》记载"眼睑垂缓"为气血虚，腠理疏松，风邪客于目睑所致；《目经大成》认为睑胞为邪所中，血气不和而导致"睑废"。汗证为汗出过多或少汗、无汗，基本病机为脏腑阴阳失调、营卫不和、腠理不固而导致汗液外泄异常。

【病因病机】

本病以眼裂变小、瞳孔缩小和眼球下陷等目疾为主要表现，病变部位当属半表半里。正如清代柯韵伯云："盖口、咽、目三者，不可谓之表，又不可谓之里，是表之入里、里之出表处，所谓半表半里也。"王桂玲从六经辨证出发，认为本病属少阳病，基本病机为少阳枢机不利，营卫失和。

《素问·阴阳离合论》云："是故三阳之离合也，太阳为开，阳明为阖，少阳为枢。"少阳主半表半里，位居太阳阳明之间，对外可从太阳之开，对内可从阳明之阖。伤寒大家刘渡舟指出："少阳主枢，除表里之枢外，亦主阴阳之枢。"顾植山认为人体阴阳是以"开阖枢"的动态形式存在的，故少阳之枢机可影响六经阴阳及气血盛衰的变化，为人体营卫气血运行及津液敷布之枢纽，水火升降出入运动之通道。少阳为病在外可影响营卫气血的宣发敷布，在内则可导致气血运行阻滞，因而少阳枢机不利可成为临床多种疾病发生的重要因素。《素问·评热病论》云："人所以汗出者，皆生于谷，谷生于精。"《素问·阴阳别论》云："阳加于阴，谓之汗。"张仲景在此基础上进一步论述了汗出异常的病机为营卫不和，正如《伤寒论》记载："病常自汗出者，此为荣气和。荣气和者，外不谐，以卫气不共荣气谐和故尔。"卫气肥腠理，司开阖，腠理开则汗出，腠理闭则无汗，而营卫气血运行与"少阳为枢"关系密切，少阳枢机调、营卫和则汗出正常，反之少阳枢机不利、营卫失和则汗出过多或无汗。

《灵枢·寒热病》云："足太阳有通项入于脑者，正属目本，名曰眼系……在项中两筋间，入脑乃别。阴跷、阳跷，阴阳相交……交于目锐眦。"《灵枢·脉度》云："跷脉者……气并相还则为濡目，气不荣则目不合。"阴阳两跷分别接受正经的气血灌注于目，起到濡养目窍以利眼睑开合的作用。而跷脉"司目之开阖"功能与卫气正常运行密切相关，卫气在人体的运行依靠阴、阳跷脉而遍布于全身，卫气循行在阳分则阳跷脉盛，主目开；卫气循行在阴分则阴跷脉盛，主目瞑。营卫二气互根互用，如《灵枢·卫气》记载："……其浮气不循经者为卫气；其精气之行于经者为营气。阴阳相随，外内相贯，如环之无端。"即卫气入经为营气提供循行的动力，营气出经以滋养卫气。"少阳为枢"功能正常是全身营卫气血运行如常的生理基础，若少阳枢机不利则营卫失和，可直接影响跷脉经气盛衰，故而影响眼睑开合，正如《灵枢·大惑论》云："……卫气不得入于阴，常留于阳，留于阳则阳气满，阳气满则阳跷盛，不得入于阴则阴气虚，故目不瞑矣。"

【治疗方案】

王桂玲临证时从枢转少阳、调和营卫角度论治霍纳综合征，结合贺氏针灸微通、温通法，以毫针、火针等多种针具为治疗手段，配合柴胡桂枝汤为手段进行施治。

针刺取穴：王氏颈胸夹脊穴、风府、天柱、风池、翳风、睛明、阳白、攒竹、丝竹空、四白、球后、关元、合谷、复溜、申脉、照海穴。

操作：嘱患者取俯卧位，首先选用贺氏细火针，局部常规消毒后，左手持点燃的小火把，右手持火针，将针尖及针体烧至通红后刺入风府、天柱及王氏颈胸夹脊穴0.5～1寸，速刺疾出，出针后用消毒干棉球重按针眼片刻，嘱患者24小时内针孔处不能沾水。之后嘱患者取仰卧位，局部常规消毒后，先用火针快速点刺关元穴0.5~1寸，不留针；再选用0.25mm×40mm毫针，风池穴行针时向鼻尖方向斜刺0.8~1.2寸，翳风穴直刺0.8~1寸，阳白穴透刺鱼腰穴，攒竹穴透刺丝竹空穴，四白穴透刺太阳穴，合谷、复溜穴直刺0.5~1寸，关元穴直刺1~1.5寸，申脉穴直刺0.3~0.5寸，照海穴直刺0.5~1寸；睛明穴选0.22mm×25mm毫针，行针时轻推眼球向外侧固定，紧靠眶缘缓慢直刺0.5~1寸，不提插捻转，起针后立即用消毒干棉球按压针孔片刻，以防出血；球后穴选用0.22mm×25mm毫针，轻推眼球向上，紧靠眶下缘缓慢直刺0.5~1.5寸，不提插捻转。均采用平补平泻法，留针30分钟。每周3次。

中药处方：柴胡桂枝汤加减。柴胡10g，黄芩10g，法半夏9g，党参15g，桂枝12g，白芍12g，大枣15g，生姜9g，炙甘草10g。水煎服，日1剂。

【辨治思路】

《素问·金匮真言论》云："东风生于春，病在肝，俞在颈项……故春气者，病在头。"肝胆互为表里，故取颈项部风池、风府、天柱、翳风穴通过调畅肝及少阳经气而使枢机通利。"足少阳之筋……支者结于目外眦，为外维……维筋急，从左之右，右目不开"，风池为足少阳胆经穴，为手足少阳、阳维之会，既能枢转少阳经气，和解少阳，又能濡养睑胞局部经筋；《难经》记载："阳跷脉者，起于跟中，循外踝上行，入风池"，故针刺风池穴亦可通过调节跷脉功能使眼睑开启有力。现代研究亦证实针刺风池穴可调整颈上交感神经节，改善眼功能及眼部血液循环。《素问·骨空论》云："风者百病之始也……治在风府，调其阴阳。"风府穴为治诸风疾要穴，肝为风木之脏，风邪与少阳、厥阴风木之性相对应，故风府可治疗肝及少阳之疾。天柱穴属足太阳膀胱经，能调节阳气之升发，膀胱经起于目内眦，故针刺天柱穴亦能循经治疗目昏、睑废等目疾。翳风穴属手少阳三焦经，三焦主气化，营卫气血以三焦为通道输送至全身，翳风又是手足少阳经交会穴，可通调枢转少阳经气、调和营卫气血。上述颈项部穴位配合应用可调节少阳经气，通利少阳之枢。面部取穴可直接疏通局部气血，以透刺法为主，一针透两穴，可增强刺激量，提高治疗效果。睛明穴位于目内眦，配合眼周攒竹、丝竹空、四白、球后等穴能通目络，养目系而使睑胞开阖如常。著名针灸名家彭静山教授认为，"眼络于脑，通调脏腑"，眼周穴除治疗眼疾外，还可治疗脑、脊髓及其他脏腑病变。关元是足三阴经与任脉交会穴，位于小腹部，为肾间动气之处，元气之所系，火针点刺关元穴可培肾固本，扶助元阴元阳，肾气充盛，气化功能正常，三焦气机调畅，有助于营卫调和。现代医学认为，自下丘脑发出的交感神经纤维至脑干及颈、胸髓的交感神经节及节后纤维任何一处损害均可导致霍纳综合征，包括中枢损害、节前神经元损害及节后神经元损害，颈髓至胸3脊髓均可被累及。王氏颈胸夹脊穴位于督脉旁开0.3

寸，与病变脊髓位置最为接近，火针点刺后可疏通督脉气血，充髓养脑，调和阴阳。现代研究亦证实针刺颈夹脊穴可通过脊神经后支影响脊神经前支，从而能改善交感神经功能。此外，刺激夹脊穴还可间接刺激下丘脑-垂体系统，通过各内分泌腺之间的反馈作用，使神经递质发生改变，对穴区神经产生反馈效应，进而调节自主神经。合谷、复溜穴为临床治疗汗出异常的常用对穴。合谷为手阳明大肠经原穴，与手太阴肺经互为表里。肺主皮毛、主一身之气，肺朝百脉，而营行脉中；复溜穴为足少阴肾经母穴，足少阴肾与足太阳膀胱为表里经，"太阳为藩篱之本"，可将卫气输布于全身体表而起卫外作用；《灵枢·本脏》云："肾合三焦膀胱，三焦膀胱者，腠理毫毛其应。"由此可知腠理开阖为肾、太阳及肺卫共同所主。故合谷、复溜相配可调和营卫，对汗出异常起调节作用。照海、申脉穴分别为阴阳跷脉脉气所发之处，针刺后可调整两脉气血，使阴阳平衡，营卫调和，从而起养筋濡目、开启眼睑之作用。石学敏院士及胡玲香、余恩虹、高玉杰、赵健家等医者通过调营卫、跷脉治疗眼睑开合失司均取得较好的临床疗效。

柴胡桂枝汤出自《伤寒论》，即"伤寒六七日，发热微恶寒，支节烦疼，微呕，心下支结，外证未去者，柴胡桂枝汤主之。"本方为小柴胡汤与桂枝汤的合方，用于治疗太阳表证未罢，又兼有少阳枢机不利的太阳少阳并病。小柴胡汤可和解少阳枢机、疏肝利胆、调畅气机，可使"上焦得通，津液得下，胃气因和，身濈然汗出而解"。方用柴胡、生姜升清阳，半夏、黄芩降浊阴，人参、甘草、大枣益气和胃，三焦气机升降恢复正常，上焦得以宣通，津液得以敷布，营卫调和，病邪随汗出而解。而对于汗出过多者，小柴胡汤亦能通过畅达三焦，调和营卫而起止汗作用。桂枝汤为《伤寒论》第一方，主要功用是调和营卫气血，国医大师李士懋认为桂枝汤对人体汗出情况具有双向调节作用，包括不当汗而汗出的"邪汗症"，或当汗而不汗出的"内伤病"。可见柴胡桂枝汤既可和解少阳之枢又可调和营卫气血，临床除治疗内科杂病外，还被广泛用于治疗颈项、头面五官及睡眠障碍等疾患，如国医大师伍炳彩用以治疗头项痛、眩晕等，高树中用以治疗偏头痛，王庆国用以治疗过敏性鼻炎；亢泽峰、马芬俞、杨高社等用以治疗中心性浆液性脉络膜视网膜病变、视神经炎及麦粒肿等多种目疾。

【验案举隅】

患者，女，52岁。主因"右侧眼睑下垂、面部无汗半年余"于2017年11月24日就诊于本院。自诉半年前无明显诱因出现右眼睑下垂，眼裂变小，右侧面部无汗，而左侧面部及全身汗出较多，不分昼夜，曾在宣武医院做头颅、颈椎、胸椎核磁及肌电图检查，但均未发现异常结果，考虑为霍纳综合征，未予以特殊治疗。患者无头痛、眩晕等症状，时有胸闷气短，善太息，伴腰酸，双膝以下发凉，偶有晨起口干口苦，纳少，眠可，大便调，夜尿频数，2~3次。已绝经1年余。舌质淡暗，舌体胖大，苔白略腻，脉弦细。

西医诊断：霍纳综合征

中医诊断：上胞下垂、汗证（少阳枢机不利，营卫失和）

治法：调畅少阳枢机、燮理营卫阴阳。

针刺取穴：风池、风府、天柱、翳风、睛明、阳白、攒竹、丝竹空、球后、四白、关元、命门、肾俞、合谷、复溜、申脉、照海、颈1至胸3夹脊穴。

操作：风府、天柱、命门、肾俞及夹脊穴用火针快速点刺0.5寸，余穴刺法同前述，均行平补平泻法，留针30分钟。每周3次。

中药处方：柴胡桂枝汤加减。柴胡10g，黄芩10g，法半夏9g，党参15g，桂枝12g，白芍12g，大枣15g，生姜9g，菟丝子15g，川续断15g，炙甘草10g。水煎服，日1剂。

2017年12月8日二诊：患者述服用中药处方14剂并针刺治疗6次后，右侧面部微微有汗出，而左侧面部及全身仍汗多，腰酸及双下肢膝以下发凉未见减轻，胸闷气短，善太息等症状减轻，纳少，夜尿频数。舌质淡暗，苔白略腻，脉细滑。继服中药，针刺取穴中加用火针快速点刺足三里，毫针取穴加用中脘、天枢以调理中焦。每周继续针刺治疗3次。

2017年12月22日三诊：患者述右侧面部已有汗出，而左侧面部及全身多汗症状亦明显改善，右眼睑下垂好转，双下肢膝以下发凉减轻，胸闷气短，善太息等症状明显改善，纳可，夜尿1次。舌质淡暗，苔薄白，脉细滑。继服中药。针刺取穴继前（二诊处方）以巩固治疗。

2017年12月29日四诊：头面部及全身汗出异常亦基本缓解，纳眠可，二便调。停服中药。随访1年患者诉病情稳定，未出现复发。

按语： 患者为中年女性，主要表现为右眼睑下垂，眼裂变小，伴面部及全身汗出异常，胸闷气短，善太息，口干口苦，纳差，六经辨证当属少阳病，基本病机为少阳枢机不利，营卫失和。治以针刺配合柴胡桂枝汤加减。取颈项部穴位以通调少阳经气，睛明及眼周穴可通目络、养目系，透刺面部穴以疏通局部气血，王氏颈胸夹脊穴可疏通督脉、充髓养脑、调和阴阳，合谷、复溜穴可调和营卫，用于治疗汗出障碍，申脉、照海穴可调跷脉以治疗眼睑开合失司，柴胡桂枝汤可和枢机、调营卫。腰酸、双膝以下发凉及夜尿频数均为肾气亏虚之表现，故取穴加命门、肾俞，中药加菟丝子、川续断以补益肾气。经治疗，少阳之枢通利，营卫气血调和，诸症得以缓解。此外，临证更要详查病因，避免误诊、漏诊，标本兼治，若急性霍纳综合征伴面部疼痛则为神经眼科急症，需紧急就诊以除外颈内动脉夹层动脉瘤。

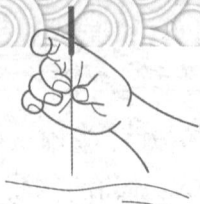

第三章 **通督调跷补肾针刺法**

肾为先天之本，藏精主骨生髓，内寓元阴元阳，为五脏六腑阴阳之根本；督脉循行"络脑""属肾""贯心"，督脉为"阳脉之海"；跷脉为"少阴之别""上行入风池""二脉起于足，使人跷捷也""跷脉者……气并相还则为濡目，气不荣则目不合"，督脉、跷脉与脑、髓、心、肾密切相关，基于上述理论及多年临床实践，王桂玲总结出了通督调跷补肾针刺法。以治病求本为原则，以督跷二脉为总纲，通过补肾以治本，通过"通督"以补肾养心调神，壮骨充髓养脑，通过"调跷"以益肾精充脑髓，调营卫平阴阳。

【通督调跷补肾针刺法的理论基础】

（1）"补肾"为治本之法　肾为先天之本，储藏精气，主骨生髓充养于脑，若先天肾亏，或烦劳过度、久病大病等后天调养不当，可渐致肾气亏虚。肾阳虚则气化失常，火不暖土，脾肾阳虚，水液代谢障碍，水饮内生，泛溢体内，四处为患，诸症渐起。所以，对于肾虚为本的患者，补肾是治本之法，通过补肾可以补养后天肝心脾肺之气，亦可通过补肾来壮骨生髓而充养于脑，故可治疗与脑、髓及脏腑功能失调有关的疾患。

（2）"通督"可壮骨充髓养脑，补肾养心调神。《难经·二十八难》云："督脉者，起于下极之俞，并于脊里，上至风府，入属于脑。"《奇经八脉考》云："督脉别络……上额，与足厥阴同会于巅，入络于脑。"《医学入门》曰："督脉者，精髓升降之道路也。"由此可知，督脉行于脊里，入络脑，属肾，与手足三阳经及阳维脉相交会，可渗灌、蓄溢及调节全身阳经气血，为阳脉之海，与脑、髓、肾密切相关。《灵枢·经脉》记载："督脉之别，名曰长强……实则脊强，虚则头重，高摇之，挟脊之有过者，取之所别也。"可见督脉为病，影响了全身阳经气血及脑、脊髓的濡养，可出现颈项脊背强硬拘急、步态不稳、行走摇晃、头晕等表现。故通督以疗之。当督脉为病，经气不通时，全身阳气不通，继则"阳不入阴"而出现不寐。遂通督以壮骨充髓养脑，补肾养心调神。

（3）"调跷"可益肾精充脑髓，调营卫平阴阳。《灵枢·脉度》云："跷脉者，少阴之别，起于然骨之后……"《奇经八脉考》亦云："阴跷者，足少阴之别脉，其脉起于跟中，足少阴然谷穴之后，同足少阴循内踝下照海穴……"由此可知，阴跷脉别出肾经，肾中精气可沿阴跷脉上行充养脑髓。《灵枢·海论》云："髓海有余，则轻劲多力，自过其度；髓海不足，则脑转耳鸣，胫酸眩冒……"可见阴跷脉功能失常可影响肾精上充髓海，髓海不足则会出现肢体痿废、行走不稳。《难经·二十八难》云："阳跷脉者，起于跟中，循外踝，上行入风池。"《奇经八脉考》亦云："阳跷者，足太阳之别脉……从睛明上行入发际，下耳后，入风池而终。"阳跷脉为足太阳膀胱经别脉，于风池穴入脑。跷脉与脑在生理及病理上关联紧密，故可治疗脑部疾病。《难经·二十九难》记载："阴跷为病，阳缓而阴急；阳跷为病，阴缓而阳急。"跷脉为病会出现下肢拘急或弛缓的运动功能障碍。跷脉因"主司肢体运动"而与人体平衡功能、运动功能密切相关。所以通过"调跷"可以治疗平衡失调及运动功能障碍性疾病。

《灵枢·寒热病》云："足太阳有通项入于脑者，正属目本，名曰眼系……在项中两筋间，入脑乃别。阴跷、阳跷，阴阳相交……交于目锐眦。"可见阴阳跷脉交汇于目锐眦，与眼的联系紧密。阴阳跷脉分别接受正经的气血灌注于目，起到濡养目窍以利眼睑开合的作用。而跷脉"司目之开阖"功能与卫气正常运行密切相关，卫气循行在阳分则阳跷脉盛，主目开；卫气循行在阴分则阴跷脉盛，主目瞑。营卫二气互根互用，若营卫失和，卫气运行失常，可直接影响跷脉经气盛衰，故而影响眼睑开合，遂通过"调跷"可使营卫调和、阴阳平衡，故而用于治疗睡眠障碍性疾病及眼睑开阖障碍性疾病如Horner综合征、眼肌型重症肌无力等。

【通督调跷补肾针刺法的治疗方法】

（1）针刺取穴：①主穴：督脉十三针选穴加减。即百会、风府、大椎、陶道、身柱、神道、至阳、筋缩、脊中、悬枢、命门、腰阳关、长强、委中、申脉、照海。②配穴：脾胃虚弱者加老十针选穴：上脘、中脘、下脘、天枢（双）、气海、内关（双）、足三里（双）；眠差者加周氏四神方：四神聪、百会、神庭、本神、神门；病程日久，倦怠乏力，精神不振者：五脏俞加膈俞、神阙、关元穴。

（2）操作

虚证操作：患者取俯卧位，首先选用贺氏细火针，局部常规消毒后，将针尖及针体烧至通红后刺入督脉十三针选穴处，深度0.5～1寸，速刺疾出，出针后用消毒干棉球重按针眼片刻。嘱患者24小时内不能洗浴。每周治疗2～3次。然后采用0.25mm×40mm毫针，督脉十三针选穴处行针时向上斜刺0.5～1寸，委中穴直刺1～1.5寸，申脉穴直刺0.3～0.5寸，照海穴直刺0.5～1寸，老十针选穴处直刺0.5～2寸，五脏俞加膈俞穴行针时向脊柱方向斜刺0.5～0.8寸，均采用九六捻转之补法；四神聪、神庭、本神穴平刺0.5～0.8寸，神门穴直刺0.3～0.5寸，长强穴行针时紧靠尾骨前面斜刺0.5～1寸，不宜直刺，以免伤及直肠。均采用平补平泻手法；每周3次。神阙及关元穴采用艾条或艾盒灸30～40分钟，每日1次。

实证操作：患者取俯卧位，局部常规消毒后，采用一次性采血针，快速点刺百会、四神聪、大椎、至阳、委中穴致其出血，其中大椎、委中穴点刺出血后拔罐，留罐5～10分钟，出血量为3～5ml。每周治疗2～3次。然后采用0.25mm×40mm毫针，督脉十三针选穴处向上斜刺0.5~1寸，委中穴直刺1~1.5寸，申脉穴直刺0.3~0.5寸，照海穴直刺0.5~1寸，四神聪、神庭、本神穴平刺0.5~0.8寸，神门穴直刺0.3~0.5寸，长强穴行针时紧靠尾骨前面斜刺0.5~1寸，均采用九六捻转之泻法。每周3次。

【验案举隅】

病例1：患者，女，42岁。主因"进行性走路步态不稳4年"于2016年4月19日就诊。4年前患者无明显诱因出现走路不稳，摇晃，偶有摔倒，2年后又出现言语含糊不清，饮水呛咳，双手笨拙，持物不准，先后就诊于北京多家医院，做颅脑MR平扫后结果示小脑、脑干萎缩，行SCA基因检测后诊断为遗传性脊髓小脑性共济失调3型（SCA3型），遂给予盐酸苯海索1mg，每日2次；氯硝西泮1mg，每日1次；巴氯氛10mg，每日3次及B族维生素等药物治疗，治疗后症状未见改善，仍呈进行性加重，后自行停服药物。症见走路摇晃，需他人扶助，步基宽，易摔倒，肢体拘紧感，遇寒加重，言语含糊，饮水呛咳，吞咽稍困难，双手笨拙，手足发凉，腰膝酸软，时有心烦，情绪低落，喜温热饮食，纳可，眠差，夜尿2~3次，大便调。家族中其父亲及叔叔均有遗传性共济失调病史。查体：构音障碍，双眼可见水平眼震，四肢肌力Ⅴ级，肌张力减低，双手指指鼻均不准确，轮替动作缓慢，双跟膝胫试验阳性，Romberg征阳性，四肢腱反射亢进，双侧巴氏征阳性。舌淡暗，舌体胖大，有齿印，苔白滑，脉沉细。

西医诊断：遗传性脊髓小脑性共济失调3型（SCA3型）

中医诊断：骨繇（肾气亏虚，督脉、跷脉经气失调）

治法：通调督跷、补肾通阳。

针刺取穴：百会、风府、大椎、陶道、身柱、神道、至阳、筋缩、脊中、悬枢、命门、腰阳关、长强、申脉、照海、上廉泉、翳风、金津、玉液、四神聪、神庭、本神、神门。

操作：嘱患者取俯卧位，首先选用贺氏细火针，局部常规消毒后，将针尖及针体烧至通红后刺入督脉十三针选穴处，深度0.5~1寸，速刺疾出，出针后用消毒干棉球重按针眼片刻。然后采用0.25mm×40mm毫针，督脉十三针选穴行针时向上斜刺0.5~1寸，申脉穴直刺0.3~0.5寸，照海穴直刺0.5~1寸，均采用捻转补法；上廉泉穴行针时向舌根方向斜刺1~2寸，翳风穴行针时向喉结方向直刺进针2~2.5寸，使针感向咽喉部放射；四神聪、神庭、本神穴平刺0.5~0.8寸，神门穴直刺0.3~0.5寸，均行平补平泻手法，并留针30分钟。金津、玉液及咽后壁用一次性采血针点刺放血，出血量2ml左右。每周治疗3次，12次为1个疗程。并嘱患者在家中自行用艾灸盒灸神阙、关元穴，每次40分钟，每日2次。经针刺10个疗程后，在不用他人扶助下患者可缓慢行走，肢体拘紧感及手足发凉感明显减轻，睡眠改善，夜尿1次；针刺20个疗程后，患者走路较前明显平稳，语言清晰流利，偶有饮水轻微呛咳，已无吞咽困难，纳眠可，二便调。分别在治疗结束后半年、1年及2

年随访，现病情稳定，生活基本自理。

按语：遗传性共济失调是一类具有高度临床和遗传异质性、病死率和病残率较高的遗传性神经系统退行性疾病。临床特征以小脑共济失调为主，表现为平衡障碍、进行性肢体协调运动障碍、步态不稳、构音障碍、眼球运动障碍等，并可伴有复杂的神经系统损害。主要累及脊髓、小脑及脑干等部位。目前该病病因不明，西医尚缺乏有效的治疗方法，以对症治疗为主。近年来，中医针灸、中药等治疗方法在改善症状及控制病情方面均取得明显疗效。本病当属中医学"骨繇"范畴。《灵枢·根结》云："枢折，即骨繇而不安于地……骨繇者，节缓而不收也，所谓骨繇者，摇故也。"肾为先天之本，内寓元阴元阳，藏精主骨生髓而充养于脑，脑为元神之府，可控制肢体运动与感觉，故先天肾气亏虚为此病之本；若后天饮食失调，损伤脾胃，气血津液生化乏源，肾精无以滋养，则更为亏虚，元阳不足，火不暖土，脾肾两虚，日久痰湿浊瘀阻滞经络，气血运行失常则百病乃生。正如《素问·调经论》所云："血气不和，百病乃变化而生。"《千金翼方》亦云："诸病皆因气血壅滞，不得宣通。"从经络循行及生理功能看，督脉、跷脉均与脑、髓及肾密切相关，二者经气失调均会影响脑、髓及肾的功能，并出现"实则脊强，虚则头重，高摇之"及"阳缓而阴急，阴缓而阳急"的肢体运动障碍。通过针刺通调督脉、跷脉，可使经络通，气血行，脑髓、肾得以充养，疾病得以恢复。

病例2：患者，男，31岁。主因"骶髂腰背部疼痛僵硬、脊柱活动受限逐渐加重3年"于2016年11月15日就诊。自诉3年前开始出现骶髂部疼痛，后疼痛部位逐渐向上蔓延，出现腰背、颈项部疼痛，晨起脊柱僵硬感明显，弯腰及转身困难，恶风寒，手足凉，腰膝酸软，疲乏感明显，在外院诊为强直性脊柱炎，予以甲氨蝶呤及雷公藤片等药物治疗。症见腰骶部疼痛，夜间尤甚，晨僵明显，持续半小时以上，遇寒则重，得温痛缓，形寒肢冷，腰膝酸软，喜温热饮食，纳可，眠差，二便调。舌淡暗，舌体胖大，边有齿印，苔薄白，脉沉细弦。专科检查：脊柱侧弯、后伸、旋转受限，骶髂处压痛明显。

西医诊断：强直性脊柱炎

中医诊断：大偻（肾虚督寒）

治法：通督调跷补肾、祛寒除湿、通经活络。

针刺取穴：督脉十三针选穴（百会、风府、大椎、陶道、身柱、神道、至阳、筋缩、脊中、悬枢、命门、腰阳关、长强）、足三里、三阴交、肾俞、照海、申脉、阿是穴。

操作：先将细火针烧至通红后快速刺入督脉十三针选穴处、肾俞、阿是穴（痛点），深度0.5～1寸，速刺疾出，出针后用消毒干棉球重按针眼片刻；再采用毫针，督脉十三针选穴处行针时向上斜刺0.5～1寸，其中风府穴向下颌方向缓慢刺入0.5～1寸；肾俞直刺0.5～1寸；足三里、三阴交穴直刺1～2寸，申脉穴直刺0.3～0.5寸，照海穴直刺0.5～1寸，均采用平补平泻手

133

法，留针30分钟。每周治疗3次。

治疗1个月后，患者尾骶、腰背部疼痛减轻，晨僵好转，但仍有腰背部活动受限，腰酸及全身恶风寒。舌淡暗，边有齿印，苔薄白，脉沉细。

治疗3个月后患者偶有腰酸及腰骶部轻微疼痛，但仍有腰背部活动受限，纳眠可，二便调。舌淡暗，苔薄白，脉细滑。针刺取穴及操作同前。

治疗4个月后患者已停服西药。治疗半年后停针灸治疗。后电话随访，诉病情稳定。

按语：强直性脊柱炎是以骶髂关节和脊柱小关节附着点的慢性炎症引起脊柱强直和纤维化为主要特点的自身免疫性疾病。病变初期多为骶髂关节炎，进而累及整个脊柱，导致不可逆的骨结构破坏，同时伴有关节外慢性炎症表现，后期形成脊柱强直、关节畸形，严重危害青壮年患者的身心健康及生活质量。目前对该病的发病机制尚无定论，西医治疗以非甾体抗炎药、抗风湿药及生物制剂等为主，但药物价格昂贵、药物耐受性问题影响着患者的医从性。中医疗法在改善患者症状及控制病情方面均有明显的疗效。本病归属于中医学"大偻""骨痹""肾痹""脊膂痛""竹节风"等范畴。以肾虚为本，肾主骨生髓，肾虚则腰府及脊柱失养，亦出现疼痛及活动受限等症。肾虚督寒则腰脊易感邪而发生病变。《素问·骨空论》云："督脉为病，脊强反折，腰痛不可以转摇。"可见督脉为病，影响了全身阳经气血及脊里的濡养，脊柱失去其护卫温养，故可出现脊强、腰痛等表现。张锡纯的《医学衷中参西录》亦记载："凡人之腰痛，皆脊梁处作痛，此实督脉主之。"直言脊柱疼痛与督脉密切相关。

病例3：患者，女，61岁。主因"双侧肢体活动不利、行走不稳、动作迟缓逐渐加重4年余"于2018年12月26日就诊。患者自2014年初因突然出现左侧肢体活动不利，在北大医院诊为脑梗死，经治好转，但仍有左下肢行走力弱、左手握物欠牢；2015年复因脑梗死在宣武医院治疗，治疗后留有右下肢轻度活动不利，言语欠流利症状；后逐渐出现行走不稳，动作迟缓，反应迟钝，颈背拘紧等表现，2016年在宣武医院行头颅核磁共振检查，结果示双侧基底节、放射冠多发腔隙性脑梗死，考虑为血管性帕金森综合征，遂口服多巴丝肼片（美多芭）1/4片，每日3次，服药1个月后症状无改善，患者自行停药。症状逐渐加重，行走不稳，呈"小碎步"，前冲步态，动作迟缓，颈背腰部僵硬疼痛，肢体拘紧不适，双上肢轻微颤动，记忆力减退，表情呆板，言语謇涩，偶有饮水呛咳，全身乏力，喜温热饮食，二便调。既往有高血压病病史10年，血压最高180/110mmHg，现血压控制尚可；2型糖尿病病史5年余，现血糖控制尚可。查体：记忆力、计算力减退，构音欠清，四肢肌力4级，肌张力增高，双侧肱二头肌、肱三头肌腱反射（+++），双侧指鼻试验、轮替试验、跟膝胫试验结果示欠稳准，双下肢巴氏征（+）。舌质暗，舌体胖大，苔白，呈水滑苔，脉弦细滑。

西医诊断：血管性帕金森综合征、腔隙性脑梗死、高血压病3级、2型糖尿病

中医诊断：颤证（阳虚水泛）

治法：温补脾肾之阳、通督调跷。

针刺取穴：以督脉十三针选穴加减。百会、风府、大椎、陶道、身柱、神道、至阳、筋缩、脊中、悬枢、命门、腰阳关、长强、后溪、申脉、照海。

操作：患者取俯卧位，首先选用细火针，局部常规消毒后，左手持点燃的小火把，右手持火针，将针尖及针体烧至通红后刺入督脉十三针选穴处，深度0.5～1寸，速刺疾出，出针后用消毒干棉球重按针眼片刻；嘱患者24小时内针孔处不可沾水。每周治疗3次。后采用0.25mm×40mm毫针，督脉十三针选穴处向上斜刺0.5～1寸，后溪穴直刺1～2寸，申脉穴直刺0.3～0.5寸，照海穴直刺0.5～1寸，均采用补法，留针30分钟；每周治疗4次。治疗1个月后患者诸症明显减轻，行走平稳，步态近于正常，动作较前灵活。纳眠可，二便调。随访半年病情一直稳定，未再进展加重。

按语： 血管性帕金森综合征是症状类似帕金森病的一种血管障碍性疾病。本病属于中医学"颤证"范畴。患者年逾六旬，脏腑功能渐衰，加之久病伤肾，肾阳不足则肢体筋脉失其温煦；肾虚则气化失常，火不暖土，脾肾阳虚，水液代谢障碍，水饮内生，泛于体内，故诸症渐起。从经络辨证角度分析，本病属于督脉、跷脉病变。用火针点刺督脉十三针选穴处可疏通并濡养督脉，

火针点刺命门可直接温肾助阳，进而温化水饮。后溪为八脉交会穴，通督脉，刺之可调督助阳；照海、申脉穴分别通阴阳跷脉，可调节肢体运动；照海为肾经穴，刺之还可补肾益髓。

病例4：患者，女，61岁。主因"眠差5年余"于2018年3月9日就诊。自诉于5年前因家务事而出现情志不畅，后出现入睡困难，需2小时以上方能入睡，睡眠过程中易醒，早醒，再入睡困难，白天疲乏感明显，重时彻夜不寐，平均每晚睡眠时间约2小时且多梦，初期服用1片艾司唑仑能入睡3个小时左右，后逐渐无效，后期需服用氯硝西泮（氯硝安定）1片方能入睡3~4小时。伴腰膝酸软，全身恶风寒，手足凉，喜温热饮食，纳可，夜尿频，大便调。舌淡暗，苔薄白，脉沉细。

西医诊断：睡眠障碍

中医诊断：不寐（肾阳亏虚，阴阳失调，阳不入阴）

治法：温肾通督调跷。

针刺取穴：百会、四神聪、神庭、本神、神门、风府、大椎、至阳、命门、申脉、照海。

操作：患者取俯卧位，首先选用贺氏细火针，局部常规消毒后，将针尖及针体烧至通红后刺入风府、大椎、至阳、命门穴，深度0.5~1寸，速刺疾出，出针后用消毒干棉球重按针眼片刻。嘱患者24小时内针孔处不可沾水。然后采用0.25mm×40mm毫针，风府、大椎、至阳、命门穴向上斜刺0.5~1寸，申脉穴直刺0.3~0.5寸，照海穴直刺0.5~1寸，均采用九六捻转之补法；百会、四神聪、神庭、本神穴平刺0.5~0.8寸，神门穴直刺0.3~0.5寸，均采用平补平泻手法。每周治疗2~3次。治疗期间逐渐减少助眠药物剂量，治疗20次后，患者睡眠正常，已停服氯硝西泮（氯硝安定），腰膝酸软、恶风寒及夜尿频等症状消失。1年后随访，睡眠正常，未复发。

按语：失眠是目前最常见的睡眠障碍性疾病，严重影响患者的日常生活及工作效率，已成为抑郁、焦虑、高血压病及心脑血管疾病的发病诱因。目前西医多采用镇静催眠药物，包括苯二氮䓬类、抗抑郁剂、抗精神病药物等。许多患者因惧怕这些药物的耐药性及成瘾性而拒绝服用。本病当属于中医"不寐""目不瞑"等范畴。总病机是阴阳失调，阴不入阳。患者年过六旬，肾阳不足，中气不健，脾胃运化失职，气血生化乏源，督脉、跷脉功能失调，经气运行失常。当督脉经气痹阻时，气血精微则不能上输至脑窍，脑髓空虚、元神失其所养而出现不寐。督脉又为"阳脉之海"，当督脉为病经气不通时，全身阳气不通，继则"阳不入阴"而出现不寐。阴阳跷脉交汇于目锐眦，与眼的联系紧密。阴阳两跷分别接受正经的气血而灌注于目，起到濡养目窍以利眼睑开合的作用。百会、神庭、风府、大椎、至阳、命门为督脉穴，一方面可以通过"通督"以调神，另一方面还可以通过"通督"以补益阳气；申脉、照海穴通过调节阴阳跷功能而使营卫运行正常，使得阳正常入于阴，四神聪、本神、神门穴刺之可以养心安神以助眠。诸穴合用通过补肾通督调跷，使患者肾气盛，督跷通，气血充足，阴阳平衡，心神自安。

【小结】

通督调跷补肾针刺法重视治病求本，通过调节督跷两脉经气以补肾养心调神、壮骨充髓养脑、调和营卫阴阳，临床应用范围广泛，可用于治疗现代医学的帕金森病、血管性帕金森综合征、多系统萎缩、运动神经元病、遗传性共济失调、阿尔茨海默病等神经系统疾病以及强直性脊柱炎、睡眠障碍等其他多种疾病。

通督调跷补肾针刺法目前还处于探索阶段，其理论依据及适宜的优势病种还需要进一步总结完善，临床疗效有待于更科学的研究方案去验证，目前需要完善的内容还有很多，比如合理的临床设计、标准化的评估体系、相关基础研究的开展等等，这些工作势在必行，任重而道远。

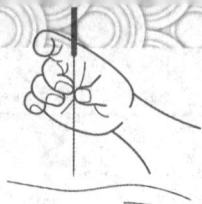

一、神经科疾病

（一）周围性面神经炎

病例1：患者崔某，男，49岁。初诊日期：2018年3月5日。

主诉：右侧口眼㖞斜4个月余。

现病史：患者4个月前工作繁忙，连续加班熬夜，白天疲乏感明显，外出时不慎感染风寒，导致右侧口眼㖞斜，耳后疼痛，听觉过敏，在外院做头颅磁共振成像检查，未见异常结果，诊断为"面神经麻痹"。经服用激素、维生素等药物及针灸治疗后，耳后疼痛消失，听觉过敏较前改善，但仍有右侧口眼㖞斜，闭眼力弱，易流泪，额纹不能动，示齿及鼓腮动作均不能完成，面部肌肉时有不自主痉挛抽动的症状，纳眠可，二便调。

既往史：既往体健。

查体：舌质暗红，苔薄白，脉弦细。

辨证分析：患者年近五旬，发病前工作繁忙，连续加班熬夜，"劳则耗气"，致正气不足，正值天气寒冷，"邪之所凑，其气必虚"，风寒之邪乘虚侵袭人体，面部经脉气血运行不畅，经脉失养，故出现口眼㖞斜。"阳气者，精则养神，柔则养筋"，因日久不愈，气血更加耗损，面部筋脉失于濡养，故出现面部肌肉痉挛抽动。

西医诊断：周围性面神经炎、面肌痉挛

中医诊断：面瘫（气虚血瘀，经脉失养）

治法：益气养血、活血通络、柔筋止痉。

针刺取穴：阳白、太阳、下关、颧髎、地仓、颊车、迎香、合谷、足三里、太冲、中脘、关元。

操作：先用细火针快速点刺面部肌肉痉挛处，不留针，余穴再用毫针刺，行平补平泻法，留针30分钟。每周3次。

药物治疗：甲钴胺注射液0.5mg，每次取1～2个面部穴位进行注射，每周2次。

治疗5次后，患者口角较前有力，吃饭存食现象减轻，面部肌肉痉挛减轻；治疗10次后额纹开始恢复，流泪、流涎症状有所好转；治疗20次后基本可正常进食和饮水；治疗28次后右目可完全闭合，不露睛，额纹及鼻唇沟对称，示齿、鼓腮等动作能正常完成，达临床痊愈之效果。

按语：本病多因正气不足，外受风寒湿热等邪气，致经脉不通；或久病体虚，汗出受风或情志不舒，气血瘀滞，复感外邪而引发。

本病多与手足阳明、手太阳、任脉及经筋有一定关系。《灵枢·经筋》曰："足阳明之脉……其病……卒口僻"。《灵枢·经脉》曰："胃足阳明之脉……是主血所生病者……口㖞"。

面瘫可发生于各个年龄组和不同性别，以早治为好，绝大多数患者都能获得满意疗效。但也有部分患者因多种原因致病情加重或出现面肌痉挛、面肌倒错等顽固症状。本患者病情迁延不愈，出现面肌痉挛、面肌倒错等，当用火针刺之以温通经络，柔筋止痉。不论哪个阶段，针刺取穴均加用中脘、气海、关元等穴以扶助正气，扶正以助祛邪。

病例2：患者李某，女，35岁。初诊日期：2019年3月5日。

主诉：左侧口眼㖞斜、听力下降半个月。

现病史：患者20多天前因左耳堵闷感、左侧面部及舌体麻木不适，就诊于我院针灸科门诊，遂行颅脑磁共振成像检查，结果提示听神经瘤。半个月前患者到天坛医院行手术治疗。术后出现左侧口眼㖞斜，左侧额纹消失，闭眼漏睛，左侧鼻唇沟变浅，鼓腮不能，吃饭存食，漱口漏水，左侧耳鸣并伴听力下降，神疲乏力，纳可，入睡难，易醒，二便调。

既往史：既往体健。

查体：舌淡暗，苔薄白，脉细滑。

辨证分析：患者因患听神经瘤行手术切除，手术后元气大伤，故神疲乏力；气虚无力推动血液运行，加之手术损伤，局部血液瘀滞，面部经筋失于濡养，故出现口眼㖞斜；耳窍失养，故耳鸣、听力下降；气血不足，心神失养，故失眠。

西医诊断：面神经损伤、听神经损伤、听神经瘤

术后

中医诊断：面瘫（气虚血瘀，经脉失养）

治法：益气活血、通经活络、濡养经脉。

针刺取穴：百会、神庭、四神聪、阳白、攒竹、丝竹空、听宫、听会、翳风、四白、太阳、颧髎、地仓、颊车、迎香、风池、合谷、中脘、气海、关元、足三里、太冲。

操作：先用火针快速点刺中脘、关元、气海、足三里穴；再用毫针刺上述穴位，行平补平泻法，留针30分钟。每周3次。

2019年3月19日二诊：治疗2周后，患者睡眠明显改善，耳鸣好转，左侧口眼㖞斜亦有改善，额纹已出现，但两侧仍不对称，可做耸鼻及示齿动作，但仍力弱，继续治疗。

2019年4月2日三诊：患者睡眠已恢复正常，无神疲乏力，左侧口眼㖞斜逐步改善，耳鸣好转，但听力无明显改善。继续行上述治疗方案，同时加用甲钴胺注射液0.5mg，选用翳风、颊车、地仓、下关等穴交替注射。每次选取2穴，每周1～2次。

2019年6月13日四诊：共治疗近30次，目前患者的左侧额纹与右侧基本对称，闭眼有力，鼻唇沟已基本恢复正常，鼓腮时左侧稍有力弱，听力基本恢复正常。

按语：本患者的治疗当标本兼治，以扶正益气为本，辅以化瘀通络。足三里为足阳明经的合穴，可补益正气，鼓邪外出；中脘为任脉与手太阳、手少阳、足阳明经的交会穴，胃之募穴，火针点刺可振奋阳气，鼓舞中焦气血灌溉头面及四旁；针刺气海穴可振奋人体元气；关元为任脉与足三阴经交会穴，为人体的强壮要穴；"经脉所过，主治所及"，余穴均为局部取穴，可通经活络，濡养经脉；本病病因在脑，而脑为元神之府，故辅以醒脑开窍之百会、神庭、四神聪等穴位，以醒脑安神、开窍启闭；并可激发经气、疏通经络；风池为足少阳经穴，可清头目、利官窍、益脑髓；合谷、太冲为四关穴，可调节气血、疏通经络。甲钴胺行穴位注射可促进神经修复。

值得一提的是，本患者最初是因左耳堵闷感、左侧面部及舌体麻木不适就诊，而北京中医医院针灸科接诊医师并没有直接盲目行针灸治疗，而是通过仔细问诊查体，果断为患者做头颅磁共振成像检查，及时发现颅内听神经瘤，并建议其去天坛医院行手术治疗，提醒我们临证时要心细，除了辨证，更要辨病，以免延误病情。

病例3：患者王某，女，49岁。初诊日期：2022年7月12日。

主诉：右侧面部麻木、拘紧不适3年余。

现病史：患者3年前有右侧面瘫史，经治疗后面部活动基本正常，但右侧面部麻木感较重，来诊时右侧面部抬眉及额纹正常，右侧示齿力稍弱，鼓腮基本正常，平素右侧面部恶风寒，外受风寒后局部拘急伴麻木感加重，严重时可伴有右侧头痛。平素汗出较多，偶有心烦性急，口干，手足心热，双膝关节以下畏寒，喜热饮，纳眠尚可，二便调。

查体：舌红，苔根部偏腻，脉沉细。

辅助检查：头颅磁共振成像检查，未见异常结果。

辨证分析：患者年近五旬，脏腑功能渐衰，气血不足，加之病程日久不愈，邪气稽留不去，经脉气血瘀滞，面部肌肤不荣，遂致麻木。从六经辨证角度考虑，则为太阳少阳合病。

西医诊断：周围性面神经炎

中医诊断：面瘫（太阳少阳合病）

治法：和解少阳、调和营卫。

中药处方：柴胡桂枝汤合玉屏风散加减。柴胡10g，黄芩10g，清半夏10g，桂枝9g，白芍12g，煅牡蛎^{先煎}30g，生黄芪30g，防风12g，炒白术15g，炒蔓荆子15g，升麻6g，葛根15g。每日1剂，分服2次。

针刺取穴：中脘、天枢、气海、攒竹、太阳、迎香、口禾髎、地仓、颊车、四白、颧髎、翳风、承浆、合谷、太冲、足三里。

操作：毫针刺，隔日1次，留针20分钟。

2022年7月30日二诊：患者诉右侧面部麻木感较前明显减轻，汗出较前减少，情绪平稳，但仍喜热畏寒，纳眠可，二便调。舌红苔薄白，脉沉细。中药处方和针刺取穴同前。

2022年8月15日三诊：患者诉治疗期间偶有右侧面部麻木感，头痛未再发作，汗出基本正常，畏风明显改善，治疗期间未出现情绪波动，纳眠可，二便调。舌脉同前。此诊后患者未再就诊。

按语： 麻木病位在肌肤，《金匮要略》记载："邪在于络，肌肤不仁。"人体正气循脉而行，充养肌腠，正气充盛则肌肉满壮，皮肤润泽，形神和谐，感觉运动正常。若邪气阻滞或气血不足，可导致经脉瘀滞或肌肤不荣而发生麻木。从六经辨证角度考虑，则为太阳少阳合病，适用"柴胡桂枝汤"。柴胡桂枝汤出自《伤寒论》，原方主要治疗"太阳表证未解兼见少阳病"，即发热、恶寒、肢节烦痛等病证，主要作用为和解少阳，调和营卫。该方临床应用广泛，不仅用于外感病，亦可用于内、外、妇、儿等多种内伤杂病、疑难病。此外，柴胡桂枝汤还具有调气血，畅达三焦之效。该方可视为小柴胡汤加桂枝汤，若表里兼见则先和解，此时表证虽有已不明显，以和解少阳为主，散太阳为兼。患者舌根苔偏腻，为三焦不畅所致，少阳为枢，调畅气机，气机畅则三焦畅，小柴胡汤可调畅气机而疏通三焦，桂枝汤在于疏通三焦后调和气血、调和营卫。正可用于治疗因气血亏虚，气机不畅，血瘀脉络所致的面部麻木。恶风寒明显、汗出较多表明患者太阳表虚、正气不足，而柴胡桂枝汤的固表力量不足，故方中加入玉屏风散以益气固表。加入蔓荆子、升麻旨在引药上行，使气血荣于头面部。煅牡蛎则对症止汗。针刺时采用细针浅刺，重在疏散表邪，调理人体气机升降。其中，中脘、天枢（双）、气海可形成腹部脾升胃降的小循环，脾胃健运才能运化水谷精微，充盈气血，从而起到益气固表之功。

病例4：患者狄某，男，54岁。初诊日期：2022年3月30日。

主诉：右侧口眼㖞斜3天。

现病史：患者3天前于夜间吹空调，晨起出现右侧口眼㖞斜，刷牙漏水，当地医院给予口服激素及营养神经药物治疗，来诊时闭眼及抬眉无力，右侧额纹消失，鼓腮漏气，示齿无力，伴颈项部疼痛，无耳后疼痛，无听觉过敏，无味觉减退，纳眠尚可，二便调。

既往史：既往有高血压病病史7年，右耳中耳炎病史2个月。

查体：舌淡红，苔薄白，脉沉。

辅助检查：颅脑磁共振成像检查，未见异常结果。

西医诊断：周围性面神经炎

中医诊断：面瘫（风邪外袭）

治法：疏风解表，通经活络。

中药处方：古今录验续命汤加减。炙麻黄9g，桂枝12g，苦杏仁9g，当归尾15g，川芎12g，赤芍15g，葛根30g，防风10g，荆芥10g，党参15g，炙甘草6g。每日1剂，分服2次。

针刺取穴：百会、阳白、攒竹、丝竹空、颧髎、水沟、地仓、颊车、牵正、翳风、合谷、太冲、中脘、关元。

操作：针具选择0.18mm×0.25mm毫针，发病7日内所有穴位均采用轻刺激手法，7日后毫针常规针刺，留针20分钟。每周治疗2~3次。

2022年4月20日二诊：经治疗10次后，患者抬眉、闭眼、鼓腮、示齿均正常。

按语：面神经炎是神经系统疾病中的常见病，一部分学者认为其病因为局部受风或着凉，使局部营养神经的血管因外感风寒而出现痉挛，导致该神经组织缺血、水肿、受压；另一部分学者认为面神经炎主要由病毒感染，引起面神经水肿，髓鞘和轴突出现不同程度的变性所致。无论何种原因造成的面神经损害，面神经水肿都为早期的主要表现，水肿时间越长，程度越重，面神经越容易变性而越难以恢复。西医通过用抗病毒、激素疗法和营养神经等方法进行治疗。中医学认为面神经炎属于"面瘫""口僻"范畴，病因病机为本虚标实之证，多因人体正气不足，脉络空虚，卫外不固，风寒之邪乘虚入头面部脉络，使营卫不和，气血痹阻，肌肉纵缓不收。

依据辨证，方用古今录验续命汤加减，此方包含麻黄汤、桂枝汤及四物汤。后世发展成小续命汤。正如唐代孙思邈的《备急千金要方》卷八记载："治卒中风欲死，身体缓急，口目不正，舌强不能语，奄奄忽忽，神情闷乱。诸风服之皆验，不令人虚方。"小续命汤所治证属正气内虚，风邪外袭，其有祛风扶正之功。本患者面瘫初起，病邪尚在表，故用古今录验续命汤加减。方中麻黄、防风、苦杏仁、荆芥合用可疏风解表，疏通经络以祛邪外出；党参、甘草、桂枝益气温阳扶正；当归、川芎、赤芍调和气血，辅助正气恢复；葛根解肌舒筋，升阳生津。诸药共成祛风扶正、标本兼治、气血同调之功。

面瘫初起，外邪在表在络，旨在微微通络以祛邪外出，故选择细针具，轻手法。此病初起的7天内为症状逐渐加重期，中重刺激可能会引邪入里。针刺疗法应根据不同的分期选择不同的方法。发展期轻刺激、静止期中刺激、恢复期重刺激、后遗症期轻刺激。病因病机为本虚标实，正气亏虚，针刺中脘、关元补益正气；根据局部经络辨证，手足阳明经循行于头面，当循经取穴；注重脏腑辨证，肝脾肾同调，梳理三焦气机。攒竹、丝竹空为局部穴；牵正穴为面神经炎的经验用穴；面神经于耳后而出，翳风穴可祛风通络。

病例5：患者李某，男，34岁。初诊日期：2022年3月29日。

主诉：左侧口眼㖞斜2个月余。

现病史：患者于2022年1月18日患病毒性感冒后出现左侧面瘫，就诊于当地医院，给予注射甲钴胺及维生素B_1治疗，1周后连续行针灸及中药汤剂治疗，但效果不明显，为求进一步治疗就诊我院针灸科。来诊时见左侧额纹消失，闭眼无力，抬眉力弱，鼓腮漏气，示齿无力，无耳后疼痛，无听觉过敏及味觉受累，左侧舌根部麻木，纳眠可，小便可，平素饮食不慎易致腹泻。

查体：体型偏胖。舌暗，舌体胖大有齿印，苔中间略厚，脉沉细。

检查：肌电/诱发电位检查提示双面神经颞支、颊支、颧支MCV潜伏期正常，左侧波幅降低（较对侧降低

40%～80%），右侧波幅正常。

西医诊断：周围性面神经麻痹

中医诊断：面瘫（气虚血瘀，经脉失养）

治法：益气活血、通经活络。

中药处方：补阳还五汤合益气聪明汤加减。炙黄芪30g，当归尾15g，赤芍15g，地龙10g，川芎15g，红花5g，桃仁10g，葛根30g，鸡血藤30g，升麻6g，北柴胡9g，炙甘草6g，党参15g，炒蔓荆子10g，黄柏9g。每日1剂，分服2次。

针刺取穴：阳白、睛明、攒竹、丝竹空、四白、颧髎、迎香、口禾髎、水沟、颊车、地仓、翳风、夹承浆、牵正、双侧合谷、足三里、太冲、中脘、气海。

操作：阳白、攒竹、颧髎、牵正穴先用细火针点刺，每穴2下，进针深度0.1～0.2寸，后所有穴位均采用毫针常规刺法。每周治疗3次。

2022年4月14日二诊：患者左侧舌根部麻木基本改善，左侧面部抬眉力度较前增强，左侧可见浅额纹，时有口干，纳眠可，二便调。舌淡红，苔薄白偏干，脉沉细。

中药处方：于前方基础上加天花粉15g。调整为：炙黄芪30g，当归尾15g，赤芍15g，地龙10g，川芎15g，红花5g，桃仁10g，葛根30g，鸡血藤30g，升麻6g，北柴胡9g，炙甘草6g，党参15g，炒蔓荆子10g，黄柏9g，天花粉15g。每日1剂，分服2次。

针刺取穴：取穴和操作同前。

2022年6月28日三诊：患者左侧抬眉、鼓腮、闭眼、示齿等面部活动基本正常，纳眠可，二便调。舌淡红，苔薄白，脉沉细。医生告知其面部已基本痊愈，无需继续治疗。

按语：本患者为青年男性，体型偏胖，初诊时面神经麻痹较重，久而不愈，平素饮食不慎易致腹泻，观其舌体胖大有齿印，脉沉细，考虑为中焦脾胃虚弱，气血化源不足，血运无力，面部经脉失养而致。故中药以补中益气，活血通络，升举阳气为主，遂采用补阳还五汤合益气聪明汤加减。补阳还五汤出自王清任的《医林改错》，用于治疗气虚血瘀所致中风，益气聪明汤出自李东垣的《东垣试效方》，即"医不理脾胃及养血安神，治标不治本，是不明理也"，此方常用于治疗头面部疾病。在治疗面神经麻痹时，常先想到"牵正散"，牵正散善于祛风化痰，但不是所有面神经麻痹都是风痰所致，所以在临床治疗中应该辨证论治，灵活选方，方能收效。

此患者患病时间较长，日久不愈，气虚血瘀，经脉失于濡养，普通毫针疗效甚微，故以火针先行之，借助火力快速增加人体阳气，激发经气，使气血运行通畅，再用毫针微通经气。除常规取穴外，另加中脘、气海、足三里等穴，以健运脾胃，调畅中焦，促使气血畅达头面。

（二）面肌痉挛

病例：患者赵某，女，62岁。初诊日期：2018年10月12日。

主诉：面部肌肉不自主抽搐跳动20余年，加重20

余天。

现病史：患者于20多年前无明显诱因出现左侧下眼睑轻微抽搐，未予以诊治，逐渐向左下半部面肌扩展，尤以口角抽搐最明显，后又逐渐扩大到左面颊肌肉，20多天前不慎外受风寒而自觉症状加重，发作时左眼几乎不能睁开，引颊移口，面部有紧涩感，有时右侧面颊亦出现肌肉抽动，每次抽搐持续数秒至数分钟。劳累、情绪波动或遇寒冷后症状明显加重。纳可，眠差，二便调。

既往史：既往体健。

查体：舌质暗红，苔白，脉弦滑。

辨证分析：患者年过六旬，肾精不足，阴液亏耗，水不涵木，阳亢化风，风阳上扰阳明，故出现面肌抽动；此次不慎外受风寒，邪气客于阳明，经气运行不畅使筋脉收引而致面部肌肉拘挛眴动加重；风阳上扰心神，故眠差。

西医诊断：面肌痉挛

中医诊断：面眴（肝肾阴虚，风阳上扰）

治法：滋阴息风、祛风散寒止痉。

针刺取穴：百会、四神聪、神庭、攒竹、丝竹空、风池、翳风、合谷、关元、太溪、复溜、三阴交、太冲、阿是穴。

操作：先用细火针快速点刺阿是穴（痉挛处），余穴选用毫针，行平补平泻法，留针30分钟。每周2次。

2018年10月19日二诊：患者自述治疗2次后面部

肌肉不自主抽动症状减轻，但仍眠差，针刺取穴加神门、照海以交通心肾而助眠。继续针刺治疗，每周2次，火针点刺阿是穴。

2018年10月26日三诊：患者自述面部肌肉不自主抽动症状明显减轻，睡眠改善。针刺取穴继用二诊处方以巩固治疗。

2018年11月21日四诊：患者自述面部肌肉不自主抽动症状基本痊愈，停用火针，仅采用毫针治疗以巩固疗效。

按语：面肌痉挛是指在面神经分布区内出现的肌肉不自主的阵发性跳动抽搐，可由精神紧张、疲劳及面部自主活动等因素诱发或加剧，发作时患者自身无法控制，静止状态下也可出现。归属于中医学"面瞤""面风""瘛疭"的范畴。《张氏医通·瘛疭》云："瘛者，筋脉拘急也，疭者，筋脉弛纵也，俗谓之搐。"本病病因多与情志失调、肝肾阴亏及气血不足有关，女性多于男性。亦可因面瘫日久不愈导致气血亏虚，风痰或瘀血相搏，阻滞于面部经脉而出现。

贺普仁教授认为，治疗本病非火针莫属，用一般的药物及针灸方法很难奏效。《针灸聚英》云："火针亦行气，火针惟借火力，无补泻虚实之害。"本病的病机虽有气血虚实之分，但均可应用火针治疗。所刺部位以局部阿是穴为主。每次选取3~6穴，不可用太多腧穴，每周治疗2~3次。

本患者辨证为肝肾阴虚，风阳上扰证，故取关元、太溪、复溜、太冲以滋补肝肾，三阴交可补血活血，合谷与太冲相配开四关、调气血，合谷与风池、翳风相配可疏风散寒。因本病缠绵难愈，患者易出现焦虑、抑郁情绪，这种不良情绪又会加重痉挛症状，故调神应贯穿治疗始终。《灵枢·本神》云："凡刺之法，必先本于神"，《灵枢·官能》亦云"用针之要，无忘其神"，故取百会、四神聪、神庭等穴以安神，攒竹、丝竹空当属息风止痉之经验效穴。

（三）头痛

病例1：患者王某，男，26岁。初诊日期：2018年3月10日。

主诉：左侧偏头痛反复发作10年，加重2天。

现病史：患者自10年前无明显诱因出现左侧偏头痛，呈搏动性疼痛，时轻时重，劳累及外受风寒后易发作，重时伴恶心欲吐，左侧眼睛胀痛、畏光，每次发作持续6小时以上，初期服止痛药可减轻，现服用止痛药不能缓解。近日工作劳累，2天前自觉洗浴后外受风寒，头痛复发，入夜尤甚，夜寐不安，纳可，二便调。曾在本院行头颅磁共振成像检查，结果提示正常。

既往史：既往体健。

家族史：其母亲有偏头痛病史。

查体：面容痛苦。舌质暗，苔白，脉弦。

辨证分析：患者母亲有偏头痛病史，先天禀赋异常，加之平素工作劳累，气血耗伤，洗浴后腠理疏松，风寒之邪乘虚客于少阳经脉，少阳经气运行不畅，故头痛。

西医诊断：偏头痛

中医诊断：头痛（风邪入侵，少阳经气运行不利）

治法：祛风散寒、通经活络。

针刺取穴：左侧丝竹空透率谷、合谷、列缺、足临泣、阿是穴。

操作：留针30分钟。采用泻法。阿是穴（痛处）点刺放血。

针后患者即感疼痛明显减轻，后电话随访，偏头痛未再发作。

按语： 偏头痛多为一侧或两侧颞部反复发作的搏动性头痛，发作前可伴视觉、体觉先兆，发作时常伴呕吐。女性多发，为男性的3～4倍，多在青春期起病，发病年龄为25～34岁，少数发生于儿童期或中年后。约60%的偏头痛患者有家族史，患者的父母、子女以及兄弟姐妹（同父母）发生偏头痛的风险是一般人群的3～6倍。与内分泌与代谢因素亦相关。某些食物可诱发偏头痛，如含酪胺的奶酪，含亚硝酸盐防腐剂的肉类如熏肉，含苯乙胺的巧克力，食品添加剂如谷氨酸钠（味精），红酒等。偏头痛主要包括有先兆的偏头痛和无先兆的偏头痛两大类。

从经脉循行分析，偏头痛与少阳经关系最为密切。除少阳偏头痛外，少阳与他经病变同时并存的情况也不少见，如少阳厥阴同病、少阳阳明同病等。丝竹空为手少阳经穴，率谷属足少阳经穴，而且其又是足少阳与足太阳的交会穴，一针二穴，通调少阳经气而止痛，有立竿见影之效。《玉龙歌》记载："偏正头风痛难医，丝竹金针亦可施，沿皮向后透率谷，一针两穴世间稀。"合谷是手阳明经的原穴，根据脏腑别通理论，"肝与大肠相通"，故合谷等大肠经穴可治疗肝经病变，而肝胆互为表里经，五行属木，同气相求，故有利于疏通少阳经气。列缺善治偏头疾，与合谷相配，更有原络配穴的意义。足临泣是足少阳经的输穴，"输主体重节痛"，五行亦属木，《类经图翼》云："木有余者宜泻此，使火虚而木自平。"阿是穴行点刺放血可直接疏通局部经脉气血，以达通则不痛的目的。

病例2：患者董某，女，37岁。初诊日期：2022年1月11日。

主诉：右侧头痛6天。

现病史：6天前无明显诱因出现右侧持续头痛，无畏光、畏声及活动后加重，口服布洛芬可暂时缓解，停药后头痛再次发作，为求中医治疗遂来我院就诊。来诊时右侧头痛较重，呈跳痛，无恶心、呕吐，心中烦闷，纳可，眠差，二便调。

既往史：既往体健。

查体：舌暗红，苔薄白，脉细数。

辨证分析：患者平素工作压力大，肝气郁滞不畅，加之日常生活失于调摄，外邪乘虚而入，循少阳经上扰头部，局部经脉气血运行不畅，不通则痛。

西医诊断：枕神经痛

中医诊断：头痛（少阳经脉气血痹阻）

治法：理气活血、通经活络。

针刺取穴：阿是穴、角孙、风池、合谷、足临泣、外关。

操作：阿是穴用一次性采血针点刺放血，余穴位用毫针行常规针刺，留针20分钟。每周2～3次。

2022年1月13日二诊：治疗2次后，患者自诉头痛症状完全缓解，治疗期间未服用任何止痛药物，睡眠改善，此诊行毫针针刺以巩固治疗。

针刺取穴：角孙、风池、合谷、足临泣、外关。

操作：所有穴位均用毫针行常规针刺，留针20分钟。

按语： 患者头痛位于右侧，一般考虑为偏头痛。据本患者头痛时间及程度，诊断更倾向于枕神经痛。此案头痛急性发作，针灸治疗以经络辨证为主，急则治其标，选择疼痛甚处行强通法即放血以活血祛瘀、通络止痛，毫针取穴以少阳经穴为主，角孙属手少阳经穴，手少阳经循行于耳后头侧，此穴当属按经络循行取穴。风池为足少阳经与阳维脉交会穴，两侧头痛均为少阳头痛，为风池穴所主治，常与合谷穴相配治疗偏正头痛。足临泣为远端取穴，是足少阳经的输穴，可为足少阳经水湿之气向外输出之径，配风池、外关有通络止痛之功效。

病例3： 患者张某，女，50岁。初诊日期：2022年7月14日。

主诉：左侧后枕部疼痛反复发作8年余，加重1个月。

现病史：患者8年前无明显诱因出现左侧后枕部疼痛，颈部僵硬不适，头部转动时症状加重，间断发作，饮酒后可诱发，疼痛呈针刺样，无恶心、呕吐，无畏光，活动后不加重，发作时疼痛持续时间可达1小时至1天，休息后症状可稍缓解，每次发作均需服用止痛药，但症状改善不明显，1个月前疼痛开始频繁发作，为求中医治疗遂来我院就诊。患者平素口干，性急易怒，纳差，进食后腹胀，眠可，小便调，大便不成形，每日1次。

既往史：既往有颈椎病病史5年余，月经紊乱半年余。

查体：舌红少苔有裂纹，脉弦滑。

辨证分析：患者年逾七七，肝血不足，肾水亏虚，天癸将竭，水不涵木，则肝阳上亢，阳亢化风上扰清窍，故出现头痛。肝旺克脾土，脾失健运，故纳差、腹胀、大便不成形。

西医诊断：颈源性头痛

中医诊断：头痛（阴虚阳亢）

治法：滋阴降火、行气止痛。

中药处方：川芎茶调散合六味地黄丸加减。熟地黄10g，山茱萸15g，山药15g，菟丝子15g，地骨皮12g，牡丹皮10g，泽泻10g，茯神15g，炒栀子10g，川芎15g，炒蔓荆子15g，白芷12g，焦麦芽20g，炒白术

20g，羌活15g。水煎服，每日1剂。

2022年7月21日二诊：患者服药后即感觉头痛程度减轻，疼痛持续时间缩短，未再服用止痛药，但仍有口干及大便不成形。

中药处方：于前方基础上将熟地黄改为20g，炒白术改为30g，另加乌梅10g。调整为：熟地黄20g，山茱萸15g，山药15g，菟丝子15g，地骨皮12g，牡丹皮10g，泽泻10g，茯神15g，炒栀子10g，川芎15g，炒蔓荆子15g，白芷12g，焦麦芽20g，炒白术30g，羌活15g，乌梅10g。水煎服，每日1剂。

2022年7月28日三诊：服药期间头痛未再发作，纳眠可，二便调。此诊后未再来就诊，半年后电话随访，患者诉头痛未再发作。

按语：川芎茶调散出自《太平惠民和剂局方》，为治疗头痛的常用方，因患者无外感症状，故去方中荆芥、防风、细辛、薄荷这几味辛散药物，方中川芎不仅可以行气还可以止痛，白芷、羌活止痛作用较强，且白芷入阳明经，羌活入太阳经，二者用之达分经论治之效。不管是外风头痛，还是内风头痛均可化裁使用本方。张炳厚教授以此方为基础创立了多个川芎茶调散类方，如补气养血茶调散治疗气血两虚所致头痛；益气养阴茶调散治疗气阴两虚所致头痛；滋补肝肾茶调散治疗肝肾阴虚所致头痛；活血化瘀茶调散治疗瘀血所致头痛等。根据舌脉象，可知患者以肝肾阴虚为主，因绝经前后肝肾亏虚，故合用六味地黄丸（茯苓改为茯神）、菟丝子等以滋补肝肾，地骨皮、炒栀子清虚热，焦麦芽、炒白术健脾助运，炒蔓荆子清利头面，乌梅生津止渴，诸药合用可补益肝肾，祛风止痛，行气活血。

病例4：患者杜某，女，64岁。初诊日期：2022年9月6日。

主诉：间断头痛10余年，加重1天。

现病史：患者10年前无明显诱因出现巅顶部持续疼痛，后每受凉疼痛发作，严重时可伴有恶心，持续2天左右，无畏光、畏声，每次发作均需服用止痛药。1天前因受风寒头痛再次发作，疼痛剧烈，自行用止痛药后疼痛缓解不明显，为求中医治疗遂来我院就诊。患者平素口干欲饮，喜食寒凉之品，纳眠尚可，二便调。

既往史：行头颅磁共振成像检查，发现脑梗病史1个月余。

查体：舌红，苔薄白，脉沉细。

辨证分析：足厥阴经循行"连目系，上出额，与督脉会于巅"，患者不慎感受外邪，风寒之邪循足厥阴经上达巅顶，气血运行阻滞，不通则痛；另患者素体胃热炽盛，故口干欲饮且喜食寒凉之品；胃气上逆，故伴有恶心，综观舌脉象，属于寒热错杂之证。

西医诊断：偏头痛

中医诊断：头痛（寒热错杂）

治法：平调寒热。

中药处方：吴茱萸汤合川芎茶调散加减。吴茱萸6g，党参15g，大枣15g，防风15g，羌活15g，炒蔓荆子15g，葛根30g，鸡血藤15g，川芎15g，北柴胡10g，知母12g，炙甘草10g。水煎服，日1剂。

针刺取穴：百会、四神聪、阿是穴、太冲、合谷、中冲。

操作：阿是穴用一次性采血针点刺放血，余穴用毫针行常规针刺，留针20分钟。每周2～3次。

2022年9月10日二诊：患者诉头痛已缓解，全身无明显不适，纳眠可，二便调。

针刺取穴：穴位及刺法同前，巩固治疗1次。

按语： 患者头痛位于巅顶，为足厥阴经循行处，厥阴之脉夹胃属肝，上行于督脉会于头顶部，胃中浊阴循足厥阴经上扰于头，故现巅顶头痛。《伤寒论》云："干呕，吐涎沫，头痛者，吴茱萸汤主之。"但患者喜食寒凉，无中焦虚寒之象，为"肝寒胃热"，寒热错杂，故去方中生姜而加入清阳明胃火的知母。头痛日久，程度较重，方中合用川芎茶调散，其中川芎能加强止痛之功，此药辛温香窜，为血中气药，上行头目，为治疗诸经头痛之要药，善于祛风活血而止头痛，长于治少阳、厥阴经头痛；羌活长于治太阳经头痛，方中与葛根合用，有升举阳气之功，防风则可辛散上部风邪，鸡血藤活血通络，炒蔓荆子为升阳引经药，柴胡疏肝理气，宣畅气血，甘草调和诸药。

点刺放血以痛为腧，通则不痛，针刺取头部腧穴以调和气血，通络止痛。太冲与中冲分属手足厥阴经，同名经穴配合，一上一下，同气相求，疏导厥阴经气血。

（四）三叉神经痛

病例1：患者张某，女，44岁。初诊日期：2018年11月6日。

主诉：右侧面部疼痛1个月余，加重3天。

现病史：患者于2018年9月底无明显诱因出现右侧面部疼痛，呈电击样剧痛，约10分钟后可自行缓解，未予以诊治。3天前食用辛辣之品后复发，呈持续性，如电击样放射性疼痛，部位以右侧鼻翼旁为主，可涉及右侧太阳穴及前额部疼痛，在协和医院确诊为"三叉神经痛"，给予加巴喷丁0.3g，每日2次，但效果不显。现症见右面部持续电击样放射性疼痛，心烦易怒，无口干、口苦，纳可，眠差，二便调。

既往史：既往体健。

查体：舌尖红，苔黄腻，脉弦滑。

辨证分析：患者素有胃热，加之饮食不调，食用辛辣之品则损伤脾胃，脾失健运，痰湿内生，郁而化热生火，痰火循经上扰阳明，面部阳明经脉阻滞，气血运行不畅，不通则痛。

西医诊断：原发性三叉神经痛

中医诊断：面痛（痰火上扰，面部经脉阻滞不通）

治法：清热化痰祛火、活血通络止痛。

针刺取穴：太阳、下关、大迎、迎香、二间、商阳、天枢、足三里、上巨虚、内庭、厉兑、承泣。

操作：先用贺氏强通法即一次性采血针快速点刺迎香、太阳穴，使其出血数滴，颜色由暗变鲜红为止，每周2次；然后选用贺氏微通法即毫针刺余穴，行泻法，留针30分钟，每周2次。

2018年11月7日二诊：患者述自11月6日就诊后右颊部电击样放射性疼痛明显减轻，夜寐安，小便可。舌尖红，苔黄腻，脉弦滑。因患者疼痛明显减轻，故未予以局部放血治疗，继续选取前穴，仅用毫针刺法。并嘱其注意劳逸结合，避免食用辛辣之品。

2017年11月13日三诊：面部疼痛症状基本痊愈，纳眠可，二便正常。舌红，苔白，脉弦滑。针灸取穴改为：迎香、二间、商阳、天枢、足三里、上巨虚、内庭、厉兑、承泣。

按语： 原发性三叉神经痛是一种顽固性难治之证，常常缠绵难愈。颜面部为手足阳明经循行所过，手阳明之脉"从缺盆上颈贯颊，入下齿中"，足阳明之脉"起于鼻，交頞中，旁约太阳之脉，下循鼻外，入上齿中，还出挟口，环唇"。故临床治疗以阳明经穴位为主。即选用二间、内庭穴以清热泻火，通利阳明；大迎有驱风止痛、消肿活络之效，正如《胜玉歌》言"牙腮疼紧大迎全"；天枢穴为手阳明经的募穴，募穴为气血聚集之所，故可调理阳明气血；上巨虚为手阳明经的下合穴，可疏通阳明经络；商阳、迎香分别为手阳明经起始穴及终止穴，厉兑、承泣分别为足阳明经起始穴及终止穴，取其"根结配穴"之义，以加强激发阳明经气血运行的作用；太阳、下关均为局部取穴。患者辨证属痰火上扰，面部经脉阻滞不通，故于阿是穴即迎香穴处点刺放血以达活血通络之效，正如《灵枢·小针解》云："菀陈则除之者，去血脉也。"如有风寒拘紧之象，可在面部阿是穴以细火针点刺。如面部扳机点明显，痛不可触者，可取颜面痛处的相应健侧，以毫针刺，即缪刺法，配合辨证取穴，也可取得满意疗效。

通过多年临床实践发现，对于三叉神经痛急性发作的患者，放血疗法可起立竿见影之效果，而且出血量越大，止痛效果越好。

病例2：患者胡某，女，70岁。初诊日期：2018年10月25日。

主诉：右侧面部疼痛2年余。

现病史：患者2年前无明显诱因出现右侧面部疼痛，间歇发作，发作时如电击样放射性疼痛，部位以上、下颌部为主，每因刷牙、洗脸、说话、吃饭而诱发，在外院做头颅磁共振成像检查，未见异常结果，后确诊为"三叉神经痛"，经中西医治疗但效果不显。现症见右颊部阵发抽搐样剧痛，头晕，时有耳鸣，心烦，性急易怒，口干口苦，腰酸无力，纳可，眠差，大便干，小便可。

既往史：既往体健。

查体：面容痛苦憔悴。舌暗红，有瘀斑，少苔，脉细弦。

辨证分析：患者年过七旬，肾水亏虚，水不涵木，肝阳上亢化风生火，循经上扰，面部经脉阻滞，气血运行不畅，不通则痛。

西医诊断：原发性三叉神经痛

中医诊断：面痛（阴虚阳亢，面部经脉阻滞不通）

治法：滋阴潜阳、息风解痉、通络止痛。

中药处方：小柴胡汤合芍药甘草汤加减。柴胡10g，黄芩12g，法半夏9g，白芍40g，栀子10g，夏枯草15g，赤芍15g，鸡血藤30g，怀牛膝15g，山茱萸12g，生龙骨^{先煎}30g，生牡蛎^{先煎}30g，玄参20g，炙甘草10g。7剂，水煎服，每日1剂，分早晚2次温服。

针刺取穴：四白、下关、地仓、颧髎、夹承浆、合谷、太溪、行间、耳尖、阿是穴。

操作：先用贺氏强通法即三棱针快速点刺行间、耳尖、阿是穴，使其出血数滴，颜色由暗变鲜红为止，每周3次；然后选用微通法即毫针刺余穴，行泻法，留针30分钟，每周3次。

2018年12月8日二诊：右颊部抽搐样剧痛明显减轻，头晕减轻，仍口干、口苦，耳鸣如前，时大便干结，眠差，小便可。舌暗红，有瘀斑，少苔，脉细弦。

中药处方：上方加磁石30g，改玄参30g。调整为：柴胡10g，黄芩12g，法半夏9g，白芍40g，栀子10g，夏枯草15g，赤芍15g，鸡血藤30g，怀牛膝15g，山茱萸12g，生龙骨^{先煎}30g，生牡蛎^{先煎}30g，玄参30g，炙甘草10g，磁石30g。7剂，水煎服，每日1剂，分早晚2次温服。

针刺取穴加四神聪、神庭、天枢，余穴同前，操作同前。

2018年12月15日三诊：面部疼痛症状基本痊愈，仍耳鸣，纳可，眠差，二便正常。舌红，苔薄白，脉细弦。继服二诊中药处方7剂。针刺取穴改为百会、神庭、四神聪、角孙、翳风、耳门、听宫、听会、中渚、足临泣、太溪、筑宾。继续治疗1周后诸症状基本痊愈。

按语： 本患者病程2年余，总观舌脉象，辨证为阴虚阳亢，面部经脉阻滞不通。不通则痛，故首选放血疗法。放血疗法可直接祛除恶血，给邪气以出路，以达祛除瘀滞、强通经络的作用。面部取穴可直接疏通局部经气，合谷为循经取穴，太溪补肾水，行间清肝火。

《伤寒论》云："伤寒五六日，中风，往来寒热，胸胁苦满，嘿嘿不欲饮食，心烦喜呕，或胸中烦而不呕，或渴，或腹中痛，或胁下痞硬，或心下悸，小便不利，或不渴，身有微热，或咳者，小柴胡汤主之。"小柴胡汤不仅能和解少阳，还可通调三焦。方中柴胡入肝胆经，善升阳达表，舒肝木之滞，宣畅气血，疏散退热；黄芩能清胸腹之热；半夏归脾胃肺经，化痰散结，与生甘草共同调节脾胃功能。《伤寒论》亦云："伤寒，脉浮，自汗出，小便数，心烦，微恶寒，脚挛急，反与桂枝汤攻其表，此误也。得之便厥，咽中干，烦躁，吐逆者，作甘草干姜汤与之，以复其阳。若厥愈足温者，更作芍药甘草汤与之，其脚即伸。"芍药甘草汤主治津液受损、阴血不足、筋脉失濡所致诸证。芍药与甘草配伍可酸甘化阴、养血柔肝、缓急止痛。因本患者病程较久，病情顽固，故配合中药疗法，以获佳效。

病例3：患者桂某，男，34岁。初诊日期：2022年6月21日。

主诉：左侧面部麻木1周。

现病史：1周前无明显诱因出现左侧面部麻木，于北京某医院行头颅磁共振成像检查，结果提示无头部血管病变及占位性病变，颈椎磁共振成像检查亦未见明显异常结果，来诊时仍有左侧面部麻木，呈持续性，无面部肌肉痉挛，鼓腮、抬眉、示齿对称，皮肤触觉双侧相同，时有右脚踝麻木，无口干、口苦，纳眠可，小便可，大便3日未行。

既往史：既往有血压、血糖偏高史，减重后恢复正常。

查体：舌红，苔白，脉细滑。

辅助检查：头颅磁共振成像和弥散加权成像示副鼻窦炎，颈椎磁共振成像示颈椎退行性病变，$C_4 \sim {}_6$ 轻后突，C_6/C_7 椎间盘轻左后突。

辨证分析：患者为青壮年男性，平素工作压力大，肝气郁滞，气血运行不畅，加之生活起居不规律，更易耗伤气血，气血不能上达清窍，面部经脉失于荣养，故出现面部麻木。

西医诊断：不典型三叉神经痛

中医诊断：血痹（气滞血瘀）

治法：理气活血。

检查处方：行面部肌电图检查。

针刺取穴：丝竹空、太阳、翳风、颧髎、迎香、口禾髎、地仓、颊车、承浆、合谷、足三里、内庭、阿是穴点。

操作：面部阿是穴用一次性采血针点刺放血，嘱患者24小时内针孔处避免沾水，余穴均采用毫针行常规刺法，留针20分钟。隔日1次。

2022年6月23日二诊：患者诉左侧面部麻木感已完全消失，未再有明显不适，肌电图检查未见异常。

按语：患者面部麻木1周，仅有麻木感，不排除较轻面瘫或三叉神经炎可能，故建议患者进行面部肌电图检查以测定是否有面神经及三叉神经损伤。麻木在临床上较为难治，多认为"气虚为麻，血虚为木"。但本患者为青壮年男性，发病时间短，结合舌脉，辨证当以实为主，即气滞血瘀，气血不能濡养经络所致。"血气不和，百病乃变化而生"，故采用局部放血，迫血外出，使邪随血泻，瘀血去乃新血生，筋脉得以濡养而获效，是故"以通为补"。现代研究表明，放血疗法对血液系统有双向调节作用，可促进人体新陈代谢，刺激骨髓造血功能，使代谢加快，改善微循环和血管功能，有利于排除血液中的有害物质，对肌肉产生良性的刺激，使人体分泌各种消化酶，从而使症状缓解。面部取穴可直接疏通局部经气，合谷、足三里、内庭均为循经取穴。故用毫针常规针刺旨在疏通面部经络，增强活血化瘀之功。

（五）原发性舌咽神经痛

病例：患者安某，女，62岁。初诊日期：2020年5月28日。

主诉：舌咽部撕裂样疼痛7日。

现病史：患者自7日前突然出现舌咽部疼痛，呈撕裂样剧痛，发作可持续数秒至数分钟，时作时止，缓解时如常，部位涉及左耳周及下颌部，吞咽、转颈，甚则高声说话时疼痛易触发，痛甚时自觉头晕，曾诊断为急性咽炎、淋巴结炎，口服头孢呋辛酯片治疗，但症状无减轻，服用洛芬待因后疼痛不缓解。现症见舌咽部发作性撕裂样剧痛，涉及左耳周及下颌部，吞咽、转颈、说话时疼痛易触发，发作频繁，影响睡眠、进食等日常工作和生活，头昏沉、情绪焦虑紧张，平素口苦，小便可，大便干。

既往史：既往体健。

查体：咽黏膜慢性充血，双侧扁桃体Ⅰ度肿大。舌根部及扁桃体可触及扳机点。舌红有瘀斑，苔薄黄，脉弦紧小数。

辅助检查：纤维喉镜见鼻咽顶部黏膜充血肥厚，未见新生物，鼻咽部见中等量黏性分泌物，会厌无红肿，声带运动闭合。甲状腺及周围淋巴结超声检查示双侧颈部淋巴结增大；心电图显示窦性心律；血常规及C-反应蛋白基本正常；鼻窦CT示双侧上颌窦黏膜肥厚；完善头颅磁共振成像检查，结果示脑白质多发小脱髓鞘灶。除外颅脑占位性病变。

辨证分析：患者平素情志不舒、气机失调，气血运行阻滞，肝气郁而化火，血热郁遏成瘤，上扰咽喉，不通而痛。

西医诊断：原发性舌咽神经痛

中医诊断：喉痹（瘀血阻络，郁火上扰）

治法：泻热破瘀、清宣止痛。

针刺取穴：印堂、迎香、水沟、上廉泉、翳风、阿是穴、耳尖、少商、鱼际、商阳、外关、蠡沟、内庭、阴陵泉、照海、交信。

微通法操作：印堂向鼻尖平刺1寸，行平补平泻法；迎香则向痛处斜刺；水沟行强刺激，以眼球湿润为度；上廉泉行傍针刺，向咽部斜刺1寸，于其下0.5寸傍刺一针，上廉泉可加用电针；翳风向舌根方向进针1寸，行泻法；鱼际直刺0.4寸，刮针柄、行泻法；外关直刺0.5寸，行泻法；蠡沟平刺，行泻法，针尖逆经络循行方向，针入1寸；内庭针入0.3寸，刮针柄、行泻法；阴陵泉直刺1.2寸，行补法；照海针入0.5寸，行补法；交信针入0.5～0.8寸，行补法。均得气后留针25分钟。上述穴位除印堂、水沟、上廉泉外，均为双侧取穴。

强通法操作：耳尖及少商、商阳予强通法，即每处点刺出血10～20滴，或血色由暗转鲜红为度，患者左右手的手指及耳尖交替点刺出血。舌咽部阿是穴点刺出血后嘱患者反复吸吮以增加出血量。

西药处方：维生素B_1片 10mg，每日3次；甲钴胺分散片0.5mg，每日3次。

2020年5月30日二诊：连续2次治疗后患者诉疼痛发作频率明显降低，情绪显著改善，可间断入睡，效不更方。

2020年6月3日三诊：治疗5次后患者疼痛程度较前明显降低，但痛处固定，不敢高声语，进食畏惧感仍存在，考虑患者发病突然，痛处固定，虽年龄较高但平素体健，加之病程较短，判断当前仍处于邪气实而正不虚的状态，继予强通法竣疏其邪气，在井穴、耳尖、舌咽部阿是穴等处点刺放血基础上，予耳周及上廉泉穴周围寻找阿是穴，予以点刺放血，每穴点刺3~5针，每针间隔0.2~0.5cm，并可拔罐加强逐瘀泻热之力，留罐5分钟。强通法调整为隔日1次，微通法连续治疗，每周3次。

2020年6月10日四诊：共治疗10次后症状消失，患者火毒皆清、瘀血尽泻，情绪平和，夜眠安，纳食香，二便调。随访2年，未再发作。

按语：原发性舌咽神经痛归属于中医学的"喉痹"范畴，多因六淫之邪侵袭经络，情志不舒、气机失调，血热郁遏成痼，不通而痛。《医学心悟》曰："咽喉之病，夹热者十之六七，夹寒者十之二三，而风寒包火者，则十中之八九。"本例患者痛处固定，呈撕裂样剧痛，夜间痛甚影响睡眠，疼痛频发，吞咽、转颈，甚则高声说话均可诱发，患者呈焦虑貌，痛苦面容，且舌红有瘀斑，苔薄黄，脉弦紧小数，可见瘀血、郁火征象明显，故采用清宣破瘀法通达一身脏腑经络气机，清宣郁热、破瘀止痛，使瘀血得泻、火毒得清，气血调达，以恢复机体冲和之态。

微通之妙，"气至而有效，效之信，若风之吹云，明乎若见苍天"。《标幽赋》曰："气速至而速效"，经气感传对疗效有重要影响，故用刮针法及多种行针手法催发经气运行。督脉为"阳脉之海"，取水沟清热降浊、清咽通络，水沟为开窍之要穴，针尖朝向鼻尖，行捣刺法或者提插捻转法，并可配合刮针柄以增强刺激。对于急性发作期或疼痛程度剧烈者则以眼球湿润为度，可强效迅速镇痛；对于缓解期或痛势稍缓者可适当降低刺激强度，仅用刮针法。印堂行针时朝向鼻尖平刺，以达清热安神之效。肝经络穴蠡沟予迎随泻法，以清肝理气，清热利咽。舌为心之苗，心为君主之官，不可妄动，应清胃火以泻心火，内庭为胃经荥穴，予捻转泻法以通涤腹气、清咽止痛；阴陵泉为脾经合穴，五行属水，行提插捻转补法以清三焦火热。外关为三焦经络穴，通于阳维脉，主火热为患，针行提插捻转泻法以清三焦热邪；翳风亦属三焦经穴，针用泻法可利咽开音止痛。交信为肾经、阴跷脉交会穴，亦为阴跷脉郄穴，可滋肾水清郁热，行补法以滋肾纳气，收束升腾之郁火；阴跷脉起于照海，循行过咽喉，照海为八脉交会穴，可引阳热下行，照海取穴时可采用针灸大师王居易的取穴方法，即"上有骨，下有肉，前后有筋"，提示在内踝高点与然谷穴连线交点取照海，行补法引郁热下行，以水之氤氲清化郁火升腾之势，滋肾水制火热毒邪。迎香为手足阳明交会穴，可宣泻两经热邪，通利鼻窍止痛，迎香行针时向痛处斜刺，不拘深浅，以知为度。鱼际为肺经荥穴，五行属火，予捻转泻法、从下向上刮动针柄以清泻郁热、利咽止痛。上廉泉在舌咽神经、迷走神经的感觉纤维支配区域内，上廉泉行傍针刺，一穴2针，微通得气后予电针刺激，降低神经纤维兴奋性，抑制异常神经电信号传导，产生良性刺激，有效镇痛。

本病发病急、程度重，瘀血火毒夹杂。《素问·阴阳应象大论》曰："血实宜决之"。故以强通法泻热破瘀、竣疏邪气。肺为华盖，朝百脉，主治节，调畅一身气机，少商为肺经井穴，五行属木，三棱针点刺出血可宣肺利咽、清热止痛；商阳为大肠经井穴，点刺出血可清宣郁热，泻火消肿止痛；邪火郁热可煎熬津液，致血色偏深浓，瘀阻之气血现于井穴，遂予双手少商、商阳穴交替刺血，每穴点刺出血10～20滴，或血色由暗转鲜红为度，务必使瘀血排尽，热随血散。耳尖行放血法治疗舌咽痛的效果甚佳。阿是穴为瘀、热汇聚之处，遂于舌根及咽后壁阿是穴处点刺放血，并嘱患者反复吸吮以增加出血量，继而增强泻热破瘀之力；下颌、耳周阿是穴予三棱针散刺后拔罐，以火罐的负压吸拔之力使瘀血速去，清泻郁火，竣疏邪气，清咽止痛。

（六）马尾神经损伤

病例：患者赵某，男，37岁。初诊日期：2023年5月24日。

主诉：二便困难4个月余。

现病史：4个月前因第12胸椎椎管内肿瘤于北京某医院行手术治疗，术后出现排便费力，且无便意，小便时有潴留或失禁，性功能障碍，会阴部及尾椎部麻木，右下肢麻木，腰部酸软疼痛，劳累后加重，偶有头晕，纳眠可。

既往史：否认其他疾病史。

查体：舌暗红，苔白腻，脉弦细。

辨证分析：患者先天禀赋不足，肝肾亏虚，加之后天饮食不节，脾胃受损而运化失职，痰湿内生，久而影响气血运行，瘀血与痰饮、湿浊聚集不散，日久成积。加之手术后局部经脉受损，气血运行阻滞，故出现二便障碍等。

西医诊断：马尾神经损伤、胸椎占位术后

中医诊断：痿躄（肝肾亏虚，瘀血阻滞）

治法：补益肝肾、活血化瘀通络。

针刺取穴：肓俞（双）、中极、曲骨、水道、归来（双）、三阴交（右）、照海（右）、太冲（左）、督脉十三针选穴、环跳。

操作：均选用毫针，肓俞、中极、三阴交、照海穴行补法，余穴行平补平泻法，留针20分钟。针刺环跳穴时，令针感向会阴方向放射。每周治疗2~3次。

中药处方：金匮肾气丸合桂枝茯苓丸加减。熟地黄30g，山茱萸15g，续断30g，桑寄生30g，菟丝子15g，淫羊藿15g，肉苁蓉15g，肉桂10g，茯神15g，赤芍15g，牡丹皮10g，桃仁10g，川牛膝15g，当归尾15g，川芎15g，炙甘草6g。每日1剂，水煎温服。

2023年6月3日二诊：患者诉大便较前有知觉，但小便仍费力，近日睡眠差，易醒，醒后可再入睡。舌暗红，苔白腻，脉弦细。

针刺取穴：百会、四神聪、神庭、神门、肓俞（双）、中极、水道、归来（双）、阴陵泉（左）、三阴交（右）、照海（右）、太冲（左）、督脉十三针选穴、环跳。

穴位操作方法同初诊。

中药处方：上方加珍珠母30g，改山茱萸20g，茯神30g。调整为：熟地黄30g，山茱萸20g，续断30g，桑寄生30g，菟丝子15g，淫羊藿15g，肉苁蓉15g，肉桂10g，茯神30g，赤芍15g，牡丹皮10g，桃仁10g，川牛膝15g，当归尾15g，川芎15g，珍珠母^{先煎}30g，炙甘草6g。每日1剂，水煎温服。

2023年6月16日三诊：患者诉二便较前有力，睡眠较前改善，偶有口干。舌暗红，苔薄白，脉弦细。

针刺取穴同二诊；穴位操作方法同初诊。

中药处方：上方去珍珠母，加北沙参30g。调整为：熟地黄30g，山茱萸20g，续断30g，桑寄生30g，菟丝子15g，淫羊藿15g，肉苁蓉15g，肉桂10g，茯神30g，赤芍15g，牡丹皮10g，桃仁10g，川牛膝15g，当归尾15g，川芎15g，北沙参30g，炙甘草6g。每日1剂，水煎温服。

2023年7月1日四诊：患者诉劳累后腰痛，已有便意，二便较前有力。舌暗红，苔薄白，脉弦细。

针刺取穴：肓俞（双）、中极、水道、归来（双）、阴陵泉（左）、三阴交（右）、照海（右）、太冲（左）、督脉十三针选穴、环跳。穴位操作方法同前。

中药处方：上方加鹿角霜10g。调整为：熟地黄30g，山茱萸20g，续断30g，桑寄生30g，菟丝子15g，淫羊藿15g，肉苁蓉15g，肉桂10g，茯神30g，赤芍15g，牡丹皮10g，桃仁10g，川牛膝15g，当归尾15g，川芎15g，北沙参30g，鹿角霜10g，炙甘草6g。每日1剂，水煎温服。

2023年8月26日五诊：患者诉大便控制较前改善，但质干难解，小便较前易解。舌暗红，苔白腻，脉弦细。

针刺取穴：肓俞（双）、中极、曲骨、水道、归来（双）、三阴交（右）、照海（右）、太冲（左）、督脉十三针选穴、环跳。穴位操作方法同前。

中药处方：上方加生白术45g。调整为：熟地黄30g，山茱萸20g，续断30g，桑寄生30g，菟丝子15g，淫羊藿15g，肉苁蓉15g，肉桂10g，茯神30g，赤芍15g，牡丹皮10g，桃仁10g，川牛膝15g，当归尾15g，川芎15g，北沙参30g，鹿角霜10g，生白术45g，炙甘草6g。每日1剂，水煎温服。

2023年10月11日六诊：患者自诉大便可控制，便干较前改善，小便费力亦有改善。纳眠可。舌暗，苔薄白，脉沉细。

针刺取穴：肓俞（双）、中极、水道、归来（双）、阴陵泉（左）、三阴交（右）、照海（右）、太冲（左）、督脉十三针选穴、环跳。穴位操作方法同前。

中药处方：上方去茯神、北沙参，生白术改为30g。调整为：熟地黄30g，山茱萸20g，续断30g，桑寄生30g，菟丝子15g，淫羊藿15g，肉苁蓉15g，肉桂10g，赤芍15g，牡丹皮10g，桃仁10g，川牛膝15g，当归尾15g，川芎15g，鹿角霜10g，生白术30g，炙甘草6g。每日1剂，水煎温服。

2023年11月11日七诊：患者诉二便费力明显改善，可自行控制二便，纳眠可。舌暗苔薄白，脉沉细。

针刺取穴同六诊；穴位操作方法同初诊。

继服六诊处方以巩固疗效。

按语：患者行胸椎肿瘤手术后出现排便困难，考虑可能和术后马尾神经损伤相关。胸12节段的神经结构比较复杂，其神经根沿着两侧的胸12至腰1椎间孔分出，该节段的椎管内有马尾神经和圆锥神经，马尾神经支配会阴部的感觉运动，而圆锥神经支配膀胱、肛门括约肌，同时双下肢的感觉运动神经也从圆锥分出，故患者出现会阴部及尾椎部麻木感，下肢麻木感，性功能异常和大小便功能障碍。

《灵枢·百病始生》："积之始生，得寒乃生，厥乃成积也。""肠胃之络伤，则血溢于肠外，肠外有寒，汁沫与血相搏，则并合凝聚不得散，而成积矣。"肾司二便，肝肾同源，肝肾亏虚则出现二便障碍；肾主生殖，肾虚则性功能障碍；腰为肾之府，肾虚则腰部经脉失养，故出现腰部酸软疼痛。故方选金匮肾气丸加减以温补肾阳，行气化水。加菟丝子、淫羊藿以增强温补肾阳之力，续断、桑寄生补肝肾、强筋骨。肿瘤属中医学"癥瘕"范畴，手术在一定程度上可归属于外伤，故活血化瘀是必要的，方中加当归尾、赤芍、川牛膝、川芎、桃仁以活血化瘀，其中赤芍、桃仁又与牡丹皮、茯神、肉桂组成桂枝茯苓丸，功可活血化瘀、消癥散结。

针刺取穴中的肓俞属足少阴肾经，是冲脉与足少阴肾经的交会穴，可补肾、调畅冲脉气血；中极位于任脉，为膀胱经之募穴，可补肾气，利膀胱，清湿热；曲骨属任脉，位于耻骨联合上缘，可疏利膀胱，治疗小便不利，遗尿等前阴病；水道、归来属足阳明胃经穴，可利水消肿、活血通络。其次，水道还可治疗便秘、脱肛等；阴陵泉属足太阴脾经合穴，主治小便不利、遗尿等病证。三阴交位于足太阴脾经，又是肝脾肾三经交会穴，功可益气健脾、培补肝肾；照海位于足少阴肾经，为八脉交会穴，交于阴跷脉，用以治疗小便不利、小便频数等；太冲为足厥阴肝经原穴，可疗癃闭等病证。此外，原穴又有扶正补虚之效。督脉十三针选穴可补阳益气、强筋壮骨、填精补髓。环跳为足少阳胆经穴位，行针时通过调整针刺方向及手法，使针感向会阴部放射传导，以达针效向生殖系统转移之目的，临床常用此穴取得很好的治疗效果。针刺取穴以肝脾肾三条经脉为主，局部取穴与远端取穴结合，标本兼治，疗效确切。

（七）糖尿病周围神经病变

病例：患者刘某，女，71岁。初诊日期：2018年1月10日（住院）。

主诉：双下肢对称性麻木、疼痛4年，加重3个月。

现病史：患者4年前因血糖控制不佳出现双下肢对称性麻木，呈袜套样改变，以双足为重，无疼痛感，在多家医院被诊为"2型糖尿病周围神经病变"，给予硫辛酸及维生素类药物治疗，但效果不明显，症状进展性加重，并出现双下肢疼痛、发凉感，双上肢亦出现麻木，呈手套样改变，近3个月在无诱因情况下出现上述症状加重，在外院予以营养神经药物及针灸治疗，但无改善。现症见双下肢对称性麻木、疼痛、发凉，遇寒加重，双上肢麻木，周身乏力，腰膝酸软，伴视物模糊，时有口干口苦，纳可，眠差，小便调，大便干。平素时有情志不畅，性急易怒。

既往史：2型糖尿病病史10余年，现每天皮下注射门冬胰岛素注射液（诺和锐）以控制血糖；慢性肾功能不全病史3年，平时服用百令胶囊；重度骨质疏松症病史3个月。

查体：舌质暗红，苔薄黄腻，脉沉细。

辨证分析：患者以肢体麻木疼痛为主症，当属《金匮要略》所述的"血痹病"范畴。患者年过七旬，久病不愈，诸脏功能日渐不足，气血不足，脾肾阳虚，故见双下肢发凉，遇寒则重，周身乏力，腰膝酸软；但患者时有口干口苦，视物模糊，眠差，大便干，结合舌脉，当兼有少阳郁热。

西医诊断：2型糖尿病周围神经病变

中医诊断：血痹（气血不足，脾肾阳虚）

治法：益气温经、补益脾肾、和血通痹。

针刺取穴：①脾俞、肾俞、大椎、风府；②百会、神庭、四神聪、中脘、气海、关元、曲池、手三里、合谷、足三里、条口、三阴交、太溪、冲阳。

操作：第一组穴可采用贺氏温通法即火针快速点刺，不留针；第二组穴先用火针点刺，后采用微通法行毫针刺，留针30分钟。

中药处方：黄芪桂枝五物汤合小柴胡汤加减。黄芪30g，桂枝12g，白芍15g，菟丝子12g，怀牛膝12g，柴胡10g，法半夏10g，黄芩10g，全瓜蒌30g，赤芍10g，路路通12g，炙甘草10g。水煎服，每日1剂。

2018年1月16日查房二诊：患者自述双下肢疼痛及发凉感减轻，麻木感未见改善。口干口苦减轻，睡眠无改善，大便不干，舌苔由薄黄略腻转为薄白略腻。遂于上方基础上加当归12g，鸡血藤15g以增强活血养血通络之功。针刺取穴加神门、内关以安神。

2018年1月23日查房三诊：患者自述双下肢疼痛及发凉感明显减轻，麻木感亦有改善。亦无明显口干口苦，睡眠改善。舌苔薄白，脉沉细。上方去柴胡、半夏、黄芩，余药不变继服。针灸取穴和操作同初诊。

患者于2018年1月25日病情好转后出院。嘱其出院后继续到医院门诊行巩固治疗。

按语：《金匮要略·血痹虚劳病篇》云："血痹病从何得之？师曰：夫尊荣人，骨弱肌肤盛，重因疲劳汗出，卧不时动摇，加被微风，遂得之。"可见血痹病是在人体营卫气血不足的基础上，外受轻微风邪，血脉痹阻，血分滞而不通所致。关于治疗，本条原文亦指出"宜针引阳气，令脉和紧去则愈"。

火针能鼓舞人体阳气，激发经气，火针点刺大椎、风府、脾俞、肾俞可补益脾肾阳气，散风祛邪；毫针刺百会、神庭、四神聪穴以安神；刺中脘、气海、关元、曲池、手三里、合谷、足三里、条口、三阴交、太溪、冲阳穴可补先天、壮后天，脾肾并治，气血同调。

方中黄芪甘温益气；桂枝散风寒而温经通痹，与黄芪配伍，益气温阳、和血通经；白芍养血和营而通血痹，与桂枝合用，调营卫而和表里；大枣甘温，养血益气，以资黄芪、白芍之功；又能和营卫，调诸药；菟丝子、牛膝补益脾肾，柴胡、半夏、黄芩和解少阳；赤芍、路路通可活血通络。

（八）新冠后周围神经病

病例1：患者宗某，男，36岁。初诊日期：2023年2月7日。

主诉：双手麻木、疼痛伴双足针刺样疼痛半月余。

现病史：1个月前患者感染新型冠状病毒，病毒转阴后自觉双手关节及双脚关节不适，未予以重视，半月前双手及双脚症状加重，并出现双手麻木及双足针刺样疼痛，就诊于北京某医院，诊断为"周围神经病"，给予营养神经等对症治疗。来诊时双手有麻木、疼痛感，双足有针刺疼痛感，服药后未见明显缓解，自觉握力及下肢力量下降，行走时双下肢无力尤甚，劳累后颈肩及背部关节疼痛，恶风寒，畏寒凉之食，食用后易腹泻，纳眠尚可，小便可。

既往史：否认其他疾病史。

过敏史：青霉素皮试阳性。

查体：舌尖红，苔偏白腻，脉沉细。

辅助检查：头颅核磁、双侧腕+指超声检查、肌电图及神经生理检查均未见异常。

辨证分析：本患者形体肥胖，平素生活失于调摄，不喜劳作，缺乏运动，"骨弱肌肤盛"，正气虚损，外界邪毒乘虚而入，使气血痹阻，经脉失养，故出现四肢麻木、疼痛、恶寒及脉沉细等。

西医诊断：周围神经病

中医诊断：血痹（气血痹阻）

治法：补气活血、调和营卫。

中药处方：黄芪桂枝五物汤合当归四逆汤加减。生黄芪30g，桂枝15g，白芍15g，大枣15g，肉桂12g，细辛3g，通草15g，当归尾15g，葛根30g，炒白术30g，干姜9g，路路通15g，鸡血藤30g，炙甘草6g。每日1剂，分服2次。

针刺取穴：曲池、手三里、外关、养老、合谷、八邪、上脘、中脘、下脘、关元、足三里、三阴交、太溪、太冲、督脉十三针选穴。

操作：督脉十三针选穴行火针点刺，每穴2下，深度0.5~0.8寸，嘱患者24小时内针孔处避免沾水。余穴均采用毫针行常规刺法，每周治疗2~3次。

2023年2月16日二诊：治疗4次后，患者诉麻木感及疼痛感较前减轻，白天汗出较多。舌淡红有齿痕，苔白微腻，脉沉细。

中药处方：上方加浮小麦30g，煅牡蛎30g，伸筋草15g。调整为：生黄芪30g，桂枝15g，白芍15g，大枣15g，肉桂12g，细辛3g，通草15g，当归尾15g，葛根30g，炒白术30g，干姜9g，路路通15g，鸡血藤30g，浮小麦30g，煅牡蛎^{先煎}30g，伸筋草15g，炙甘草6g。每日1剂，分服2次。

针刺取穴：穴位及刺法同前。

2023年3月23日三诊：患者治疗1个月余，双手、双足麻木感基本改善，四肢力量基本正常，汗出正常，余无明显不适，已正常返回工作岗位。

按语： 患者因新型冠状病毒感染后发病，双手、双足相继出现麻木及疼痛，伴下肢及上肢肌肉力量减弱，从症状上看符合"周围神经病"的临床表现，但肌电图及神经生理检查未见异常，考虑做检查时可能因发病时间尚短，所以未检查出阳性结果，但仍按此病给予对症支持治疗，使病情得以控制而缓解症状。

"周围神经病"属于中医学"血痹"范畴，以肌肤、肢体麻木不仁甚至疼痛为主症。多是在气血不足的基础上，感受外界风邪，使机体阳气痹阻，血行不畅所致。黄芪桂枝五物汤为《金匮要略》中治疗血痹病的典型代表方剂，本患者症状较重，单用本方则显得邪重药轻，故合用当归四逆汤益气养血，调和营卫阴阳，温经散寒。

方中加入肉桂以配合桂枝加强温通作用，当归尾养血活血，炒白术健脾止泻，干姜温中止泻。因颈肩部疼痛不适，加入葛根以解肌、生津、升阳，且可达止泻之目的，路路通、鸡血藤通经活络、活血养血。针刺取穴以"老十针"为主健运脾胃、补益气血，选取四肢穴位以疏通经络，配合火针点刺督脉穴以强督补阳而提高疗效。

病例2：患者白某，女，33岁。初诊日期：2023年4月12日。

主诉：全身游走性疼痛5年，加重4个月余。

现病史：5年前无明显诱因出现全身游走性放电样疼痛，于当地医院检查但未见异常，症状反复发作，间断治疗。4个月前因感染新型冠状病毒后，自觉疼痛感加重，胁肋、大腿内侧、上肢内侧疼痛尤甚，时伴有头痛，每遇情绪激动或劳累后加重，平素气短乏力，心烦性急，纳尚可，眠差，入睡困难，小便可，大便偏稀。

查体：舌暗红，苔薄白，脉沉细弦。

辅助检查：类风湿因子、抗链球菌溶血素O检测为阴性，红细胞沉降率正常。

辨证分析：患者病程日久不愈，情志不畅，肝气郁滞，经络气血运行不畅，不通则痛；另病程日久耗伤气血，正气亏虚，不能抵御外邪，故感染新型冠状病毒后病情加重。

西医诊断：周围神经病

中医诊断：痛痹（气滞血瘀）

治法：疏肝理气、活血化瘀。

中药处方：小柴胡汤合八珍汤加减。北柴胡10g，黄芩12g，党参20g，大枣10g，枳壳12g，赤芍15g，百合15g，生地黄15g，当归尾15g，川芎15g，茯神15g，牡丹皮12g，红花10g，炒白术30g，炙甘草10g。每日1剂，分服2次。

针刺取穴：百会、中脘、关元、合谷、足三里、三阴交、太溪、蠡沟、复溜、太冲。

操作：常规毫针刺法，留针20分钟。每周治疗2～3次。

2023年4月26日二诊：经针药结合治疗后，患者诉疼痛感较前明显减轻，治疗期间放电样疼痛感仅发作1次，情绪平稳，纳眠可，小便可，大便频且约3次/日。

中药处方：上方黄芩改为10g，枳壳改为6g，另加炒薏米30g。调整为：北柴胡10g，黄芩10g，党参20g，大枣10g，枳壳6g，赤芍15g，百合15g，生地黄15g，当归尾15g，川芎15g，茯神15g，牡丹皮12g，红花10g，炒白术30g，炒薏米30g，炙甘草10g。每日1剂，分服2次。

针刺取穴及操作同前。

2023年5月6日三诊：患者疼痛感基本好转，未再出现放电样疼痛，纳眠可，二便调。嘱患者在日常生活中需调节情绪，减轻压力。

按语：《灵枢》云："虚邪之中人也……搏于皮肤之间，其气外发，腠理开，毫毛摇，气往来行，则为痒，留而不去，则痹。"此病的发生包括内、外因素，外因可由风寒湿邪、风湿热邪所致，内因多由正气不足，外邪乘虚侵袭人体经络、关节、肌肉，日久反复不愈，而发为痹病。因肝主筋，脾主肌肉，肾主骨，故此病与肝、脾、肾关系密切。

患者发病部位虽在全身，但以胁肋部、大腿内侧、上肢内侧疼痛较为严重，从经络走向来看，胁肋部为少阳经循行处，上肢及大腿内侧为厥阴经循行处，且患者常有气短乏力、疲劳等表现，考虑因病程日久耗伤气血导致；正气亏虚不能抵御外邪，故感染新型冠状病毒后症状加重。方选八珍汤合小柴胡汤加减治疗。中焦脾胃为气血生化之源，党参补益脾胃之气，白术与党参相配，可增强益气补脾之力，因睡眠不佳，故茯苓改为茯神，与白术相配，前者渗湿助运，走而不守，后者补中健脾，守而不走，二者相辅相成。气血亏虚，血滞脉内，脏腑形体失濡，故需补血行滞。生地黄滋补阴血；当归养肝补血、和血调经；白芍养血敛阴，缓急止痛；川芎上行头目，下行血海，中开郁结，旁通络脉。诸药合用，补气和补血合二为一，共收气血双补之功。疼痛以少阳、厥阴经走行部位为重，小柴胡汤中的柴胡主入肝胆，既可透散少阳之邪，又能舒畅经气之郁滞。因痰湿不明显且无胃肠道相关不适，故去半夏。情绪问题较重，并可因情绪不佳而致症状加重，故加入百合与生地黄组成百合地黄汤，百合不仅能补虚滋养，还可镇静祛邪。牡丹皮、红花旨在增强活血化瘀之功。复诊时因大便次数较多，将苦寒之黄芩、枳壳减量，减弱苦寒泻下的功效，另加入炒薏米健脾止泻，防止泻下太过而损伤正气。

针刺治疗时取天地针（中脘、关元穴）补益中焦脾胃，针刺百会可补气养心安神，足三里、三阴交、太溪穴刺之可肝脾肾同调，蠡沟为肝经络穴，取"病久痛久则入血络"的治疗思路，复溜为肾经母穴，因久病体虚，当"虚则补其母"。合谷、太冲为四关穴，且均为原穴，可调理脏腑气血，通达三焦气机，改善内脏功能，发挥扶正祛邪的作用。太冲又为冲脉之支别处，与冲脉、肾脉脉气相应，故亦可调理冲、肾脉。总之，诸穴合用，达镇静安神、健脾养肝强肾、调理冲任、扶正培元之目的。针灸的主要作用是"通经络、调气血"，故疼痛类疾病是针灸的优势病种之一，临床常用的针刺取穴方法包括郄穴止痛法、络穴止痛法、根结穴止痛法、子母配穴止痛法、交通阴阳止痛法、辨经止痛法、缪刺止痛法、按经气流注取穴止痛法等，可根据病情灵活运用。

（九）慢性吉兰-巴雷综合征

病例1：患者吕某，男，32岁。初诊日期：2019年8月8号（住院）。

主诉：四肢麻木无力伴频繁呕吐5个月余。

现病史：患者于2019年2月20日无明显诱因出现腹痛、腹泻，恶心、呕吐，四肢麻木，症状逐渐加重，不能站立行走及持物，双下肢肌肉酸痛，双足发凉，呼吸困难，双眼视力下降，3月7日在天坛医院被确诊为"吉兰-巴雷综合征"，并给予免疫球蛋白等对症治疗，经治四肢麻木力弱减轻，可缓慢行走约200m，但仍精神弱，倦怠懒言，频繁恶心、呕吐，每日5~8次，食入即吐，胃脘部嘈杂不适，无反酸及胃灼热，大便质稀，每日1~3次，睡眠可。近半年体重下降约45kg。

既往史：2019年4月份于某医院行胃镜检查，结果示非萎缩性胃炎伴糜烂，十二指肠球炎；腹部B超显示胆结石。

查体：形体消瘦。舌淡暗，苔薄白，边有齿印，脉沉细无力。

辨证分析：患者平素工作劳累，正气不足，发病前不慎感外邪，邪气乘虚而下陷，脾胃功能受损，升降失常，清气不升，浊气不降，故出现腹泻、恶心、呕吐；脾胃为后天之本，气血生化之源，脾主肌肉四肢，患者脾胃功能虚弱，受纳运化失常，气血津液生化乏源，肌肉筋脉失于荣养，故出现四肢麻木力弱。

西医诊断：慢性吉兰-巴雷综合征

中医诊断：痿证（脾胃虚弱，筋脉失养）

治法：健运脾胃、荣养筋脉。

针刺取穴：老十针选穴。即上脘、中脘、下脘、气海、天枢（双）、内关（双）、足三里（双）。

操作：常规毫针刺，行补法，留针30分钟，每周治疗5次。

中药处方：四君子汤合小半夏汤加减。党参15g，炒白术30g，茯苓30g，陈皮30g，焦三仙各10g，枳壳12g，清半夏9g，赭石^{先煎}10g，炙甘草6g。浓煎100ml，分4次服用（包括睡前服用1次）。

2019年8月12日二诊：治疗后患者呕吐次数减少，每日3~5次，食入即吐症状减轻，可少量进食，但服药后出现夜间腹泻，质稀，不成形，5~8次，质不黏，无臭味。舌淡暗，苔薄白，边有齿印，脉沉细无力。

针刺取穴不变，加神阙穴行艾灸疗法，每次30分钟，每日2次。

中药处方：上方加诃子肉15g。调整为：党参15g，炒白术30g，茯苓30g，陈皮30g，焦三仙各10g，枳壳12g，清半夏9g，赭石^{先煎}10g，诃子肉15g，炙甘草6g。浓煎100ml，分4次服用。嘱中药汤剂改为白天服用，睡前服用暂停。

2019年8月19日三诊：患者症状明显缓解，近日未再出现呕吐，进食量逐渐增加，每日进主食量3~4两（150~200g），夜间大便1~2次，质稀。四肢麻木、乏力的症状亦改善。

中药汤剂不变，针刺取穴加用督脉十三针选穴，与老十针交替使用。

2019年8月21日四诊：患者诸症改善，每日可行走1000m左右，精神状态好转，未再呕吐，夜间大便1~2次，近半个月体重增加2kg。暂停针刺，中药处方则于上方基础上减赭石，继服7剂以巩固疗效。

按语：痿证是指肢体痿弱无力，肌肉萎缩，甚至运动功能丧失而成瘫痪的一类病证。四肢均可罹患，但以下肢多见，一侧或两侧同病，故又称"痿躄"。轻症患者感觉运动功能减弱，重症患者则完全不能动弹，后渐至肌肉萎缩软瘫。

《素问·痿论》曰："论言治痿者，独取阳明何也？岐伯曰：阳明者，五脏六腑之海，主润宗筋，宗筋主束骨而利机关也。冲脉者，经脉之海也，主渗灌溪谷，与阳明合于宗筋，阴阳总宗筋之会，会于气街，而阳明为之长，皆属于带脉，而络于督脉。故阳明虚则宗筋纵，带脉不引，故足痿不用也。"强调治疗痿证时要重视补益后天。因肺之津液来源于脾胃，肝肾的精血有赖于脾胃的生化。若脾胃虚弱，受纳运化功能失常，精血津液生化之源不足，肌肉筋脉失养，则肢体痿软。若脾胃功能健旺，气血津液充足，脏腑功能转旺，筋脉得以濡养，则有利于痿证的恢复。

"老十针"以中脘、足三里为主穴，中脘为任脉与手太阳、少阳、足阳明经交会穴，可通达四经，治疗诸经脉循行部位及所属胃腑之病证，如胃肠疾病、头面痛等。中脘亦为足阳明胃经气聚汇之处，可助胃消化水谷，温通腑气，升清降浊，调理中焦。足阳明胃经为多气多血之经，足三里又为其合穴，因此其功效较为广泛。《灵枢·五邪》言："邪在脾胃，则病肌肉痛。阳气有余，阴气不足，则热中善饥。阳气不足，阴气有余，则寒中肠鸣、腹痛。阴阳俱有余，若俱不足，则有寒有热，皆调于三里。"可见其不仅善治吐泻等脾胃疾患，还可作为调节全身的强壮穴。足三里行补法则有健脾和胃、益气升清之功；足三里行泻法则有降逆化浊、通调肠腑之效。中脘与足三里相配伍，可调中益气、升清降浊、调理肠胃及气血。上脘、下脘与中脘统称三脘。三脘配合，具有调理胃腑受纳、腐熟和吸收水谷之功。气海可生发元气，鼓动气化，以助运化之机，且能通调任脉，温固下元。其与中脘相配，能助其益气升阳之功。天枢为大肠经之募穴，可消导积滞、调益脾气；与中脘相配，能助其调肠胃、利运化之功；与气海相配，能协同振奋下焦之阳气，以助胃肠腐熟水谷之功。内关为心包经之络穴，又为八脉交会穴，通于阴维脉。心包经"下膈，历络三焦"，心包经与三焦经相表里；阴维脉主一身之里，故内关可以治疗胃、心、胸病变；配中脘、足三里，以助其升清降浊、调理气机之功。上述诸穴配伍应用具有"和中健脾、升清降浊、调理胃肠"之功效。

四君子汤出自《太平惠民和剂局方》。方中人参甘温益气，健脾养胃，白术健脾燥湿，增强益气助运之力；茯苓健脾渗湿，苓术相配，则健脾祛湿之功益著，炙甘草益气和中，调和诸药。四药配伍共奏益气健脾之功。小半夏汤出自《金匮要略》，即"诸呕吐，谷不得下者，小半夏汤主之。"其具有化痰散饮、和胃降逆之功效。

病例2：患者王某，女，46岁。初诊日期：2023年1月12日。

主诉：四肢肌力减弱20余天。

现病史：患者20天前出现手足麻木伴肌力下降，随即出现面部浮肿伴双侧面瘫，遂就诊于当地医院并被诊断为"吉兰-巴雷综合征"，经注射免疫球蛋白治疗后，肌力略有恢复。就诊时诉双手、双足麻木感较重，双下肢力弱，可见其双侧面瘫，以左侧为重，查双下肢肌力Ⅳ级，纳眠可，小便调，大便干结，3~4日一行。

既往史：既往体健。

查体：舌尖红，苔白根部微腻，脉细滑。

辨证分析：患者先天禀赋不足，体质较弱，加之平素劳伤过度，五脏虚损。肺主皮毛、脾主肌肉、肝主筋、肾主骨、心主血脉，五脏病变，皆能致痿。

西医诊断：吉兰-巴雷综合征

中医诊断：痿证（脾胃亏虚，经脉失养）

治法：补益脾胃、调畅气机。

中药处方：五痿汤合升降散加减。党参15g，茯苓15g，生白术30g，陈皮15g，苍术12g，黄柏10g，生薏米30g，川牛膝20g，蝉蜕6g，僵蚕10g，姜黄10g，大黄5g，瓜蒌30g，炙甘草10g。每日1剂，分服2次。

针刺取穴：中脘、下脘、天枢、关元、合谷、太冲、足三里、四强、阳陵泉、三阴交、条口、承浆、水沟、印堂、攒竹、丝竹空、四白、迎香、地仓、颧髎、阳白、牵正、百会。

操作：常规毫针刺法，隔日1次。留针20分钟。

2023年1月22日二诊：患者自觉手足麻木感略有改善，下肢活动时较前轻松，面部浮肿明显消退，大便2~3日一行，但仍较干结，纳眠可，小便可。

中药处方：上方大黄改为9g，另加入火麻仁30g。调整为：党参15g，茯苓15g，生白术30g，陈皮15g，苍术12g，黄柏10g，生薏米30g，川牛膝20g，蝉蜕6g，僵蚕10g，姜黄10g，大黄9g，瓜蒌30g，火麻仁30g，炙甘草10g。每日1剂，分服2次。

针刺取穴：穴位及刺法同前。

2023年2月22日三诊：患者自行步入诊室，查双下肢肌力Ⅴ级，活动基本正常，双侧面部抬眉、鼓腮、示齿动作基本正常，略有手足麻木感，纳眠可，二便调。此次就诊后返回居住地工作，未再就诊，电话随访诉病情稳定。

按语：吉兰-巴雷综合征患者常先表现为手脚无力症状，之后逐渐在数小时至数周内向躯干部发展。若累及头部则会出现抬头困难；累及面神经会出现表情减少等症状；累及延髓支配肌时则出现进食或饮水难以下咽等症状；严重者会累及呼吸肌，导致呼吸困难，同时可出现轻度感觉异常，表现为手脚对疼痛刺激的感受减弱，并且可出现像戴了手套和穿了袜子一样的感觉。目前该病病因尚未明确，发病机制是身体的免疫系统攻击周围神经，导致神经传导受损。可能和感染、自身免疫有关，也可通过注射疫苗、手术创伤而诱发。由于患者起病后出现多种神经支配"失灵"，从而导致多组织器官功能不能正常运行，因此用于维持机体功能的各种支持治疗就显得非常重要，同时在支持治疗的基础上再进行病因治疗、免疫治疗等。

"五痿汤"原方包括人参、白术、茯苓、甘草、当归、薏米、麦冬、黄柏、知母。人参、白术、茯苓、甘草为"四君子"补益中气；因舌苔厚腻，于原方中去当归、麦冬等滋阴之品；薏米、黄柏当取其祛湿清热之效；下肢肌力减弱，加入牛膝补肝肾、强筋骨、引火下行；因舌苔厚腻，黄柏、苍术"二妙"可燥湿清热；陈皮、茯苓、甘草"二陈"理气化痰；大黄通腑逐瘀通便，推陈出新；瓜蒌可润肠通便，也可化痰湿。

针刺治疗采用补中益气"老十针"，并对症治疗面瘫及下肢活动不利。面瘫加牵正穴；下肢软弱取双侧条口穴，以达通经活络之效；四强穴为经外奇穴，条口搭配四强常用于治疗下肢痿痹麻木。

（十）尺神经损伤

病例：患者王某，男，20岁。初诊日期：2018年9月29日。

主诉：左手四、五指活动受限、麻木2个月余。

现病史：2个月前患者在打篮球时不慎摔倒，后出现左手力弱，4、5指活动受限明显，手指可轻微屈伸，但分指及并指动作不能完成，伴麻木，无疼痛，未予以诊治。半月前到某医院就诊，行肌电图检查，结果示左尺神经损伤，手部肌肉重度受损，传导功能受阻。建议其行手术治疗，因患者有畏惧心理，故拒绝手术。纳眠可，二便调。

查体：舌淡红，苔薄白，脉细滑。

辨证论治：患者在运动中不慎摔倒，致局部筋脉受损，气血壅滞，经筋失于气血荣养，故出现手指活动不利、麻木等。

西医诊断：尺神经损伤

中医诊断：痿证（气滞血瘀，筋脉失养）

治法：活血通络、濡养筋脉。

针刺取穴：中脘、关元、小海、外关、阳池、腕骨、后溪、液门、中渚、滑肉门（患侧）、上风湿点（患侧）、上风湿外点（患侧）、商曲（健侧）。

操作：毫针刺法，以补法为主，留针20分钟。每周3次。

2018年10月11日二诊：治疗5次后，患者左手指屈伸幅度增加，握力较前改善，4、5指行分指及并指动作时仍较困难，仍感麻木，遂加少泽、关冲点刺放血，每周2次，余取穴不变，继续治疗。

治疗20多次后，患者手指屈伸、握力及分指、并指动作均有明显改善，麻木症状亦减轻。

按语： 中脘为任脉与手太阳、手少阳、足阳明经交会穴，胃之募穴，八会穴之腑会。针刺此穴可振奋阳气、温经散寒，除可治疗胃脘痛等消化道疾患外，因其可鼓舞中焦之气，灌溉四旁，使四肢得以温煦，从而治疗四肢无力、肌肉萎缩等病证。还可用于治疗冻疮、头痛等多种疾病。关元是小肠之募穴，为任脉与足三阴经的交会穴，有培肾固本、补气回阳的作用。中脘与关元，在腹针中被称为"天地针"，两穴合用有补脾肾的作用。滑肉门（患侧）、上风湿点（患侧）、上风湿外点（患侧）、商曲（健侧）等穴是按照薄智云老师的腹针理论所选取的穴位，配合常规选穴可提高临床疗效。

（十一）血管性帕金森综合征

病例：患者李某，男，70岁。初诊日期：2019年11月20日。

主诉：行走不稳、动作迟缓逐渐加重4年余。

现病史：患者自2015年初突发右侧肢体活动不利，言语不清，诊为脑梗死，经住院治疗后好转，但仍有右下肢行走不利，右上肢抬举费力、握物欠牢，言语欠利等表现；后逐渐出现行走不稳，动作迟缓，反应迟钝，记忆力下降。2017年复查头颅磁共振，结果显示双侧底节区、脑室旁多发梗死灶，考虑为血管性帕金森综合征，口服茴拉西坦、石杉碱甲等药物后症状无改善，并自觉症状逐渐加重，行走不稳，呈"小碎步"，前冲步态，动作迟缓，全身拘紧不适，恶风寒，双上肢时有不自主抖动，记忆力明显减退，表情呆板，言语欠清晰，偶有饮水呛咳，喜温热饮食，小便频数，大便时干时稀。

既往史：既往有高血压病病史20余年，2型糖尿病病史10年余，高脂血症病史20余年。

查体：舌质暗，舌体胖大，苔白，呈水滑苔，脉弦细滑。

辨证分析：患者年已七旬，脏腑功能衰退，肾阳不足则肢体筋脉失其温煦；肾虚则气化失常；火不暖土，脾肾阳虚，水液代谢障碍，水饮内生，泛于体内，故诸症渐起。

西医诊断：血管性帕金森综合征

中医诊断：颤证（阳虚水泛证）

治法：温补脾肾之阳、化气行水。

针刺取穴：督脉十三针选穴加减。百会、风府、大椎、陶道、身柱、神道、至阳、筋缩、脊中、悬枢、命门、腰阳关、长强、后溪、申脉、太溪。

操作：①患者取俯卧位，选用细火针，将针尖及针体烧至通红后刺入督脉十三针选穴处，深度0.5～1寸，速刺疾出，出针后用消毒干棉球重按针眼片刻；嘱患者24小时内针孔处不能沾水。每周治疗3次。

②采用毫针刺法，督脉十三针选穴处行针时向上斜刺0.5～1寸，后溪、太溪穴直刺1～2寸，申脉直刺0.3～0.5寸，均采用补法，留针30分钟；每周治疗3～4次。

中药处方：真武汤加减。黑顺片^{先煎}6g，白芍12g，炒白术30g，生姜6g，茯苓30g，山药30g，桂枝10g，鸡血藤30g，伸筋草15g，桑寄生20g，炙甘草6g。水煎服，每日1剂。

2019年12月2日二诊：治疗后患者全身恶风寒及肢体僵硬感减轻，但仍感记忆力减退，表情呆板，言语不清，行走不稳，呈"小碎步"，动作迟缓，双上肢轻微颤动，纳眠可，喜温热饮食，小便频数，大便调。舌暗，苔白水滑，脉弦细滑。

中药处方：上方改黑顺片10g。调整为：黑顺片^{先煎}10g，白芍12g，炒白术30g，生姜6g，茯苓30g，山药30g，桂枝10g，鸡血藤30g，伸筋草15g，桑寄生20g，炙甘草6g。水煎服，每日1剂。

针刺取穴：仍以督脉十三针选穴为主，刺法不变。

2020年1月5日三诊：治疗1个多月后患者诸症明显减轻，行走平稳，步态近于正常，动作较前灵活。纳眠可，二便调。随访1年，患者自诉病情稳定，未再进展加重。

按语：血管性帕金森综合征是症状类似帕金森病的一种血管障碍性疾病。本病属于中医学"颤证"范畴。因辨证阳虚水泛，故采用真武汤温肾化气行水。方中黑顺片大辛大热，为君药，温肾暖土，助阳行水以治本；茯苓为臣，健脾渗湿；生姜宣肺以助其通调水道，亦助附子以温阳祛寒，助茯苓以温散水气；佐以白术健脾祛湿补中焦，使水有所制；芍药加甘草酸甘化阴以制约附子、生姜温燥之性，还可防白术、茯苓祛湿伤阴之弊。

从经络辨证角度分析，本病属于督脉病变。督脉十三针具有"疏通督脉、调和阴阳、补脑益髓、镇静安神"之作用。贺普仁教授认为火针具有振奋阳气、化痰祛饮的作用，"阳气者，精则养神，柔则养筋"，用火针点刺督脉十三针选穴可疏通并濡养督脉；火针点刺命门可温肾助阳，进而温化水饮；后溪为八脉交会穴，通督脉，刺之可调督助阳；申脉通阳跷脉，可调节肢体运动；太溪刺之可补肾益髓。

（十二）特发性震颤

病例：患者李某，女，49岁。初诊日期：2023年2月7日。

主诉：头部不自主颤动1年。

现病史：患者1年前无明显诱因出现头部不自主颤动，震颤幅度与情绪相关，急躁易怒，记忆力减退，自觉渐进性听力下降、嗅觉减退，时有烘热汗出，口干口渴，腰膝酸软怕冷，日间精神欠佳，夜眠不安，入睡困难，梦多，纳可，小便频，夜尿3次，大便正常。

既往史：体健，已停经。

查体：舌红，苔薄白，有齿痕，脉细弦。

辅助检查：颅脑CT检查提示未见异常。

辨证分析：患者年已七七，天癸已竭，脏腑功能渐衰，精血津液及阳气日渐虚损，督脉失充、脑髓失养、神机失守而发为本病。

西医诊断：特发性震颤

中医诊断：颤证（督脉失充，脑髓失养）

治法：温养督脉、安神止颤。

针刺取穴：①主穴1：百会、风府、大椎、陶道、身柱、神道、至阳、筋缩、脊中、悬枢、命门、腰阳关、长强。配穴：上星、印堂、迎香、耳门、听宫、听会、翳风。②主穴2：中脘、关元、肓俞。配穴：百会、四神聪、神庭、本神、神门、上星、印堂、迎香；耳门、听宫、听会、翳风。

操作：督脉十三针选穴处用火针点刺，余穴位行毫针针刺后留针。

行仰卧位治疗时仅使用毫针微通并留针25分钟，俯卧位行火针点刺后以毫针微通并留针25分钟，俯卧组穴与仰卧组穴交替使用，每周共治疗3次。

中药处方：六味地黄丸合酸枣仁汤加减。陈皮12g，茯神30g，白芍15g，麦冬6g，当归尾15g，炒酸枣仁30g，醋北柴胡10g，石决明30g，煅龙骨[先煎]15g，熟地黄20g，炒白术20g，山药30g，川芎10g，山茱萸15g，牡丹皮10g，炙甘草10g。水煎服，每日1剂。

2023年3月8日二诊：患者治疗1个月后，头部不自主颤动较前明显减轻，烘热汗出改善，但腰以下仍怕冷，腰膝酸软，纳可，眠差，仍尿频，大便调。舌淡暗，苔薄白，有齿印，脉细滑。

针刺取穴和穴位操作方法同前。

中药处方调整为：封髓潜阳丹加减。黑顺片[先煎]10g，砂仁[后下]10g，醋龟甲[先煎]12g，关黄柏6g，熟地黄15g，山茱萸10g，山药10g，珍珠母[先煎]30g，炒酸枣仁20g，炙甘草10g。水煎服，每日1剂。

2023年3月31日三诊：治疗3周后，患者头部不自主颤动明显减轻，烘热汗出改善，腰以下怕冷及腰膝酸软症状减轻，纳可，眠可，尿频改善，大便调。舌淡暗，苔薄白，有齿印，脉细滑。暂停中药治疗。继续行针刺治疗3次以巩固疗效。

按语："督脉者，精髓升降之道路也"。督脉为病，当"实则脊强反折，虚则头重，高摇之"。治疗以王乐亭"督脉十三针"达疏通督脉、调和阴阳、补脑益髓、镇静安神之效；以周德安教授"四神方"镇静安神、健脑定志；结合微通法、温通法以引火归元、温阳益髓、

温督益脑、定志止颤；第1个疗程的中药处方以六味地
黄丸合酸枣仁汤加减起补益肝肾、安神定志之效，阴中
求阳；第2个疗程四诊合参，改用封髓潜阳丹加减起温
阳益肾、滋肾养心、安神止颤之效，"分调合施，治神
在实"，特色鲜明，标本兼治。

（十三）梅杰综合征

病例：患者李某，女，69岁。初诊日期：2023年
4月13日。

主诉：双眼睑不自主痉挛8年余。

现病史：8年前患者无明显诱因出现双眼睑痉挛，
眨动频繁，2020年于中日友好医院确断为"梅杰综合
征"，口服氯硝西泮治疗，但症状改善不明显，现双侧
眼睑重度痉挛，频繁眨眼，睁眼困难，影响视物，畏
光，需别人搀扶行走辨别方向，口周及下颌部肌肉不自
主颤动痉挛，致使言语断续弛缓，并自觉面部板滞感，
偶有头晕，平素性急易怒，思虑重，肌肉抽搐症状与情
绪相关，无视物成双，夜眠不安，自觉彻夜不能入睡，
喜冷饮，纳可，二便调。

既往史：否认其他疾病史。

查体：舌红，有裂纹，苔薄干，脉稍弦。

辅助检查：颅脑CT及MRI检查提示未见异常。

辨证分析：患者年近七旬，脏腑功能渐衰，肝血不
足，肾精亏虚；加之平素情志不调，肝郁化火，久则耗
伤营阴，下焦肾水不足，水不涵木，肝阳上亢化风，上
扰清窍，故出现眼睑痉挛、口眼不自主努动等症状。

西医诊断：梅杰综合征

中医诊断：目眴（阴虚风动）

治法：滋阴息风。

针刺取穴：百会、四神聪、本神、神庭、神门、攒竹、丝竹空、四白、合谷、太冲、三阴交。

操作：合谷行"赤凤迎源"手法，以针感沉紧或患者自觉酸胀为度。仰卧位行针得气后留针25分钟，用红外线灯照射腹部，且距皮肤60cm。每周治疗2次。

初次针灸后患者面部肌肉痉挛症状显著改善，可灵活睁、闭眼，言语顺畅，情绪较治疗前改善明显。

2023年4月20日二诊：自述症状较前明显改善，痉挛程度减轻，松快感每日可维持3~4小时，夜眠不安症状改善，每晚可睡3~4小时，口干口淡乏味。继用前方治疗。

2023年5月12日三诊：持续治疗3周后患者要求配合汤药治疗。中药处方：芍药甘草汤合镇肝熄风汤加减。白芍30g，醋龟甲^{先煎}15g，煅赭石^{先煎}15g，牛膝10g，熟地黄15g，炒白术30g，茯神15g，天麻12g，钩藤^{后下}15g，生龙骨^{先煎}30g，生牡蛎^{先煎}30g，炙甘草6g。水煎服，每日1剂。

2023年5月20日四诊：服药1周后患者症状显著改善，面部痉挛程度显著减轻，不自主眨眼频率显著降低，视觉不受限，畏光较前改善，情绪平和，夜眠6小时。舌淡红，苔薄白，脉缓稍弦。中药处方：于上方基础上加醋香附10g，继续治疗3周。3周后患者自诉症状改善显著，仅有轻度胞轮震颤。遂嘱患者调畅情志，调摄饮食。后续随访发现该患者症状稳定。

按语：梅杰综合征主要表现为双眼睑痉挛、口下颌肌张力障碍、面部肌张力失调样不自主运动。目前该病病因尚不明确，临床表现并不刻板，而是变化多端，需要与特发性面肌痉挛、三叉神经痛、重症肌无力、抽动秽语综合征等相鉴别，本病患者往往伴有睡眠障碍及情绪低落、紧张、焦虑等。

本案患者高龄，四诊合参辨为阴虚风动，针方以"四神方"为主达安神定志、健脑止颤之效，以远近配穴法调达患处与周身气机，并用四白调补后天气血、健运中州使生化有源；中药方剂以芍药甘草汤合镇肝熄风汤加减以滋阴息风、柔筋止颤，适量联合疏肝之品可促使气机调达而诸症渐消。

（十四）肋间神经痛

病例：患者刘某，女，60岁。初诊日期：2018年5月2日。

主诉：左胁肋部剧烈疼痛20余天。

现病史：患者自20多天前无明显诱因突然出现左胁肋部疼痛，针刺样跳痛呈带状分布，约15cm宽，程度剧烈，部位固定，入夜尤甚，遂到北大医院就诊。行全腹B超及泌尿系CT检查，结果示阴性；做心电图及心肌酶谱、TNI等化验，结果显示正常；于骨科做胸椎磁共振检查，结果示未见异常。医生未予以明确诊断，行氨酚羟考酮口服治疗。因畏惧药物副作用，患者共服用6片氨酚羟考酮后自行停用。心烦易怒，纳差，眠差，二便调。

既往史：既往有类风湿关节炎病史30余年。

查体：左胁肋部皮肤颜色正常，未见疱疹分布。舌暗，有瘀斑，苔白，脉细弦。

辨证分析：患者既往有类风湿关节炎病史30余年，久病致虚，久病入络，胁肋部属肝胆经循行所过之地，肝胆经脉气血运行不畅，瘀血阻滞，不通则痛。针刺样跳痛，程度剧烈，部位固定，入夜尤甚，舌暗有瘀斑，苔白，脉细弦等均为瘀血阻络使然。

西医诊断：肋间神经痛、隐性带状疱疹？

中医诊断：胁痛（瘀血阻滞）

治法：活血祛瘀、通经活络。

针刺取穴：阿是穴、支沟、阳陵泉、足临泣、丘墟。

操作：阿是穴（左侧胁肋部）用一次性采血针点刺放血，放血后拔罐；支沟、阳陵泉、足临泣、丘墟行毫针刺法，施以提插捻转泻法，留针30分钟。

2018年5月3日二诊：患者自述治疗当日疼痛明显减轻，疼痛程度缓解约50%，可入睡，舌脉同前。效不更方，继续治疗。

2018年5月4日三诊：患者述局部疼痛明显减轻，疼痛程度缓解约90%，疼痛范围明显缩小，仅左乳下有一痛处。遂在此痛点放血拔罐，余取穴及操作同前。

按语：肝胆病变常导致胁痛。如《素问·热论篇》曰："三日，少阳受之，少阳主胆，其脉循胁络于耳，故胸胁痛而耳聋。"《灵枢·五邪》亦曰："邪在肝，则两胁中痛。"肝位居于胁下，其经脉循行两胁，胆附于肝，与肝呈表里关系，其脉亦循于两胁。肝为刚脏，主疏泄，性喜条达；主藏血，体阴而用阳。若情志不舒，饮食不节，久病耗伤，劳倦过度，或外感湿热等病因，累及于肝胆，可导致气滞、血瘀、湿热蕴结，肝胆疏泄不利，或肝阴不足，络脉失养，皆可引起胁痛。

胁痛的治疗着眼于肝胆，并分虚实而治。实证宜理气、活血通络、清热祛湿；虚证宜滋阴养血柔肝。临床上还应根据"痛则不通""通则不痛"的理论，以及肝胆疏泄不利的基本病机，适当配伍疏肝理气、利胆通络之品。

本患者辨证为瘀血阻滞，不通则痛。主要采取放血疗法，并根据经络辨证选取厥阴经及少阳经穴。《灵枢·小针解》曰："宛陈则除之者，去血脉也。"即指以放血疗法祛除恶血，以达祛瘀滞、通经络的作用。正如《素问·调经论》云："刺留血奈何？岐伯曰：视其血络，刺出其血，无令恶血得入于经，以成其疾。"由于气血相互依存，决血以调气，可起到疏通经络、调和气血的作用。支沟为手少阳经的经穴，阳陵泉为足少阳经的合穴，足临泣为足少阳经的输穴，丘墟为足少阳经的原穴，"经脉所过，主治所及"，上述穴位相配以达疏肝利胆、通经活络之效，经络通而气血行，通则不痛。

（十五）眩晕

病例1：患者曹某，男，82岁。初诊日期：2019年

6月6日。

主诉：发作性眩晕1个月余。

现病史：患者自4月份开始无明显诱因突然出现头晕，伴视物晃动感，站立不稳欲摔倒，心慌汗出，耳鸣，每次发作可持续几秒钟至1分钟，无恶心、呕吐，发作后耳鸣随之消失，发作时神志清楚，与头位改变无关。每日发作5~6次，平素时有头昏沉，偶有耳后疼痛，遂到安贞医院就诊。前庭功能检查结果示未见异常；颅脑MRI检查结果亦示正常；颅脑MRA示双侧椎动脉狭窄；颈椎CT示颈椎间盘突出（$C_{3~7}$）。建议其行椎动脉支架手术，但患者拒绝。纳少，眠可，小便调，大便1~3次/日，成形。

既往史：冠心病病史10余年；高脂血症病史10余年；曾有血小板减少病史，已治愈。

查体：舌淡暗，苔白厚腻，脉弦滑。

辨证分析：患者年逾八旬，脏腑功能渐亏，脾虚失运，痰湿内生，气机阻滞，日久气血运行不畅，痰瘀蒙蔽清窍，故眩晕时作、耳鸣；痰湿内停，故心慌、汗出；脾不运化故纳少，大便次数多。

西医诊断：后循环缺血

中医诊断：眩晕（痰瘀蒙蔽清窍）

治法：健脾化痰、活血通络。

针刺取穴：百会、头维、神庭、丝竹空、攒竹、风池、天柱、中脘、天枢、合谷、足三里、阴陵泉、丰隆、内庭。

操作：毫针刺，行平补平泻法。每周3次，每次留针30分钟。

2019年6月11日二诊：患者述针刺后第2天、第3天均未发作眩晕，昨日劳累后又发作两次，持续10余秒，无恶心、呕吐，仍有心慌、汗出。纳少，眠可，大便每日1~3次。

针刺取穴：在前穴基础上加内关，加头针晕听区。

2019年6月12日三诊：昨日针刺后至今日上午一直未发作眩晕，食量增加，眠可，大便2次，成形。继续行针刺治疗以巩固疗效。

按语：眩晕又称为"头眩""风眩"等，既可单独存在，亦可与他证同时出现。本患者证属虚实夹杂，治疗应标本兼顾，中脘、天枢、合谷、足三里、阴陵泉、丰隆、内庭等穴可健运脾胃，祛湿化痰；百会、头维、神庭、风池、天柱穴则以经络辨证为主，直疏经络，调和气血。攒竹、丝竹空穴为治疗眩晕的经验效穴。近端取穴与远端取穴相结合，标本兼治，效果甚佳。

病例2：患者张某，女，51岁。初诊日期：2023年3月25日。

主诉：突发眩晕2小时。

现病史：患者2小时前在陪家属看病期间突然出现眩晕，视物旋转，不敢睁眼，恶心欲吐，心慌汗出，持续10余秒，发作与头位有关，向左转头时易发作，平素情绪焦虑，心烦性急，口干，时有烘热汗出，手足心热，纳可，眠差，二便调。绝经1年余。

既往史：既往体健。

查体：舌红少苔，脉细数。

辨证分析：患者年逾七七，天癸已竭，肝肾阴虚，加之平素思虑过度，性急易怒，更加耗伤阴液，水不涵木，肝阳上亢而化风，故出现眩晕时作；口干、烘热汗出、手足心热均为阴虚内热之象；水火失济、心肾不交，故而失眠。

西医诊断：耳石症？

中医诊断：眩晕（肝肾阴虚，肝阳上亢）

治法：滋阴潜阳、息风止晕。

针刺取穴：百会、四神聪、神庭、头维、攒竹、丝竹空、晕听区、肓俞、关元、复溜、曲泉、合谷、太冲。

操作：毫针刺，行平补平泻法，留针30分钟。

针后患者即感眩晕消失，但仍有疲乏困倦感。从患者发病的形式及临床表现特点来看，考虑为耳石症，虽针后症状缓解，仍嘱其尽快到五官科就诊查前庭功能，以进一步明确诊断。

次日患者到五官科就诊，明确诊断为耳石症，并予以复位。门诊继续针刺治疗失眠等其他病证。

按语：针刺对症治疗眩晕的效果甚佳，但眩晕病因复杂，临床一定注意西医诊断与鉴别诊断。根据疾病发生的部位，眩晕一般可分为周围性和中枢性，相对而言，前者的发生率更高。在临床实践中，可将脑干、小脑神经核以及核上性病变所造成的眩晕称为中枢性眩晕，反之，则称为周围性眩晕。中枢性眩晕常见的病因包括小脑、脑干梗死或出血、占位、感染及多发性硬化等等。周围性眩晕常见于耳石症、梅尼埃病、前庭神经炎、迷路炎等等。临证当注意鉴别,切不可忽略西医辅助检查而延误疾病。

病例3:患者董某,男,67岁。初诊日期:2023年12月20日。

主诉:发作性眩晕、呕吐伴行走不稳1周。

现病史:1周前无明显诱因出现发作性眩晕伴呕吐,走路不稳,遂于当地医院行颅脑CT及MR检查,结果提示未见异常,诊断为"前庭神经炎"。来诊时眩晕明显,伴恶心,行走不稳,右肩疼痛,夜间痛甚,上举及后伸困难,汗出较多,口干,双下肢乏力伴酸软,纳呆,胃脘痞满,眠差,大便黏滞不爽。

既往史:既往体健。

过敏史:磺胺类药物过敏。

查体:舌红少苔,有裂纹,脉滑数。

辅助检查:颈椎MR示硬膜囊受压,椎间隙变窄。

辨证分析:患者年过六旬,脏腑功能渐衰,脾胃虚损,运化失职,水停心下,清阳不升,浊阴上冒,故出现头目昏眩、眠差;湿浊阻滞经络,故出现肩痛、下肢酸软乏力。

西医诊断:前庭神经炎

中医诊断:冒眩(脾虚湿蕴,清窍失养)

治法:健脾化湿。

中药处方:茯苓桂枝白术甘草汤合泽泻汤加减。茯苓15g，桂枝15g，生白术15g，泽泻15g，葛根15g，山药30g，姜半夏9g，天麻15g，钩藤15g，炙甘草6g。水煎服，每日1剂。

2023年12月27日二诊：患者已无眩晕、呕吐，行走正常，纳眠可，二便调。舌红，苔薄白，脉弦滑。

按语：眩晕的病因复杂，可由风、痰、虚引起，故有"无风不作眩""无痰不作眩""无虚不作眩"的说法。从"前庭神经炎"这个诊断角度分析，目前急需利水消肿（针对神经炎症水肿），《伤寒论》云："伤寒，若吐、若下后，心下逆满，气上冲胸，起则头眩，脉沉紧……茯苓桂枝白术甘草汤主之。"《金匮要略》云："心下有支饮，其人苦冒眩，泽泻汤主之。"茯苓桂枝白术甘草汤与泽泻汤常用于治疗饮停心下，清阳不升，浊阴上犯所致头晕目眩等证，以达温阳化饮，健脾利湿之效。方中泽泻甘淡，利水渗湿，使水湿从小便而出；白术甘苦，健脾益气，利水消肿，助脾运化水湿，两药相须为用，重在利水，兼健脾以制水；姜半夏即为生姜加半夏之小半夏汤，半夏化湿除痰，和胃降逆，配以生姜既可制约半夏毒性，又可增强其温中和胃止呕之作用。详细问诊发现舌红少苔有裂纹为患者自小可见之舌象，故临床诊断不作重点参考使用，但可考虑此舌象的出现提示胃气不足、脾失健运，遂加入山药健脾，天麻、钩藤平肝息风止晕，葛根通经活络治疗项背不适。

（十六）快速眼动睡眠行为障碍

病例1：患者王某，男，61岁。初诊日期：2021年

11月30日。

主诉：睡眠中出现异常行为4年余，加重半年。

现病史：患者4年前因工作压力较大，出现睡眠欠佳、睡眠中易惊醒的症状，但未规范治疗。后症状逐渐加重，近半年来常于睡眠中大喊大叫，时有坐起伴挥舞手臂，严重时从床上坠落，并多次因坠落受伤，每日平均睡眠时间为4～5小时，时有心慌胸闷，纳尚可，大便调，小便频。

既往史：高血压病病史；房颤、房扑射频消融术后；睡眠呼吸暂停综合征。

查体：舌暗红，苔白微腻，脉弦滑。

辨证分析：患者饮食不节，脾胃受损，运化失职，痰湿内生，气血运行不畅致瘀血阻络，脑窍失养，元神受扰；加之平素工作压力大，肝郁不畅，郁而化火，阳亢化风，心神不安，导致魂不藏、神不安，故于睡眠中出现异常行为。

西医诊断：快速眼动睡眠行为障碍

中医诊断：病梦（痰瘀阻窍，肝风内动，心神不宁）

治法：化痰通络、平肝息风、安神定志。

针刺取穴：百会、四神聪、神庭、印堂、神门、内关、翳风、合谷、中脘、肓俞、关元、太溪、三阴交、行间、太冲。

操作：毫针刺，留针20分钟。每周治疗3次。

2022年1月11日二诊：患者诉夜间睡眠中的惊醒次数明显减少，治疗期间未出现坠床及四肢异常行为，睡眠时间达5～6小时，纳可，二便调。舌暗红，苔微黄，脉弦滑。

针刺取穴：于前方基础上加内庭穴，所有穴位均行毫针刺，操作同前。

2022年2月16日三诊：患者诉夜间睡眠基本正常，未出现惊醒，未再出现坠床及四肢异常行为，睡眠时间为6小时左右，纳可，二便调。舌暗红，苔薄白，脉弦滑。

按语：睡眠周期包含非快动眼睡眠相和快动眼睡眠相。处于快动眼睡眠相状态时，人体脑电波和血压、心率的表现如同清醒之时，往往有清晰生动的梦境，肌肉的张力处于被抑制的状态，所以不会出现与梦境相关的动作。但如果抑制肌肉张力的机制受到了损害，就可出现与梦境相关的行为，而这种行为往往具有伤害性，此种情况被称为快速眼动睡眠行为障碍（RBD）。同时该行为也可是更严重疾病的预警症状之一，如RBD可为部分神经系统变性病的先驱症状，当引起重视。RBD的诊断除临床典型特征外，还应配合多导睡眠脑电的肌肉失弛缓表现。目前西医学治疗中多给予此类患者口服氯硝西泮等镇静药物。

中医学认为"动病从风治"，故取翳风穴平息内风，又因风常与肝相关，选取太冲、行间穴平肝息风；"怪病从痰治、怪病从瘀治"，故选取合谷、三阴交、中脘穴活血化瘀、健脾祛湿、疏经通络。考虑老年患者肝肾亏虚，遂选取关元、肓俞、太溪穴以补肾益气，同百会、四神聪、神庭、印堂、神门、内关穴相配以增强镇静安神之功。

病例2：患者师某，女，80岁。初诊日期：2023年1月3日。

主诉：眠差伴头晕10余年，加重1个月。

现病史：患者10余年前开始出现梦游现象，噩梦纷纭，夜间呓语，头晕沉不清，时有心悸、乏力、气短，自行长期服用补益中药治疗，症状未见缓解。1个月前因情绪波动致头晕加重，伴头部昏蒙感，无视物旋转，无恶心、呕吐，偶有胸闷、惊恐感，纳呆，眠欠安，小便可，大便3～4日一行。

既往史：快速眼动睡眠行为障碍病史10余年。

查体：舌红，苔黄厚腻，脉弦滑。

辨证分析：患者年过八旬，脏腑功能渐衰，加之长期不当过服滋补类药物，使得脾胃运化功能失常，痰湿内生，久而化热，痰热上蒙清窍，故而出现头晕；痰热扰心，故有胸闷、惊恐及夜寐不安表现。

西医诊断：快速眼动睡眠行为障碍

中医诊断：病梦（痰热内扰）

治法：清热化痰、安神开窍。

中药处方：温胆汤合柴胡加龙骨牡蛎汤加减。陈皮15g，茯神15g，清半夏9g，北柴胡10g，黄芩10g，党参15g，焦三仙各10g，枳实12g，生龙骨[先煎]30g，生牡蛎[先煎]30g，柏子仁12g，瓜蒌30g，炙甘草10g。每日1剂，分服2次。

2023年1月19日二诊：患者头晕及昏蒙感症状略有减轻，但仍心中烦闷、易惊，噩梦纷纭，时有气短乏力，纳眠尚可，小便可，大便干燥，2～3日一行。舌红，苔黄偏厚，脉弦滑。

中药处方：上方基础上加煅磁石^{先煎}30g，生白术36g，大黄9g，桂枝12g。调整为：陈皮15g，茯神15g，清半夏9g，北柴胡10g，黄芩10g，党参15g，焦三仙各10g，枳实12g，生龙骨^{先煎}30g，生牡蛎^{先煎}30g，柏子仁12g，瓜蒌30g，煅磁石^{先煎}30g，生白术36g，大黄9g，桂枝12g，炙甘草10g。每日1剂，分服2次。

2023年2月9日三诊：患者诉头晕基本改善，惊恐感偶有发作，服药后梦游症状再无发作，夜间呓语明显减少，纳可，小便可，大便1～2日一行，质地偏干难解。舌红，苔根部微厚，脉弦滑。

中药处方：上方将枳实改为15g，生白术改为45g，去大黄，另加入火麻仁30g。调整为：陈皮15g，茯神15g，清半夏9g，北柴胡10g，黄芩10g，党参15g，焦三仙各10g，枳实15g，生龙骨^{先煎}30g，生牡蛎^{先煎}30g，柏子仁12g，瓜蒌30g，煅磁石^{先煎}30g，生白术45g，火麻仁30g，桂枝12g，炙甘草10g。每日1剂，分服2次。

按语：患者认为心悸、气短系自身气血虚弱所致，遂服用补益药治疗。但从患者舌脉及临床表现来看，则为"一派实象"，故予温胆汤合柴胡加龙骨牡蛎汤加减。温胆汤为古代的壮胆方，亦是传统的清热化痰和胃方，有镇静、抗焦虑、抗抑郁的作用，常适用于以恶心呕吐、眩晕、心悸、失眠、易惊等为特征的疾病。柴胡加龙骨牡蛎汤是古代的精神、神经、心理疾病用方，具有抗抑郁，改善焦虑情绪，镇静、安眠、抗癫痫等作用，适用于以胸满、烦惊、身重为特征的疾病。除此之外，本方还能改善睡眠质量，消除惊恐不安感，尤其对睡眠障碍、梦游症等有很好的临床应用价值。方中加入焦三仙以健脾助运化，柏子仁养心安神通便，瓜蒌清热化痰、润肠通便。柴胡加龙骨牡蛎汤的原方中使用了"铅丹"，但因此药物具有毒性，故用磁石代替铅丹，磁石味咸，咸主降，可用于治疗狂躁、焦虑等，方中神曲可化解金石之物所致的不良影响。因大便干燥数日未行，予生白术加量，既能健脾也可润肠通便。大黄、桂枝为柴胡加龙骨牡蛎汤原方中药味，二诊时加入以增强荡涤肠胃，和里解外之功。三诊时，患者排便时间较前改善，但仍较干燥，遂加大枳实用量以破气消积，同时加大生白术用量以健脾通便，去大黄而加润肠增液之火麻仁，则考虑从气阴两方面共治。

（十七）原发性失眠

病例1：患者李某，女，61岁。初诊日期：2018年3月2日。

主诉：眠差4个月余。

现病史：患者于4个月前因家务事而出现情志不畅，后出现入睡困难，需2小时以上方能入睡，睡眠过程中易醒，早醒，再入睡困难，白天疲乏感明显，重时彻夜不寐，平均每晚睡眠时间约2小时，初期服用艾司唑仑后能入睡3小时左右，后效果逐渐减弱至无效，现需服用氯硝西泮1片后方能入睡3~4小时。患者平素性急易怒，心烦焦躁，口苦口臭，饮食不节，小便调，大便干。

既往史：既往体健。

查体：面色红，体胖。舌质暗红，苔黄厚腻，脉弦滑。

辨证分析：患者年过六旬，平素情志不舒，肝气郁滞，郁而化火；加之饮食不节，损伤脾胃，脾胃运化失职，痰湿内生，逐渐酿为痰热而上扰心神，故表现为不寐且心烦焦躁；痰热内阻，阴阳失调，阳不入阴，亦可出现不寐；肝郁化火乘胃，故口苦口臭。

西医诊断：原发性失眠

中医诊断：不寐（痰热内扰，阴阳失调，阳不入阴）

治法：清热化痰、调和阴阳、安神助眠。

针刺取穴：百会、四神聪、本神、神庭、中脘、天枢、内关、神门、足三里、丰隆、三阴交、内庭、照海。

操作：毫针刺，行泻法，留针30分钟，每周3次。

中药处方：黄连温胆汤加减。清半夏10g，竹茹6g，陈皮30g，枳实12g，茯神30g，黄连10g，黄芩10g，炒栀子10g，瓜蒌30g，珍珠母^先煎30g，首乌藤10g，炙甘草10g。水煎服，每日1剂。

2018年3月6日二诊：患者自述针刺当晚未服用氯硝西泮情况下睡眠较前改善，入睡时间缩短，约1小时，但睡眠持续时间仍短，4小时左右，口臭口苦、大便干结症状减轻，黄厚腻舌苔稍有改善。中药处方遂于上方基础上加生牡蛎^{先煎}30g以镇静安神，余药不变继服。又因性急易怒，心烦焦躁，针刺取穴加用蠡沟、行间以平肝泻火，百会、神庭穴加用电针。继续每周针刺治疗3次。

2018年3月13日三诊：患者自述睡眠改善，入睡时间约需40分钟，睡眠持续时间约5小时，亦无明显口臭口苦，大便基本正常。舌苔白略腻，脉弦滑。上方（二诊处方）去黄芩、黄连，加夏枯草10g与半夏配伍以交通阴阳，余药不变继服。针刺取穴继前（二诊处方）以巩固治疗。

按语： 随着生活节奏加快，竞争激烈，人们精神压力较大，久而肝气郁结化火，上扰心神而致失眠；另饮食不节，过食肥甘厚味，可致脾胃受伤，宿食停滞，酿为痰热，上扰心神，阳不入阴而发为失眠。

黄连温胆汤即温胆汤加黄连而成。温胆汤最早载于唐代孙思邈的《备急千金要方》："治大病后，虚烦不得眠，此胆寒故也，宜服温胆汤方。"方由"半夏、竹茹、枳实各二两，橘皮三两，生姜四两，甘草一两"组成。后宋代医家陈言的《三因极一病证方论》所载的温胆汤用药与此略有不同，其增加了白茯苓、大枣，减少了生姜的用量。而源自清代陆廷珍《六因条辨》的黄连温胆汤，是在《三因极一病证方论》所载温胆汤的基础上去大枣加黄连而成，主要作用是燥湿化痰，清热除烦。方中黄连燥湿化痰、清心泻火，半夏降逆和胃、除湿化痰，竹茹清热化痰、止呕除烦，枳实行气消痰、使痰随气下，陈皮理气燥湿，茯苓健脾渗湿，甘草益脾和胃而协调诸药。综合全方，共奏理气化痰、清胆和胃、养心安神之效。

针刺取穴则由周氏"安神方"加减而成，配合中药共起调和阴阳、安神助眠之作用。

病例2：患者李某，女，38岁。初诊日期：2018年5月4日。

主诉：眠差2年余。

现病史：患者2年前无明显诱因出现眠差，入睡困难，需半小时以上方能入睡，睡眠过程中易醒，早醒，再入睡困难，平均睡眠时间为6小时左右，未予以治疗。近2周工作压力大，劳累后出现彻夜不寐，心烦性急易怒，白天疲乏感明显。患者12岁初潮，平素月经量少，3天/（34～39）天，色淡，经期腰酸明显，带下量少质稀。纳可，二便调。

查体：舌质淡暗，舌体偏大，有齿印，苔薄白，脉细弦。

辨证分析：患者平素月经量少，色淡，经期腰酸明显，带下量少质稀，提示其先天肾气不足，后天失养，脾胃虚弱，气血生化亦不足，加之年近四旬，脾肾渐亏，因工作压力大，性情急躁，致肝火更耗肾水，肾水不能上济心火，心肾不交，故出现不寐。

西医诊断：原发性失眠

中医诊断：不寐（脾肾不足，心肾不交）

治法：补肾健脾、交通心肾、安神助眠。

针刺取穴：百会、四神聪、本神、神庭、中脘、天枢、气海、关元、内关、神门、足三里、三阴交、太溪、照海。

操作：毫针刺，行平补平泻法，留针30分钟，每周3次。

中药处方：二至丸加减。女贞子30g，旱莲草30g，桑寄生30g，菟丝子15g，生白术30g，茯神30g，炒栀子10g，炒酸枣仁30g，远志10g，珍珠母^先煎30g，首乌藤10g，炙甘草10g。水煎服，每日1剂。

2018年5月11日二诊：患者自述近日入睡时间缩短，约20分钟，睡眠持续时间约6小时，仍易醒，但醒后可以再入睡，心烦减轻，纳少，舌脉同前，中药处方遂于上方基础上加焦三仙各10g以健运脾胃助消化，余药不变继服。针刺取穴不变，继续每周行针刺治疗3次。

2018年5月17日三诊：患者入睡好转，能维持睡眠6~7小时，夜间醒1~2次，醒后可再入睡，纳食较前增多，舌脉同前，效不更方，继续巩固治疗。

按语： 中药处方以补肾健脾为主，佐以清肝泻火，镇静安神之品，配合针刺安神助眠，经治患者心肾既济，阴阳调和，收效显著。

病例3： 患者徐某，女，53岁。初诊日期：2022年2月11日。

主诉：眠差、入睡困难4个月余。

现病史：患者4个月前开始出现入睡困难，需1~2小时以上方能入睡，多梦，眠浅易醒，醒后需口服1~2片艾司唑仑助眠，夜间盗汗，纳呆，情绪焦虑，咽部有异物感，大便溏，1~2次/日，小便可。已绝经4年。

既往史：否认其他疾病史。

查体：舌暗红，苔白根腻，脉细滑弦。

辨证分析：患者平素工作及生活压力较大，长期情志失调，肝郁气滞，木郁克土，脾虚则气血生化乏源，心神失养而致不寐。脾虚失运，故伴纳呆、便溏。肝失疏泄，气机升降失常，故咽部如物梗阻。

西医诊断：原发性失眠

中医诊断：不寐（肝郁脾虚，心神失养）

治法：疏肝健脾，养心安神。

针刺取穴：百会、四神聪、印堂、本神（双）、安眠（双）、神门（双）、内关（双）、上脘、中脘、下脘、气海、天枢（双）、足三里（右）、三阴交（右）、合谷（右）、太冲（左）、蠡沟（左）。

操作：均选用毫针，内关、上脘、中脘、下脘、气海、天枢、足三里、三阴交穴采用补法，余穴行平补平泻法，留针20分钟，每周治疗2~3次。

中药处方：小柴胡汤合四逆散加减。北柴胡10g，黄芩10g，党参15g，清半夏9g，夏枯草10g，茯神15g，炒酸枣仁30g，乌梅15g，珍珠母^先煎30g，紫贝齿^先煎30g，焦神曲30g，炒枳壳10g，赤芍12g，炒白术30g，炙甘草10g。每日1剂，水煎温服。

2022年2月18日二诊：患者诉入睡时间较前缩短，需半小时至1小时，仍眠浅易醒，醒后仍需口服1片艾司唑仑，纳食改善，咽部仍有异物感，情绪焦虑，时有五心烦热，大便较前成形，1次/日。舌暗红，苔白根腻改善，现舌苔薄白，脉细滑。

针刺取穴：百会、四神聪、印堂、本神（双）、安眠（双）、神门（双）、内关（双）、上脘、中脘、下脘、气海、天枢（双）、足三里（右）、三阴交（右）、合谷（右）、太冲（左）、蠡沟（左）、膻中、章门（左）。

操作：均选用毫针，内关、上脘、中脘、下脘、气海、天枢、足三里、三阴交穴采用补法，余穴行平补平泻法，留针20分钟，每周治疗2～3次。

中药处方：上方加生地黄10g，百合20g。调整为：北柴胡10g，黄芩10g，党参15g，清半夏9g，夏枯草10g，茯神15g，炒酸枣仁30g，乌梅15g，珍珠母^{先煎}30g，紫贝齿^{先煎}30g，焦神曲30g，炒枳壳10g，赤芍12g，炒白术30g，生地黄10g，百合20g，炙甘草10g。每日1剂，水煎温服。

2022年2月25日三诊：患者诉睡眠质量较前改善，入睡时间约半小时，情绪较前改善。已停用艾司唑仑。舌暗红，舌苔薄白，脉细滑。

针刺取穴和中药处方继用前方（二诊处方）。

2022年3月2日四诊：患者诉入睡时间缩短为半小时左右，眠浅易醒，醒后可再入睡，纳可，咽部异物感缓解，情绪焦虑改善，大便可，舌脉同前。

针刺取穴和操作同前（二诊处方）。

中药处方：北柴胡10g，黄芩10g，党参15g，清半夏9g，夏枯草10g，茯神15g，炒酸枣仁15g，乌梅10g，珍珠母^{先煎}30g，紫贝齿^{先煎}30g，焦神曲15g，炒枳壳10g，赤芍12g，炒白术30g，生地黄10g，百合20g，炙甘草10g。每日1剂，水煎温服。

2022年3月16日五诊：患者诉入睡可，半小时内可入睡，夜间偶尔醒来1次，醒后可再入睡，纳可，咽部异物感较前减轻，情绪焦虑改善，大便成形，1次/日，但进冷食后仍大便稀，舌红苔薄白，脉弦滑。

针刺取穴和操作同前（二诊处方）。

中药处方：上方去生地黄、百合，黄芩改为6g，加山药20g，紫苏叶10g，砂仁5g，干姜10g。调整为：北柴胡10g，黄芩6g，党参15g，清半夏9g，夏枯草10g，茯神15g，炒酸枣仁15g，乌梅10g，珍珠母^{先煎}30g，紫贝齿^{先煎}30g，焦神曲15g，炒枳壳10g，赤芍12g，炒白术30g，山药20g，紫苏叶10g，砂仁5g，干姜10g，炙甘草10g。每日1剂，水煎温服。

按语：小柴胡汤及四逆散均出自《伤寒论》，前者用于邪犯少阳、少阳枢机不利所致病证，可和解少阳枢机，扶正驱邪；后者用于少阴阳郁所致病证，可疏肝理脾、透邪解郁。方中柴胡为君药疏肝理气，升发阳气；黄芩为臣药清热；佐以半夏散结，配柴胡辛开苦降，调畅气机；佐以党参、白芍补气养血以扶正；炙甘草为使药，并与柴胡、白芍、枳壳组成四逆散疏肝健脾、理气解郁；加夏枯草与半夏组成双夏汤，二者相配顺应天地间阴阳盛衰规律而起调和阴阳、引阳入阴之作用；酸枣仁、乌梅养心安神；珍珠母、紫贝齿重镇安神；焦神曲开胃健脾。患者咽中有异物感，于耳鼻喉科就诊提示咽喉无异常，是谓患者情绪焦虑，痰气交阻所致，故加紫苏叶、厚朴组成"半夏厚朴汤"以行气散结，降逆化痰；加砂仁、干姜以温脾和胃止泻。百会、印堂、本神、四神聪、安眠、神门、内关为"调心神"组穴，在此基础上加合谷、太冲开四关、调气血、疏肝气；蠡沟为肝经络穴可疏肝理气；三阴交健脾养肝，补肾安神。膻中为八会穴之气会，可调畅全身气机；章门为肝经穴，脾之募穴，八会穴之脏会，可疏肝理气健脾。

病例4：患者尹某，女，47岁。初诊日期：2023年9月8日。

主诉：眠差1年余。

现病史：患者自1年前开始出现失眠，入睡困难，甚则彻夜不眠，就诊于北京安定医院，被诊断为重度焦虑，中度抑郁。口服酒石酸唑吡坦片（思诺思）1片后可入睡3小时左右，但睡眠期间噩梦纷扰，平素畏寒喜暖，四肢不温，精神不振，喜热饮，腰膝酸软，夜尿频，大便调。

既往史：子宫肌瘤；重度焦虑状态，现口服度洛西汀1片，日1次。

查体：舌暗红，苔白水滑，脉沉细。

辨证分析：患者先天不足，后天失于调养，下焦肾阳虚衰，虚阳上浮，阳不入阴而致不寐；肾阳亏虚，气化失司，故腰膝酸软，夜尿频；火不暖土，故四肢不温。

西医诊断：原发性失眠、混合型抑郁焦虑状态

中医诊断：不寐（肾阳虚损，心肾不交）

治法：温补肾阳、养心安神。

针刺取穴：百会、四神聪、印堂、神庭（双）、本神（双）、安眠（双）、神门（双）、内关（双）、中脘、下脘、气海、天枢（双）、足三里（双）、大椎、至阳。

操作：大椎、至阳穴采用细火针点刺，每穴2下，深度0.3~0.5寸，嘱患者24小时内针孔处避免沾水。余穴均选用毫针刺法，中脘、下脘、气海、天枢、足三里穴行补法，余穴取平补平泻法，留针20分钟，每周治疗2~3次。

2023年9月16日二诊：患者诉睡眠较前稍改善，入睡较前容易，但仍怕风寒，口干，纳可，大便黏，小便调。舌暗红，苔白水滑，脉沉细。

针刺取穴和操作不变。

中药处方：封髓潜阳丹合四逆散加减。关黄柏9g，砂仁^{后下}6g，黑顺片^{先煎}5g，醋龟甲^{先煎}15g，菟丝子15g，山茱萸12g，炒酸枣仁15g，乌梅10g，珍珠母^{先煎}30g，紫贝齿^{先煎}30g，北柴胡10g，白芍15g，当归15g，炒枳实15g，炙甘草6g。每日1剂，水煎温服。

2023年9月23日三诊：患者诉睡眠时间较前延长至5~6小时，全身怕冷症状改善，已停服思诺思。近日大便偏溏，纳可。舌暗红，苔白，脉沉细。

针刺取穴和操作不变。

中药处方：上方去当归，加当归尾10g，炒枳实改为10g，加炒白术15g。调整为：关黄柏9g，砂仁^{后下}6g，黑顺片^{先煎}5g，醋龟甲^{先煎}15g，菟丝子15g，山茱萸12g，炒酸枣仁15g，乌梅10g，珍珠母^{先煎}30g，紫贝齿^{先煎}30g，北柴胡10g，白芍15g，当归尾10g，炒枳实10g，炒白术15g，炙甘草6g。每日1剂，水煎温服。

2023年11月1日四诊：患者诉近日生气后又出现入睡困难，多梦易醒，醒后能再入睡，全身恶风寒，口干，纳可，大便干，3日一行。舌暗红，苔白，脉沉细。

针刺取穴和操作不变。

中药处方：上方去炒白术，加生白术20g，去当归尾，加当归15g。调整为：关黄柏9g，砂仁^{后下}6g，黑顺片^{先煎}5g，醋龟甲^{先煎}15g，菟丝子15g，山茱萸12g，炒酸枣仁15g，乌梅10g，珍珠母^{先煎}30g，紫贝齿^{先煎}30g，北柴胡10g，白芍15g，当归15g，炒枳实10g，生白术20g，炙甘草6g。每日1剂，水煎温服。

2023年11月15日五诊：患者诉入睡可，睡眠时间较前延长，睡眠质量改善，大便仍偏干。舌脉表现同前。

针刺取穴和中药处方继用前方（四诊处方）。

2023年12月2日六诊：患者诉入睡较前明显改善，已停服思诺思，睡眠时间增加至5~6小时，近日大便偏干，1~2日一次。

针刺取穴和操作不变。

中药处方： 上方炒枳实改为15g，生白术加量至45g。调整为：关黄柏9g，砂仁^{后下}6g，黑顺片^{先煎}5g，醋龟甲^{先煎}15g，菟丝子15g，山茱萸12g，炒酸枣仁15g，乌梅10g，珍珠母^{先煎}30g，紫贝齿^{先煎}30g，北柴胡10g，白芍15g，当归15g，炒枳实15g，生白术45g，炙甘草6g。每日1剂，水煎温服。

按语： 肾阳不足，相火不能归位，虚阳浮越，上扰心神，故而失眠。王桂玲采用"潜阳丹"合"封髓丹"加减治之。潜阳丹由附子（黑顺片）、砂仁、龟甲、炙甘草组成，有纳气归肾、引火归元之功；封髓丹由砂仁、黄柏、炙甘草组成，能补益三焦、清下焦虚火；两方合用可温肾助阳，引火归元，交通心肾。另外患者在安定医院被诊断为重度焦虑，甚至出现彻夜不寐，故疏肝理气解郁必不可少，遂方中加入北柴胡、白芍、炒枳实，与炙甘草组成四逆散。肝藏血，主疏泄，体阴而用阳，白芍、当归则又可滋阴养血，肝阴得以滋养，肝的疏泄功能才能更好发挥，这体现了中医治病必求于本的思想。患者中期出现大便偏干，为此可针对性应用生白术、火麻仁等品以润肠通便，但同时要紧紧把握阳虚失眠的本质。针刺取穴中，百会、四神聪、印堂、神庭、本神为局部取穴，百会穴位于巅顶，属督脉，与四神聪、神庭、本神穴配合可安神定志，调神通督；印堂可宁心安神；安眠穴为治疗失眠的经验效穴，具有宁心安神之效；神门为心经原穴，内关为心包经络穴，为治疗失眠的主穴；中脘、下脘、气海、双侧天枢、双侧足三里、双侧内关穴为老十针组方加减，意在调理中焦，培土生源；督脉为阳脉之海，大椎、至阳为阳气至盛穴位，火针点刺既可温经散寒治疗患者全身恶风寒之症状，又能引阳入阴使脏腑安和，气机舒畅，安神健脑。

病例5：患者于某，男，33岁。初诊日期：2022年1月13日。

主诉：眠差8年，加重1个月。

现病史：患者近8年来眠差易醒，每夜醒2～3次，再入睡困难，多梦。1个月前出现入睡困难，需1小时以上方可入睡，平均睡眠时间为8小时，平素性急易怒，时有口干，纳可，二便调。

既往史：否认其他疾病史。

查体：舌暗红，苔薄黄，脉细滑。

辨证分析：患者因长期工作压力大，劳累过度，逐渐耗伤阴液，使肾水不足，肾水不能上济于心，则心火亢于上，遂见性急易怒，心神被扰。

西医诊断：原发性失眠

中医诊断：不寐（心肾不交）

治法：滋肾水、清心火。

针刺取穴：百会、四神聪、印堂、本神（双）、安眠（双）、神门（右）、内关（右）、中脘、下脘、气海、足三里（右）、肓俞（双）、太溪（右）、照海（左）。

操作：均选用毫针，中脘、下脘、气海、足三里、肓俞穴行补法，余穴行平补平泻法，留针20分钟，每周治疗2～3次。

中药处方：黄连阿胶汤加减。黄连12g，黄芩6g，白芍15g，阿胶珠15g，乌梅15g，炒酸枣仁20g，炒栀子10g，牡丹皮12g，当归15g，茯神20g，首乌藤10g，紫贝齿^{先煎}30g，珍珠母^{先煎}30g。每日1剂，水煎温服。

2022年1月20日二诊：患者入睡较前容易，仍易醒，多梦，近日大便偏溏，1~2次/日。舌暗红，苔黄，脉弦细。针刺取穴及操作不变。

中药处方：上方加炒白术30g，煅磁石^{先煎}30g，柏子仁10g。调整为：黄连12g，黄芩6g，白芍15g，阿胶珠15g，乌梅15g，炒酸枣仁20g，炒栀子10g，牡丹皮12g，当归15g，茯神20g，首乌藤10g，紫贝齿^{先煎}30g，珍珠母^{先煎}30g，炒白术30g，煅磁石^{先煎}30g，柏子仁10g。每日1剂，水煎温服。

2022年2月10日三诊：患者诉睡眠较前改善，夜间醒1~2次，醒后可再入睡，多梦，大便偏溏，1~2次/日。舌暗红，苔薄黄，脉弦细。

针刺取穴及操作不变。

中药处方：上方去当归、柏子仁，加炒薏苡仁30g。调整为：黄连12g，黄芩6g，白芍15g，阿胶珠15g，乌梅15g，炒酸枣仁20g，炒栀子10g，牡丹皮12g，炒薏苡仁30g，茯神20g，首乌藤10g，紫贝齿^{先煎}30g，珍珠母^{先煎}30g，炒白术30g，煅磁石^{先煎}30g。每日1剂，水煎温服。

2022年2月24日四诊：患者诉入睡较前容易，夜间醒1~2次，醒后可再入睡，梦不多，大便溏的症状好转，日1次。舌红，苔少，脉弦细。针刺取穴及操作不变。

中药处方：上方加熟地黄10g。调整为：黄连12g，黄芩6g，白芍15g，阿胶珠15g，乌梅15g，炒酸枣仁20g，炒栀子10g，牡丹皮12g，炒薏苡仁30g，茯神20g，首乌藤10g，紫贝齿^{先煎}30g，珍珠母^{先煎}30g，炒白术30g，煅磁石^{先煎}30g，熟地黄10g。每日1剂，水煎温服。

2022年3月29日五诊：患者诉入睡可，梦不多，睡眠质量明显改善，大便软，日1次。舌红，苔薄白，脉弦细。针刺取穴与中药处方继用前方。

按语： 患者虽为33岁青壮年，但因平素工作压力大，劳累过度，失眠已有8年之久，长期睡眠差，耗伤阴液，使肾水不足。肾水亏于下，不能上济于心，心火亢盛，心神被扰，故烦躁不寐。《伤寒论》云："少阴病，得之二三日以上，心中烦，不得卧，黄连阿胶汤主之。"方中黄连、黄芩为君以泻心火，使心火下降于肾；白芍、阿胶为臣以滋肾阴，使肾水上济于心；配伍乌梅、酸枣仁、茯神、首乌藤以养心安神，用乌梅代替酸枣肉，与酸枣仁合用提高养心安神之效；珍珠母、紫贝齿功可重镇安神；当归活血养血以养心神；牡丹皮清热凉血，配合炒栀子清热泻火除烦。复诊时加用煅磁石以增强重镇安神之力，加柏子仁养心安神，加熟地黄滋肾阴，加炒白术培土生源，加炒薏苡仁则健脾祛湿。针刺取穴中，百会、印堂为督脉穴，本神为胆经穴，四神聪位于百会穴四周，上述均为局部取穴，可安神定志、调神通督。安眠穴为治失眠的经验效穴，神门为心经原穴，内关为心包经络穴，可养心安神；上述穴位配伍重在调心神。中脘、下脘、气海、足三里为老十针组方加减，意在调理中焦，培土生源。肓俞、太溪为肾经穴，照海为八脉交会穴，交于阴跷脉，可滋肾阴、安心神，且跷脉司眼睑开阖，与寤寐关系密切。上述针药并用，滋肾阴，泻心火，交通心肾而寐安。

病例6：患者修某，男，47岁。初诊日期：2022年4月12日。

主诉：入睡困难1年余。

现病史：患者于1年前行甲状腺切除术后出现入睡困难，眠浅，多梦易惊醒，醒后难以再入睡，间断口服药物治疗，但效果不明显，来诊时诉每日睡眠时间为2~7小时，通常于凌晨2时钟醒，自觉白天疲乏，懒言少语，手足关节多处游走性疼痛，畏风寒，心烦性急易怒，口干口苦，纳食尚可，夜尿频，为4~5次，大便前干后溏。

既往史：甲状腺癌术后。

查体：舌红，苔黄偏厚，脉沉弦细。

辨证分析：患者平素肾阳虚损，温煦失司，故出现关节疼痛，畏风寒；情志不遂，肝失条达，郁而化热，上扰心神而致不寐；肝火上炎故出现性急易怒、口干口苦；肾阳虚，气化失司，故夜尿频；火不暖土，脾失健运，故大便先干后溏。

西医诊断：原发性失眠

中医诊断：不寐（寒热错杂证）

治法：清上温下、平调寒热。

中药处方：乌梅丸加减。乌梅30g，细辛3g，干姜10g，黄连9g，当归15g，黑顺片^{先煎}6g，青椒10g，桂枝12g，党参30g，黄柏10g，酸枣仁15g，炒栀子10g，白芍15g，枳壳12g，北柴胡10g，珍珠母^{先煎}30g。日1剂，分服2次。

针刺取穴：百会、四神聪、安眠、神庭、本神、印堂、内关、神门、大陵、中脘、关元、足三里、三阴交、太冲、内庭、太溪。

操作：行常规针刺，隔日1次。

2022年4月19日二诊：患者诉入睡改善，每日睡眠时间为4～7小时，眠浅，醒后能再次入睡，白日仍较疲乏，关节疼痛较前好转，夜尿2～3次，大便正常。针刺取穴和中药处方同前。

2022年4月26日三诊：患者入睡明显改善，睡眠时间为6～7小时，基本无早醒易醒，全身乏力好转，恶寒明显减轻，纳可，二便调。后未再就诊。

按语："厥阴病欲解时，从丑至卯上"，患者于凌晨1～3时易醒，醒后难以入睡，伴见口干口苦，心烦易怒，手足关节疼痛，怕冷畏寒等寒热错杂之象，此与厥阴病病机相同。故选用乌梅丸加减以清上热、温下寒，方中乌梅养肝阴、生津液；细辛、青椒通阳散寒；黑顺片、干姜、桂枝温阳补肾、温经散寒；黄连、黄柏、炒栀子清热；党参益气养阴以扶正；白芍、当归养肝血；

柴胡、枳壳、白芍、甘草组成四逆散加减以疏肝理气；酸枣仁养血安神；珍珠母重镇安神。针刺取穴以周氏安神方加减以安神助眠。上述针药并用，寒热平调、清上温下、养心安神。

病例7：患者郭某，女，56岁。初诊日期：2023年2月23日。

主诉：入睡困难1周。

现病史：患者1周前无明显诱因出现入睡困难，早醒易醒，每日睡眠时间为4～5小时，自觉平日乏力、气短。来诊时患者情绪焦虑，时有悲伤哭泣，自诉胸闷心烦，偶有心悸、气短伴咳嗽，平素手足心热，烘热汗出明显，午后及夜间较重，纳尚可，小便可，大便干结。绝经3年。

既往史：高血压病；高脂血症；焦虑状态。

查体：舌暗红，苔少，舌体胖大、有齿印，脉细数。

辨证分析：患者年过七七，天癸已竭，肝血不足，肾水亏虚，水不涵木，肝火上炎，心神受扰，故不寐；阴虚生内热，故五心烦热；心肝火旺则耗气伤津，故气短、乏力。

西医诊断：原发性失眠

中医诊断：不寐（阴虚火旺，心神不宁）

治法：滋阴清火、安神助眠。

中药处方：青蒿鳖甲汤合生脉饮加减。青蒿12g，醋鳖甲^{先煎}15g，生地黄15g，生知母15g，牡丹皮12g，炒栀子10g，茯神15g，珍珠母^{先煎}30g，紫贝齿^{先煎}30g，乌梅10g，酸枣仁15g，五味子6g，生白术36g，枳壳10g，煅牡蛎^{先煎}30g，党参15g。每日1剂，分服2次。

2023年3月15日二诊：患者诉入睡基本正常，睡眠过程中早醒1～2次，但很快能再次入睡，已无明显心悸及乏力感，烘热汗出较前明显改善，情绪较稳定，纳可，睡眠时间每日持续5～6小时，二便调。

按语： 患者为一派气阴两虚之象，午后及夜间低热较重，提示邪伏于阴分，故以养阴透热的"青蒿鳖甲汤"为主方。人体卫阳之气，日行于表而夜入于里，阴分本有伏热，阳气入阴则助长邪热，故午后入夜身热甚。鳖甲、青蒿两药配伍，分工合作，邪于阴分伤阴，鳖甲可滋阴清热，主要作用于阴分。青蒿芳香透散，其清热作用主要是气分，不能"独入阴分"，需"鳖甲领之入也，可使阴分伏热外透散之"。同样"鳖甲不能独出阳分，有青蒿领之出也"。两味药分工合作，相辅相成，清中有透，养阴而不恋邪，驱邪而不伤正。由于此方滋阴作用较强，故方中需配合使用健脾理气化湿的药物，使服药期间补益而不碍脾胃。患者舌有齿痕，气短乏力，大便干，考虑与气阴两虚，气机不畅有关，故加减应用"生脉饮"，原方中去麦冬以防止滋腻，生白术、枳壳行气健脾除湿，生白术又可兼润肠通便之作用。栀子可清心除烦，茯神、珍珠母、紫贝齿、乌梅、酸枣仁共奏重镇安神、养心安神之功。煅牡蛎既可重镇安神又可收涩止汗。虽患者有大便干结之表现，但方中没有使用泻下药,而是用了生白术、生地黄,旨在"以补药之体做泻药之用",此类通便药物还包括当归、白芍等,用于体虚之人治疗大便干结。临床应根据具体情况辨证论治,因人制宜。

(十八)焦虑抑郁状态

病例: 患者梁某,女,58岁。初诊日期:2022年10月25日。

主诉: 自觉全身怕冷、恶寒4个月余。

现病史: 4个月前患者无明显诱因出现一日大便不成形4次,后随即出现周身怕冷表现,曾辗转就诊于当地多家医院,予以中药、针刺及艾灸治疗,但症状无明显缓解。现来我院就诊,患者诉周身仍怕冷喜热,口干不欲饮,头昏沉,无视物旋转,时有焦虑不安,时有被害妄想(怀疑被他人下毒),纳少,眠差易醒,二便尚调。绝经8年余。

既往史: 子宫肌瘤切除术20余年。

查体: 舌红,苔薄白,脉弦细。

辨证分析: 患者先天禀赋不足,后天失于调摄,肾阳不足,虚阳浮越,阴盛格阳,上扰心神,故而不寐;火不暖土,脾阳亏虚,故出现腹泻。

西医诊断: 焦虑抑郁状态

中医诊断: 郁证(脾肾阳虚)

治法: 补肾壮阳、健脾安神。

中药处方: 潜阳封髓丹加减。黄柏9g,砂仁^{后下}6g,

炙甘草10g，黑顺片^{先煎}10g，醋龟甲^{先煎}30g，焦麦芽20g，乌梅15g，酸枣仁20g，远志12g，珍珠母^{先煎}30g，紫贝齿^{先煎}30g，炒白术30g，肉桂12g，细辛3g。每日1剂，分服2次。

针刺取穴：百会、四神聪、本神、神庭、安眠穴、膻中、中脘、关元、气海、肓俞、足三里、三阴交、蠡沟、太冲、神门、大陵、合谷。

操作：肓俞、关元、气海穴用细火针点刺2下，深度为0.5寸，余穴位均采用毫针常规针刺，每周2次。

2022年11月10日二诊：患者诉睡眠较前明显改善，怕冷及焦虑感略有减轻，口干症状减轻，纳少，二便调。舌红，苔薄白，脉弦细。

中药处方：上方黑顺片加量至15g。现调整为黄柏9g，砂仁^{后下}6g，炙甘草10g，黑顺片^{先煎}15g，醋龟甲^{先煎}30g，焦麦芽20g，乌梅15g，酸枣仁20g，远志12g，珍珠母^{先煎}30g，紫贝齿^{先煎}30g，炒白术30g，肉桂12g，细辛3g。每日1剂，分服2次。

针刺取穴及刺法同前。

2022年11月30日三诊：患者怕冷症状明显好转，遇风偶有畏寒，已无头晕及口干，情绪较平稳，纳眠尚可，二便调。舌红，苔薄白，脉弦细。

按语： 患者全身怕冷喜热，辨证当属脾肾阳虚，温煦失司。虚阳浮越，阴盛格阳，上扰心神，故而不寐。方拟"潜阳封髓丹"治疗。可将虚浮之阳下纳于肾，引火归元。

火针点刺盲俞、关元、气海穴以温肾助阳，本病病位在脑，于头部取穴可醒脑调神，膻中、中脘、四关穴（合谷、太冲）调畅气机，足三里、三阴交穴可补益气血，蠡沟为肝经之络穴，可疏肝解郁。

（十九）植物神经功能紊乱

病例：患者朱某，女，34岁。初诊日期：2022年7月14日。

主诉：自汗2年余，加重1个月。

现病史：2年前患者无明显诱因出现自汗，但未给予系统治疗，1个月前自觉症状加重，以额部、颈部、后背部汗出较多，每遇汗出时内心烦躁，为求治疗遂来我院就诊。患者平素情绪不畅，性急易怒，口干，乏力，纳眠尚可，小便可，大便溏。

既往史：过敏性鼻炎；2型糖尿病。

查体：舌偏干，边尖红，苔白有裂纹，脉细弱。

辨证分析：患者平素情绪不畅，肝气郁滞，久而化热化火，子盗母气，肾阴亏虚，不能上济心火，则心火独亢，致虚火伏于阴分，迫使阴液失守而汗出；火耗阴精，可见口干、乏力。

西医诊断：植物神经功能紊乱

中医诊断：自汗（阴虚火旺，蒸液外泄）

治法：滋阴降火，固表止汗。

中药处方：当归六黄汤加减。当归10g，生地黄10g，黄芩10g，黄柏10g，黄连5g，生黄芪30g，炒白术30g，煅牡蛎^{先煎}30g，浮小麦30g，山茱萸15g，大枣

30g，麻黄根25g，干姜9g，炙甘草6g。每日1剂，分服2次。

2022年7月28日二诊：服用中药治疗2周后，患者汗出基本正常，纳眠可，二便调。予前方巩固治疗1周，后未再来诊。

按语： 汗出异常一般分为自汗、盗汗、脱汗等，临床以自汗、盗汗常见。自汗的病因病机多为营卫不和、肺气虚、心肾亏虚及热邪内蕴等；盗汗多为阴虚火旺、心血不足等。本患者诊断为自汗，据其舌脉证，辨证为阴虚火旺，蒸液外泄。故治疗原则为滋阴降火，固表止汗。方可用有"盗汗之圣药"之称的当归六黄汤加减。方中当归养血增液，血充则心火可制，生地黄滋养肾阴，两药合用，使阴血充则水能制火，共为君药。水火不济，火热熏蒸，故臣以黄连清心泻火，合以黄芩、黄柏泄火坚阴。君臣相合，清热则火不内扰，坚阴则火不外泄。汗出过多，导致卫虚不固，故倍用黄芪为佐，既可益气实卫以固表，又可固未定之阴，且可合当归益气养血。从方药来看，本方养阴泻火能力较强，对于阴虚火旺，中气未伤者适用，若脾胃虚弱，纳减便溏者则不宜使用。因患者诉遇凉时肠胃稍有不适，故使用干姜温中健脾，炒白术健脾益气，因三黄味苦，用大枣健脾补气兼调味，煅牡蛎、浮小麦、麻黄根行固表止汗治疗。患者脉细弱，尺脉无力，肾阴亏虚，遂予山茱萸滋阴收敛。在中医治法中，阴虚火旺者不能太用苦燥，否则会加重伤阴。故方中清热药物剂量均较小。

二、呼吸科疾病

（一）感冒

病例：患者靳某，女，77岁。初诊日期：2019年7月30日（住院）。

主诉：四肢活动不利、记忆力减退、反应迟钝5年余，伴发热2天。

现病史：患者自5年前开始出现记忆力减退，后逐渐出现肢体活动不灵活，反应迟钝，在外院做头颅核磁检查，结果示脑萎缩、脑室扩大，被诊为阿尔茨海默病，给予口服西药治疗，但效果不显。现患者生活不能自理，四肢活动不利，不能行走，长期卧床，记忆力明显减退，反应迟钝，偶有饮水呛咳，纳食可，但易腹胀，眠可，大便可，留置导尿管，平素汗出较多，不分昼夜。2天前吹空调后出现发热，体温最高38.1℃，无恶寒、汗出、咽痛症状，伴咳嗽，少量白痰。

既往史：高血压病病史10余年；2型糖尿病病史8年；脑积水病史6年，曾于某医院行脑室-腹腔分流术，反复泌尿系统感染病史3年。

过敏史：否认药物、食物过敏史。

查体：舌淡红，苔白腻，脉细滑。

辅助检查：血常规结果示大致正常，尿常规结果示正常，床边胸片示（-）。

辨证分析：患者年过七旬，脏腑功能渐亏，久病卧床，逐渐致脏腑阴阳气血均不足，气不摄津、腠理不固故平素多汗；又因吹空调而感受外邪，正气不足，驱邪无力，故导致病邪留滞于三焦；少阳枢机不利，三焦气机失畅，故出现发热、无汗；肺气失宣，故咳嗽；腹部气机不利故腹胀。本病属本虚标实，虚实夹杂。

西医诊断：感冒、阿尔兹海默病、高血压病、2型糖尿病

中医诊断：发热（少阳枢机不利，三焦气机失畅）

治法：和解少阳、调畅三焦气机。

针刺取穴：五脏俞、膻中、曲池、合谷、列缺、中脘、天枢、气海、足三里、三阴交、太冲。

操作：五脏俞用毫针快速点刺，余穴常规针刺，留针20分钟，行平补平泻法，每周5次。

中药处方：小柴胡汤加减。柴胡20g，黄芩15g，清半夏9g，党参15g，石膏30g，知母12g，苦杏仁9g，枳实12g，芦根30g，甘草6g。水煎服，每日1剂。

2019年8月2日二诊：患者服药后自觉身上微有汗出，用上方2剂后体温开始下降，晨起体温正常，夜间体温可达37.5℃。舌脉同前。

中药处方：上方去石膏，加青蒿15g。处方调整如下：柴胡20g，黄芩15g，清半夏9g，党参15g，青蒿15g，知母12g，苦杏仁9g，枳实12g，芦根30g，甘草6g。水煎服，每日1剂。

针刺取穴同前。

2019年8月4日三诊：患者自诉体温正常，无咳嗽及腹胀，纳眠可，大便调，留置尿管。

按语： 五脏俞为五脏之气输注之所，中脘为八会穴之腑会、胃之募穴，足三里为胃之下合穴、合穴，配合气海、三阴交穴共起调和气血、扶正固本之作用，曲池、合谷、列缺穴疏风散热，合谷、太冲穴开四关、调气血。膻中位于上焦，中脘位于中焦，气海位于下焦，三穴配合还可调畅三焦气血。

小柴胡汤具有较强的退热散邪作用，《伤寒论》中小柴胡汤所治发热包括四种情况：其一为寒热往来的发热。即"伤寒五六日中风，往来寒热……小柴胡汤主之。"证候表现为寒热交替而作，以小柴胡汤和解则热自除。其二为三阳俱病的身热。即"伤寒四五日，身热恶风，颈项强，胁下满，手足温而渴者，小柴胡汤主之。"此属三阳俱病，但太阳之邪已经衰微，阳明里热未盛，加之少阳有汗、吐、下之禁，故宜从少阳论治，用小柴胡汤和解少阳，使表里调和，身热亦清。其三治潮热。即"阳明病，发潮热，大便溏，小便自可，胸胁满不去者，与小柴胡汤。"潮热为病在阳明，今虽见潮热，但大便溏，小便自可，并有胸胁满闷，说明里无燥热，腑实未成，因此当为少阳兼阳明病，故给予小柴胡汤和解少阳，以退潮热。其四清退余热。即"伤寒瘥以后，更发热，小柴胡汤主之。"说明病后体虚余热未尽又见发热，应遵祛邪不伤正、扶正不助邪的原则，宜用小柴胡汤和解。

三焦是人体水火气机升降之通道。《素问》曰："三焦者，决渎之官，水道出焉。"《中藏经》亦曰："三焦者，人之三元之气也，号曰中清之府，总领五脏六腑、营卫、经络、内外、左右、上下之气也。三焦通，则内外左右上下皆通也，其于周身灌体，和内调外，营左养右，导上宣下，莫大于此也。"本患者辨证属少阳枢机不利，三焦气机失畅。因此，通利三焦、调畅气机是治疗之本。小柴胡汤和解三焦表里之枢，配合苦杏仁宣上焦，芦根利下焦，枳实通腑下气，石膏、知母清热泻火，共调三焦内外上下之气机，三焦气机舒畅，邪有出路，则服药后微有汗出，以获佳效。

（二）肺部感染

病例： 患者刘某，女，61岁。初诊日期：2018年8月2日。

主诉： 反复发热50余天。

现病史： 患者于今年6月5日在河南家中休息时突然出现昏倒，呼之不应，伴频繁呕吐，家人急送至当地医院，做头颅CT检查，结果示左侧大脑半球出血，脑疝，出血量约80ml，急行去骨瓣减压术，术后一直处于昏迷状态，可自行睁眼，但与外界无交流，间断发热，为进一步行术后康复治疗，于7月3日转至北京某医院，但仍反复发热，近半个月持续发热，最高可达39.6℃，晨起可降至38.3℃，但午后可升至39℃以上，用消炎痛栓1支纳肛后体温仍不能下降，曾多次做痰培养、尿培养、血培养检查，且多次查出阳性菌，遂反复使用氧氟沙星、舒普深、美罗培南、氟康唑等抗生素，但疗效不显。现患者仍昏迷，压眶有反应，但呼之不应，与外界无交流，气管处于切开状态，每日可吸出50多毫升的白色黏痰，鼻饲饮食，留滞导尿管，尿色黄，大便干，3日一行，需用开塞露辅助。平素喜食肥甘厚味之品。

既往史：高血压病病史10余年，血压控制不详。

过敏史：否认药物、食物过敏史。

查体：舌质红，苔白厚，脉细滑。

辨证分析：患者年过六旬，脏腑功能渐亏，50多天前因患大面积脑出血而行开颅手术，术后一直靠鼻饲饮食，逐渐致脏腑阴阳气血均不足，又因护理不当而感受外邪，正气不足，驱邪无力，故导致病邪久久留滞于三焦，少阳枢机不利。三焦气机失畅，水湿内生，湿与热相结，缠绵难愈，故出现反复发热，午后尤甚。舌脉均为正气不足，湿热内阻之象。本病属本虚标实，虚实夹杂。

西医诊断：肺部感染、泌尿系统感染、脑出血术后、高血压病

中医诊断：发热（少阳枢机不利，三焦气机失畅，湿热内阻）

治法：和解少阳、调畅三焦气机。

中药处方：小柴胡汤加减。柴胡20g，黄芩15g，清半夏9g，党参15g，石膏30g，知母12g，浙贝母15g，苦杏仁9g，枳实12g，瓜蒌20g，焦鸡内金30g，芦根30g，甘草6g。水煎服400ml，分8次胃管注入。

2018年8月9日二诊：患者服用上方2剂后体温开始下降，晨起温度为37.5℃以下，午后最高38.2℃，现

痰量较前减少，每日约30ml，大便仍3日一行，需用开塞露辅助。餐后2小时胃管中可回抽出不消化营养液。舌脉同前。

中药处方：上方中石膏改为15g，瓜蒌改为30g，加焦三仙各10g。调整为：柴胡20g，黄芩15g，清半夏9g，党参15g，石膏15g，知母12g，浙贝母15g，苦杏仁9g，枳实12g，瓜蒌30g，焦鸡内金30g，焦三仙各10g，芦根30g，甘草6g。水煎服400ml，分8次胃管注入。

2018年8月16日三诊：服药后体温最高37.8℃，痰量减少，每日10余毫升，质黏，大便2日一行。舌脉同前。守上方继服以巩固治疗。

按语：本患者辨证属少阳失枢、湿热内蕴。少阳枢机不利，三焦气机失畅，水湿内生，湿与热相结，缠绵难愈，故出现反复发热，午后尤甚。湿热之证总由三焦失职、气机失畅所致。因此，通利三焦，调畅气机是治疗湿热证之根本。小柴胡汤和解三焦表里之枢，配合杏仁宣上焦，芦根利下焦，枳实、瓜蒌通腑泻热，石膏、知母清热泻火，共同起调畅三焦内外上下之气机，使三焦气机舒畅，湿邪有出路，湿去而热孤，故获佳效。

三、消化科疾病

（一）膈肌痉挛

病例：患者孙某，男，82岁。初诊日期：2018年3月10日。

主诉：频繁呃逆8天。

现病史：患者8天前无明显诱因突然出现呃逆频频，声大且重浊，幅度大，重时伴干呕，日夜不能自制，心烦焦躁，痛苦难耐，胃脘部胀满不适，进食明显减少，眠差，大便8日未解，小便调。为治疗遂去外院消化科就诊，行腹部平片检查，但结果未见异常，予法莫替丁及雷贝拉唑口服后无效，医生建议其行针灸治疗。

既往史：既往体健，否认慢性胃病史。

过敏史：否认药物、食物过敏史。

查体：面容痛苦、憔悴。舌质淡暗，苔厚腻，脉弦细。

辨证分析：患者年过八旬，正气亏虚，加之饮食稍有不慎，导致脾胃功能失调，脾主运化、主升，胃主受纳、主降，脾胃升降失调，故纳食少；胃气上逆动膈，故出现呃逆频频；腑气不通，故大便多日不解。

西医诊断：顽固性膈肌痉挛

中医诊断：呃逆（腑气不通，胃气上逆动膈）

治法：宽胸利膈、和胃降逆。

针刺取穴：老十针选穴加减。上脘、中脘、下脘，气海、天枢、内关（左）、足三里（右）、攒竹、膻中、上巨虚（右）、下巨虚（右）。

操作：常规针刺，行泻法。其中，攒竹穴持续捻转1分钟左右。留针50分钟。

针后患者即感呃逆幅度减少，频次亦减少；留针约10分钟时又捻转攒竹穴1分钟左右。后在整个留针过程中患者安然入睡，未再出现呃逆。起针后患者述腹中有肠鸣音，有2次排气。嘱其回家后继续服用便通胶囊以协助润肠通便。

后电话随访，患者诉未再呃逆，大便已通，纳食较前增加。

按语：中医学认为呃逆发病多与胃失和降、气机上逆相关，治疗以宽胸利膈、和胃降逆为主。王氏"老十针"具有调中健脾、升清降浊，调理胃肠的功能，适用于胃肠不和等症。中脘为手太阳、手少阳、足阳明、任脉之会，又为六腑之会，胃之募穴，为通腑升清降浊之要穴；足三里为足阳明经之合穴，胃的下合穴，有健脾和胃、益气升清之功；内关为八脉交会穴，主治胃心胸疾病；天枢为大肠之募穴；气海为气之海，能通任脉、温补下元，又可益气固本、生发元气，蒸动气化以助运化之机；攒竹为足太阳膀胱经穴，为针灸医家止呃逆之经验穴；膻中为任脉穴，其位置靠近胸膈，又为气会，擅长理气降逆；上巨虚为大肠之下合穴，下巨虚为小肠之下合穴，二者合用可协助通腑排便。诸穴合用可使胃气调和而呃逆自止。另本患者的主要病机为脾胃升降失调，气机紊乱，从气化角度考虑，选取左侧内关，右侧足三里、上巨虚、下巨虚，原因为内关为手厥阴心包经穴，厥阴风木位于左，主升；足三里、上巨虚、下巨虚为足阳明胃经穴，阳明燥金位于右，主降。

（二）慢性胃炎

病例：患者朱某，女，47岁。初诊日期：2018年12

月27日。

主诉：胃脘部痞满、胃胀1个月余。

现病史：患者1个多月前开始出现胃脘部胀满、痞闷不适，嗳气频作，偶有胃部隐痛，无明显泛酸、胃灼热，于消化科确诊为慢性胃炎，予中药汤剂治疗，但效果不显，纳食不馨，眠可，大便干，3日一行，小便调。

既往史：2010年曾行甲状腺良性肿瘤手术。

查体：舌质淡暗，苔白，脉弦滑。

辨证分析：患者年近五旬，平时失于调养，导致脾胃功能失调，运化失职，水液代谢失常，湿聚成痰；脾主运化主升，胃主受纳主降，脾胃升降失调，气机痞塞，痰浊内阻，故出现胃胀、痞闷，纳食不馨；胃气上逆，故出现嗳气频作；腑气不通，故大便多日不解。

西医诊断：慢性胃炎

中医诊断：胃痞（脾胃升降紊乱，痰浊内阻，胃气上逆）

治法：健脾化痰、升清降浊。

针刺取穴：老十针选穴加减。上脘、中脘、下脘，气海、天枢、内关、足三里、上巨虚、下巨虚、太白。

操作：常规针刺，留针30分钟。行平补平泻法。每周2次。

治疗5次后患者即感胃部胀闷痞满感明显减轻，嗳气频次亦减少。遂于上方基础上加梁门、内庭穴以健脾消胀。治疗10余次后，患者临床症状基本痊愈。

按语：中医学认为胃痞发病多与脾胃升降紊乱，痰浊内阻有关，治疗以健脾化痰、升清降浊为主。"老十针"具有调中健脾、升清降浊，调理胃肠的功能，适用于胃肠不和等症。

（三）胃痛

病例：患者唐某，女，37岁。初诊日期：2022年6月2日。

主诉：进食后胃胀、胃痛1年余。

现病史：患者1年前因母亲生病，情绪波动较大，进食后出现胃胀、胃痛，频繁嗳气，近1年体重减轻约12.5kg，于当地医院行全面检查，但未发现异常，间断口服胃药治疗，但效果不佳。为求进一步治疗遂来我院就诊，来诊时自觉胃部胀满，全身乏力，时有心慌，眠浅易醒，小便可，大便不成形。

既往史：胃息肉切除术后。

查体：舌暗红，苔少，脉细滑。

辨证分析：本患者有明显情绪刺激史，肝气郁结，木郁克土，致脾胃功能失调，升降失司，气血运行不畅，瘀阻日久，气阴俱损，胃络失养，故出现胃脘胀痛。

西医诊断：胃息肉切除术后

中医诊断：胃络痛（气阴两虚，胃络失养）

治法：补气养阴、健脾益胃。

针刺取穴：老十针选穴加减。膻中、上脘、中脘、下脘、天枢、气海、关元、内关（左）、合谷、足三里

（右）、上巨虚、下巨虚、太冲、三阴交、内庭、百会、四神聪、安眠穴。

操作：常规针刺，留针20分钟。每周治疗2～3次。

2022年6月23日二诊：患者自觉进食后胃胀感明显改善，食量较前增多，进食后偶有胃痛，平日情绪平稳，精力较前充沛，睡眠较前深沉，体重增长1kg，二便调，舌脉基本同前。遂守上方继续针刺治疗。

2022年7月30日三诊：患者诉进食后胃部已无不适感，情绪、睡眠基本正常，体重较来诊时增长3kg，劳累后偶有心慌、乏力，余无明显不适。

按语： 本组方以王氏"老十针"为主穴，达健运脾胃、补益气血、调理中焦、升清降浊之效，配合合谷、太冲以疏肝理气解郁；"凡刺之真，必先治神"，配合百会、四神聪、安眠穴可安神定志；左取内关，右取足三里，左升右降，使全身气机调畅；三阴交穴可活血化瘀，内庭穴可清泻瘀热。

（四）功能性消化不良

病例： 患者薛某，女，52岁。初诊日期：2023年1月8日。

主诉：纳呆、腹胀1年余，加重半个月。

现病史：1年前因工作原因到国外某炎热之地居住，因当地饮食与其原饮食习惯差异较大，随即出现腹胀、纳呆，伴头晕及头部昏蒙感，嗅觉逐渐减退，未行任何治疗。半年前回国，自行服用参苓白术丸、加味逍遥丸、龙胆泻肝丸及平胃散等中成药治疗，但效果欠佳。

半个月前感染新冠病毒后，自觉纳呆、腹胀和嗅觉减退症状均较前加重。为求进一步治疗遂来我院就诊，来诊时腹胀较重，时有嗳气，无反酸、胃灼热，如未按时进食也无饥饿感，停经2个月，时有忽冷忽热感，睡眠短浅，睡眠时间为4~5小时，小便赤，大便尚可。

既往史：否认其他疾病史。

查体：舌暗，苔黄厚腻，脉沉细。

辨证分析：患者由于地域及饮食结构发生变化，饮食不调，脾胃运化失常，湿浊内生，加之外界湿热之邪侵袭，内外合邪，湿热蕴结中焦脾胃，升降失常，故出现头部昏蒙感、纳呆及腹胀等症状。

西医诊断：功能性消化不良

中医诊断：胃痞（脾胃虚弱，湿热内蕴）

治法：健运脾胃、清利湿热。

中药处方：温胆汤加减。竹茹10g，枳实10g，陈皮15g，茯神15g，赤芍15g，牡丹皮12g，地骨皮15g，煅牡蛎^{先煎}30g，焦山楂30g，焦麦芽30g，滑石块15g，苦杏仁9g，炙甘草10g。水煎服，每日1剂。

针刺取穴：老十针选穴加减。神庭、本神、四神聪、安眠穴、合谷、内关、神门、上脘、中脘、下脘、天枢、足三里、气海、太冲、内庭。

操作：常规针刺，留针20分钟。每周3次。

2023年1月15日二诊：患者腹胀、嗅觉减退、食欲不佳症状均持续好转，但睡眠仍较浅，小便可，大便不成形。舌淡红，苔薄白，脉滑。

中药处方：上方加珍珠母^{先煎}30g，炒白术30g，炒薏米30g。调整为：竹茹10g，枳实10g，陈皮15g，茯神15g，赤芍15g，牡丹皮12g，地骨皮15g，煅牡蛎^{先煎}30g，焦山楂30g，焦麦芽30g，滑石块15g，苦杏仁9g，珍珠母^{先煎}30g，炒白术30g，炒薏米30g，炙甘草10g。水煎服，每日1剂。

针刺取穴：穴位及操作同前。

2023年1月19日三诊：患者食欲不佳、嗅觉减退症状基本恢复正常，无腹胀、嗳气及头晕感，畏寒及烘热感较前明显改善，眠可，二便调。舌淡红，苔薄白，脉滑。

中药处方：上方去牡丹皮、枳实、竹茹。调整为：陈皮15g，茯神15g，赤芍15g，地骨皮15g，煅牡蛎^{先煎}30g，焦山楂30g，焦麦芽30g，滑石块15g，苦杏仁9g，珍珠母^{先煎}30g，炒白术30g，炒薏米30g，炙甘草10g。水煎服，每日1剂。继续巩固治疗1周。

按语： 中药处方选用温胆汤为主方以清热化痰，和胃降逆，另加苦杏仁开宣上焦肺气；薏米、滑石利水渗湿以通利三焦；陈皮、焦山楂、焦麦芽健脾祛湿，消食化积，分消走泄，湿祛则热无所依，使湿热之邪从三焦分道而消。方中薏米与苦杏仁取自"三仁汤"治疗思路，"三仁汤"为湿重于热的常用方剂。复诊时已无烘热感，故去清热凉血之牡丹皮，无腹胀嗳气，故去枳实；竹茹清热、除烦、降逆平喘，故亦去之。

针刺选用王氏"老十针"加减，以调理中气，理气和血，升清降浊。合谷、太冲分别为手阳明、足厥阴经的原穴，原穴能调整脏腑气血，通达三焦气机，改善内脏功能，发挥其扶正抗邪的作用。其次，二者相配还具有镇静安神，健脾养肝，调理冲任，扶正培元的作用，现代临床运用广泛。患者平素睡眠欠佳，取头部及四肢部穴位以安神镇静，内庭穴可清降胃火，调理肠腑。

（五）肠易激综合征

病例：患者张某，男，32岁。初诊日期：2023年6月5日。

主诉：间歇性腹痛、腹泻8年余，复发1周。

现病史：患者8年前出现大便次数增多，呈稀水样或溏便，伴腹胀、腹痛，肠鸣，每因腹部受凉或进食生冷而诱发，泻后痛减，曾做胃肠镜检查，但未发现明显异常，腹部喜暖恶寒，近一周复发，每日3～4次，水样便。平素工作压力大，性急易怒，纳可，眠差，小便调。

既往史：既往体健。

查体：舌淡暗，少苔，边有齿印，脉沉细弦。

辨证分析：患者先天脾阳不足，运化失职，故见大便时稀时溏，腹部受凉或进食生冷更易损伤脾阳，故易诱发；平素工作压力大，肝气郁结，气机不畅，故见性急易怒，肝木横逆犯脾土，故见肠鸣、腹痛、泄泻；泻后木郁得以舒展故见痛减。

西医诊断：肠易激综合征

中医诊断：腹泻（肝旺脾虚）

治法：调和肝脾、健脾柔肝。

针刺取穴：老十针选穴加减。百会、四神聪、神庭、本神、神门、上脘、中脘、天枢、气海、关元、足三里、合谷、太冲、蠡沟。

操作：火针点刺上脘、中脘、天枢、气海、关元穴；再用毫针刺上组穴，留针20分钟，行平补平泻法。

中药处方：痛泻要方加减。炒白术30g，白芍15g，陈皮15g，防风12g，乌梅12g，干姜9g，小茴香10g，诃子15g，炙甘草6g。

2023年6月12日二诊：治疗后大便恢复正常，每日1次，便成形。但仍眠差。停服中药，继续行针刺治疗以调神。针刺取穴：百会、四神聪、神庭、本神、神门、内关、中脘、足三里、太冲。

按语：肠易激综合征是一组持续或间歇发作，以腹痛、腹胀、排便习惯和（或）大便性状改变为临床表现，而缺乏胃肠道结构和生化异常的肠道功能紊乱性疾病。根据主要症状分为腹泻主导型、便秘主导型、腹泻便秘交替型。精神、饮食、寒冷等因素可诱使症状复发或加重。

综合舌脉表现，本患者辨证为肝脾不和，肝旺脾虚。针刺处方以王氏"老十针"选穴为主达健运脾胃之效，其中火针点刺上脘、中脘、天枢、气海、关元穴以温运脾阳而止泻，合谷、太冲、蠡沟穴刺之可疏肝理气，调和气血。

《医方考》曰："泻责之脾，痛责之肝；肝责之实，脾责之虚，脾虚肝实，故令痛泻。"本病特点是泻必腹痛。治宜补脾抑肝，祛湿止泻，选用痛泻要方加减。方中白术苦甘而温，补脾燥湿以治土虚，为君药。白芍酸寒，柔肝缓急止痛，与白术相配，于土中泻木，为臣药。陈皮辛苦而温，理气燥湿，醒脾和胃，为佐药。配伍少量防风，具升散之性，与术、芍相伍，辛能散肝郁，香能舒脾气，且有燥湿以助止泻之功，又为脾经引经之药。干姜温中散寒、健运脾阳，小茴香散寒止痛、理气和胃，乌梅生津止渴、涩肠止泻，诸药配合可补脾胜湿而止泻，柔肝理气而止痛。

（六）功能性便秘

病例1：患者王某，女，30岁。初诊日期：2023年11月11日。

主诉：大便秘结10余年。

现病史：患者自10年前开始出现大便秘结，排便困难，平均1周一次大便，质干，腹胀，胃脘胀满，情绪焦虑，纳少，眠差多梦，小便正常。

既往史：银屑病。

过敏史：青霉素过敏。

查体：舌暗有瘀斑，苔薄白，有齿印，脉细滑。

辨证分析：患者情绪焦虑，肝气郁结，疏泄失常，气机不畅，大肠传导失司，故出现大便秘结。肝郁克脾土，故出现纳差；气机不畅，故出现脘腹胀满；肝气郁滞，魂不守舍，故眠差多梦。

西医诊断：功能性便秘

中医诊断：便秘（肝郁气滞，腑气不通）

治法：标本兼治。

针刺取穴：中脘、天枢（双）、气海、关元、水道（左）、归来（左）、足三里（右）、上巨虚（右）、下巨虚（右）、蠡沟（左）、合谷（右）、太冲（左）。

操作：中脘、气海、关元、足三里穴用补法，天枢穴用泻法，余穴均行平补平泻法，留针20分钟。每周治疗2次。

2023年11月18日二诊：患者诉大便仍1周一次，但较前易解。脘腹胀满，纳少，情绪不畅，焦虑，多梦。舌暗有瘀斑，苔薄白，有齿印，脉细滑。

针刺取穴和操作同前。

中药处方：四逆散合小承气汤加减。北柴胡10g，炒枳实30g，白芍15g，厚朴30g，生白术45g，玄参30g，茯神15g，醋香附12g，珍珠母^{先煎}30g，炙甘草6g。每日1剂，水煎温服。

2023年12月2日三诊：患者诉大便4～5日一次，仍偏干，脘腹胀满减轻，眠差多梦，纳少。舌暗有瘀斑，苔薄白，有齿印，脉细滑。

针刺取穴和操作同前。

中药处方：上方加火麻仁30g，大黄15g，生白术加量至60g。调整为：北柴胡10g，炒枳实30g，白芍15g，厚朴30g，生白术60g，玄参30g，茯神15g，醋香附12g，珍珠母^{先煎}30g，火麻仁30g，大黄15g，炙甘草6g。

每日1剂，水煎温服。

2023年12月9日四诊：患者诉大便3～4日一行，偏溏。脘腹胀满减轻，仍眠差多梦，纳少。偶有腰酸。舌脉同前。

针刺取穴和操作同前。

中药处方：上方改炒枳实15g，生白术30g，去火麻仁、大黄，加紫贝齿^{先煎}30g，桑寄生15g。调整为：北柴胡10g，炒枳实15g，白芍15g，厚朴30g，生白术30g，玄参30g，茯神15g，醋香附12g，珍珠母^{先煎}30g，紫贝齿^{先煎}30g，桑寄生15g，炙甘草6g。每日1剂，水煎温服。

2023年12月23日五诊：患者诉大便3～4日一行，质可，情绪佳，睡眠及纳食较前改善，舌暗有瘀斑，苔薄白，有齿印，脉细滑。

针刺取穴和操作同前。

中药处方：上方去北柴胡、紫贝齿，加火麻仁30g。调整为：桑寄生15g，炒枳实15g，厚朴30g，生白术30g，白芍15g，玄参30g，火麻仁30g，茯神15g，醋香附12g，珍珠母^{先煎}30g，炙甘草6g。每日1剂，水煎温服。

2024年1月13日六诊：患者诉大便2日一行，便质正常，情绪稳定，脘腹胀满较前明显减轻，纳眠可。

针刺取穴和操作同前。

中药处方：上方去醋香附，加当归15g。调整为：桑寄生15g，炒枳实15g，厚朴30g，生白术30g，白芍15g，玄参30g，火麻仁30g，茯神15g，当归15g，珍珠母^先煎30g，炙甘草6g。每日1剂，水煎温服。

按语：患者为30岁年轻女性，便秘10余年，脘腹胀满，且平素情绪焦虑，气机不畅致使大肠传导失常，故润肠通便的同时，也要疏肝解郁，调畅气机，方选四逆散加减。方中加厚朴、香附增强行气之力；生白术有燥湿健脾之效，用量达30～60g时则有通便效果；当归、火麻仁润肠通便；大黄攻下通便；玄参、白芍增液行气，茯神养心安神；珍珠母、紫贝齿重镇安神。治疗过程中，患者便秘的情况逐渐在改善，期间时有大便偏干和偏溏的变化，据此则要及时根据患者情况调整用药与用量，如在大便偏溏时将生白术改为炒白术，去大黄等。针刺取穴中，中脘为胃之募穴、八会穴之腑会，取之可健运脾胃以促进脾升胃降；天枢为大肠之募穴；上、下巨虚为大、小肠之下合穴；足三里为足阳明经之合穴、胃之下合穴，可健运脾胃。取左侧水道、归来则有刺激肠道向左侧蠕动之意，以促进排便。气海、关元补气以助排便。蠡沟为肝经络穴可疏肝理气；合谷、太冲开四关以调气机。

病例2：患者李某，女，22岁。初诊日期：2023年1月5日。

主诉：大便秘结2年余。

现病史：患者于2年前自行减肥后出现大便秘结，排便艰涩难解，7～10天一行，需长期依靠药物排便。患者平素多食易饥，喜食冷饮，口干，口渴欲饮，时有腹胀，小便赤。

既往史：左侧乳腺结节。

查体：舌红，苔黄干燥，脉滑有力。

辨证分析：患者素体属热盛体质，饮食不节，喜食肥甘厚味、冷饮，脾胃受损，痰湿内生，日久化热，胃火炽盛，伤津耗液，故口干口渴，多食易饥，久而出现多日大便未行，属阳明腑实证。

西医诊断：功能性便秘

中医诊断：便秘（热盛伤津）

治法：清泻阳明、通腑泻浊。

中药处方：小承气汤合白虎汤加减。生石膏30g，生知母15g，生薏米30g，生白术60g，枳实20g，厚朴15g，大黄12g，玄参60g，生地黄30g，炙甘草9g。水煎服，每日1剂。

针刺取穴：合谷（右）、中脘、天枢（双）、气海、关元、水道（左）、归来（左）、足三里（右）、上巨虚（右）、下巨虚（右）、太冲（左）。

操作：常规针刺，留针20分钟，每周治疗2次。

2023年1月19日二诊：患者诉排便时间缩短，1～3日一行，略有艰涩感，食欲旺盛，无明显腹胀，眠可，小便可，舌红，苔微燥，脉滑。

中药处方：上方大黄改为15g，另加入火麻仁30g。调整为：生石膏30g，生知母15g，生薏米30g，生白术60g，枳实20g，厚朴15g，大黄15g，玄参60g，生地黄30g，火麻仁30g，炙甘草9g。水煎服，每日1剂。

针刺取穴及操作同前。

2023年1月26日三诊：患者诉大便通畅，1~2日一行，无艰涩难解感，纳眠可，二便调。舌红，苔薄白，脉滑。此次复诊后未再就诊，电话随访时患者自诉排便基本正常。

按语：患者平素饮食不节，喜食冷饮，口干口渴，多食易饥，胃火炽盛，伤津耗液，久而出现多日大便未行，属阳明腑实证。治疗上除用小承气汤通腹泻浊外，加白虎汤清泻胃火，釜底抽薪以治其本。小承气汤有轻下热结之功，白虎汤用于清阳明之火。方中石膏入肺胃二经，功善清解，除阳明气分之热，知母苦寒质润，既助石膏清肺胃之热，又滋阴润燥，两者相须为用，可增强清热生津之功。复诊时患者自诉排便时间较前缩短，但大便天数仍偏长，故加大大黄用量以推陈出新，荡涤污物，另加火麻仁润肠通便，火麻仁常与大黄、厚朴等同用，可治疗热邪伤阴或素体火旺之大便秘结，如处方麻子仁丸中就有此种用法。本患者经腑同调，标本同治，终获佳效。

四、风湿科疾病

（一）类风湿关节炎

病例：患者司某，女，32岁，初诊日期：2018年8月2日。

主诉：双手腕关节及右手指关节肿胀疼痛6年余。

现病史：患者自6年前无明显诱因出现右手腕关节及指关节疼痛，约2个月后又出现左手腕关节疼痛，受风寒及遇冷水后加重，自行热敷后疼痛稍有缓解，疼痛程度可忍受，未予以系统诊治。2年前疼痛加重，并伴有局部肿胀，以右手腕关节为重，晨僵约2小时，遂前往北京大学人民医院就诊，确诊为"类风湿关节炎"，予甲氨蝶呤及柳氮磺吡啶口服，病情稳定，晨僵好转，但腕关节及手指关节仍肿胀疼痛明显，夜间痛重且影响睡眠，每逢经前症状加重。纳可，二便调。

既往史：否认其他疾病史。

查体：舌淡苔白，脉沉弦。

辅助检查：类风湿因子及抗CCP抗体阳性。HLA-B27阴性。

辨证分析：患者先天体质偏弱，正气不足，风寒湿邪乘虚而入，邪气留驻筋肉关节，痹阻经络，气血运行不畅，不通则痛，故出现关节肿胀疼痛，人体气血喜温而恶寒，故得热则痛减，患者本已气血不足，经前气血充于胞宫，四肢筋肉关节失于濡养，故症状加重。

西医诊断：类风湿关节炎

中医诊断：尪痹（风寒湿痹）

治法：调补气血、通经活络、通关利节。

针刺取穴：阿是穴、百会、神庭、风府、中脘、气海、关元、外关、阳池、合谷、腕骨、足三里。

操作：先用贺氏火针快速点刺风府、阿是穴、阳池、合谷、腕骨、中脘、气海、关元、足三里，后对上述穴位及百会、神庭穴采用毫针刺，行平补平泻法，每次留针30分钟，每周治疗2～3次。

2018年8月9日二诊：针刺2次后患者即感手腕疼痛感稍有减轻，但仍有肿胀，晨僵及右手指疼痛未见明显改善，纳可，眠差，二便调。舌淡苔白，脉沉细。

针刺取穴：守上方并加用腹针上风湿上点、上风湿外点。

2018年8月16日三诊：疼痛及肿胀症状均明显减轻，晨僵好转，睡眠亦好转。效不更方，继用上穴巩固治疗2个月，2个月后患者诉停服甲氨蝶呤及柳氮磺吡啶。

按语：《素问·疟论》云："夫子言卫气每至于风府，腠理乃发，发则邪气入，入则病作……中于手足者，气至手足而病。卫气之所在，与邪气相合，则病作。"可见肢体肌肤、关节疼痛肿胀等病证常与卫气不行、邪滞经脉，致气血阴阳不足、局部失养有关。火针点刺风府穴可补益阳气。中脘、气海、足三里穴可健运脾胃，鼓舞正气，气血旺盛以利祛邪。关元是人体元气聚集之所，也是人体重要的强壮穴，刺之可培肾固本，补益元气，调和气血，从而达消除瘀血，疏通经脉之功。经脉所过，腧穴所在，主治所及，选用局部及邻近腧穴行火针温通经脉之法，以行气活血，通经活络，最终达通则不痛、荣则不痛之目的。

（二）水肿

病例：患者刘某，女，40岁。初诊日期：2018年5月16日。

主诉：双手指间断肿胀1年余。

现病史：患者1年前外出游玩时，于阴雨天下海游泳，后逐渐出现双手指肿胀，月经期加重，重时双手握拳困难，按之轻度凹陷，查手指X片及红细胞沉降率、抗O、类风湿因子等检查，结果均显示正常。平素喜暖恶寒，月经稀发，量少色暗，纳眠可，大便干结，小便调。

既往史：否认其他疾病史。

查体：舌嫩，舌体肥大，有齿印，苔薄白，脉沉细。

辨证分析：患者年过四旬，肾气渐不足，温煦失司，不能化气行水，遂使膀胱气化失常，水液内停而泛溢于肌肤；加之冒雨涉水，水湿之气乘虚内侵，脾为湿困，运化功能失职，水湿泛溢于肌肤，经期气血下注冲任胞宫，关节失于濡养，故症状加重。脾肾阳虚，水液代谢失常，津液不能还入肠腑，故大便干结。本病属虚实夹杂证。

西医诊断：水肿

中医诊断：水肿（脾肾不足，水湿泛溢于肌肤）

治法：补肾健脾、温阳化气利水。

中药处方：五苓散合肾气丸加减。泽泻20g，茯苓皮30g，猪苓15g，生白术30g，桂枝12g，肉桂6g，干姜6g，冬瓜皮30g，熟地黄12g，续断30g，桑寄生30g，菟丝子15g，炙甘草6g。水煎服，每日1剂。

2018年5月23日二诊：服药后双手指肿胀明显减轻，手指屈伸自如，大便畅、日1次，小便量较前增多。

舌嫩，暗红，有齿印，苔薄白，脉细滑弦。效不更方，继服7剂。

2018年7月4日三诊：患者述5月份经治疗后双手肿胀症状痊愈。近3天（正值经期）双手又出现肿胀，握拳费力，月经量少，色暗，无腹痛。舌暗苔白，有齿痕，脉沉细。

中药处方：上方加鸡血藤20g，当归15g。调整为：泽泻20g，茯苓皮30g，猪苓15g，生白术30g，桂枝12g，肉桂6g，干姜6g，冬瓜皮30g，熟地黄12g，续断30g，桑寄生30g，菟丝子15g，鸡血藤20g，当归15g，炙甘草6g。

2018年7月11日四诊：患者述上方服用3剂后双手肿胀症状明显减轻，月经量较前增多，全身恶寒症状亦有缓解。纳眠可，二便调。

按语：《素问·经脉别论篇》云："饮入于胃，游溢精气，上输于脾，脾气散精，上归于肺，通调水道，下输膀胱，水津四布，五经并行。"水肿的产生多由肺、脾、肾、膀胱、三焦等一脏或多脏功能异常，水液代谢障碍，水湿泛溢于肌肤所致。由此治宜温阳化气行水，通利小便。《伤寒论》云："伤寒汗出而渴者，五苓散主之。"五苓散为通阳化气行水之主方，多用于治疗膀胱蓄水证，取其助膀胱气化之功以通利小便，使内停水液为溲而不外溢肌肤。方中猪苓、泽泻利水渗湿，茯苓皮利水消肿，白术健脾运化水湿，桂枝入膀胱通阳化气，甘草调和诸药。合肾气丸加减则温补肾阳，诸药共奏化气行水之效，使升者得升，降者得降，藏者得藏，泄者得泄，终使阳气通，水液行，水肿消。

五、妇科疾病

（一）多囊卵巢综合征

病例：患者张某，女，25岁。初诊日期：2018年8月14日。

主诉：月经稀发、经期延长5年余。

现病史：患者12岁月经初潮，（5～7）天/（28～30）天，经量中等，色红，无血块，无痛经。2013年开始出现月经稀发，短则50天行经一次，长则3个多月行经一次，量少，月经有血块，色暗，一直未予以系统诊治。今年7月份在本院做B超检查，结果提示双侧卵巢呈多囊改变；行女性激素6项检查，但未见明显异常。前次月经时间（PMP）2018年3月10日；末次月经时间（LMP）2018年6月11日，经期5天，量中色暗，有血块，无痛经。现带下量中色白，无异味，偶有腰酸软，无乳房胀痛，时有头晕头胀，心烦，急躁易怒，口干，无口苦，面部及背部皮肤易生痤疮，纳眠可，大便黏，味臭，小便调。平素性情急躁易怒，喜食辛辣油炸之品。

既往史：既往体健。

查体：体胖，舌质嫩、色暗、边尖红，苔白，脉细弦。

辨证分析：患者先天肾气不足，后天饮食失调，平素性情急躁易怒，肝郁而化热化火，加之喜食辛辣油炸之品，损伤脾胃，中焦湿痰内生，郁久化热，冲脉隶属于阳明，阳明浊热扰动冲任，渐成月经稀发。

西医诊断：多囊卵巢综合征

中医诊断：月经后期（肾脾不足，湿热内阻，冲任失调）

治法：补肾健脾清肝、清泄阳明浊热。

针刺取穴：中脘、天枢、气海、关元、水道、归来、气冲、大赫、还巢穴、足三里、三阴交、太溪、太冲。

操作：先用火针点刺中脘、气海、关元、水道、归来、气冲穴，再用毫针刺所有穴位，行平补平泻法，每周2次。

中药处方：寿胎丸合四逆散加减。败酱草30g，生薏米30g，生白术20g，生石膏15g，续断30g，桑寄生30g，菟丝子15g，鸡血藤30g，柴胡10g，炒栀子10g，夏枯草10g，枳壳10g，炙甘草6g。每日1剂，分服2次。

2018年9月4日二诊：患者间断服用中药14剂及针刺治疗6次后，监测其基础体温，发现仍呈持续单相波动，月经未来潮，时有乳房胀痛，带下量中色白，腰酸，时口干，心烦易怒，颜面及背部皮肤痤疮减少，纳尚可，大便黏臭、日1次，小便黄。舌嫩暗，苔白，脉弦细。

针刺取穴：中脘、天枢、气海、关元、水道、归来、气冲、大赫、血海、足三里、三阴交、太溪、太冲、妇科穴、还巢穴。

操作：先用火针点刺中脘、气海、关元、水道、归来、气冲、大赫穴，再用毫针刺所有穴位，行平补平泻法，每周2次。

中药处方继用前方。

2018年10月9日三诊：患者在近1个月的时间内监测基础体温，发现经前高温持续12天，LMP 2018年10月2日，经期7天，量中色暗，无痛经，经前乳房胀痛，带下量中色白，质黏，腰酸好转，心烦，颜面痤疮好转，纳可，眠安，大便畅，日1次，小便黄。舌质嫩，色暗，苔白厚，脉弦细。

针刺取穴：中脘、气海、关元、水道、归来、气冲、大赫、血海、足三里、三阴交、太溪、太冲、妇科穴、还巢穴。

操作：先用火针点刺中脘、气海、关元、水道、归来、气冲，再行毫针微通法、平补平泻，每周2次。

中药处方：上方去生石膏、鸡血藤、柴胡、夏枯草，败酱草减至15g，生白术加至30g，加冬瓜皮30g，黄连5g，绿萼梅10g。调整为：败酱草15g，生薏米30g，生白术30g，冬瓜皮30g，炒栀子10g，续断30g，桑寄生30g，菟丝子15g，黄连5g，绿萼梅10g，枳壳10g，炙甘草6g。水煎服，每日1剂。

经治疗，患者月经来潮，基础体温呈典型双相，卵巢功能有了明显改善，遂守上方巩固治疗。

按语： 多囊卵巢综合征（PCOS）是一种发病多因

性、临床表现多态性，常见于育龄期妇女的内分泌、代谢异常综合征，发生率占育龄妇女的5%～10%。临床上以卵巢功能障碍为显著标志。PCOS常始于青春期；生育期以无排卵、月经异常、不孕不育（部分患者肥胖、多毛）等为典型临床表现，中老年则容易出现因长期代谢障碍导致的糖尿病、心血管疾病如高血压、高脂血症等。

本病发生涉及肝、脾、肾三脏功能失调，脾肾两虚，痰湿内蕴，兼肝气郁结，日久化热成瘀，最终形成湿热、痰浊、瘀血与脏腑功能失调、三焦气化失司共存的复杂病机。本案以"补肾健脾清肝，清泄阳明浊热"为治法，方用寿胎丸合四逆散加减，初诊、二诊选败酱草、生薏米、生石膏清理阳明浊热瘀邪，柴胡、桑寄生、续断为臣疏肝益肾，佐以生白术健脾益气渗湿，夏枯草、炒栀子清肝泻热。三诊时患者仍经前乳房胀痛，带下量中色白，质黏，心烦，自觉身体困重，故白术加量，加冬瓜皮增强利水渗湿之力，加黄连清心火，去柴胡，改为绿萼梅解郁疏肝、和胃化痰、止胸胁痛。面部痤疮好转，故去石膏，败酱草减量，月经来潮，故去鸡血藤。针刺取穴中，中脘穴刺之可健脾和胃，温中化湿，清热宁神。天枢穴可和胃通肠，健脾理气，调经导滞。水道穴可利水调经。归来穴可疏肝理气，调经止带。气海、关元穴是元气的生发地，为强壮保健的要穴，其中气海穴可益气助阳，调经固精，培元固本；关元穴可培元固脱，清利湿热。大赫穴可养精益肾；血海为历代医家调经之要穴。足三里穴刺之可健脾益胃，扶正培元。三阴交为足太阴、厥阴、少阴三条经脉的交会穴，配合血海则可调经止带，配合气海、关元则可补肾培元。太冲穴可清肝泄热，清利头目，调理下焦。太溪穴可滋阴清热，益肾补虚。还巢穴、妇科穴为董氏奇穴，为调经之要穴。针药结合，效果甚佳。

（二）不孕症

病例：患者杨某，女，33岁。初诊日期：2018年7月26日。

主诉：月经稀发20年余。

现病史：患者13岁月经初潮，（7～8）天/（45～180）天，经量中等，色红，偶有血块，时伴痛经。今年6月份在西苑医院妇科行B超检查，结果示双侧卵巢呈多囊改变；行女性激素6项监测，未见明显异常，被诊断为多囊卵巢综合征，间断服用中药治疗。患者PMP 2018年1月8日，经期7天，LMP 2018年3月10日，经期8天，量中色暗，少量血块，偶有痛经。现带下量少色白，无异味，时有腰酸软，无乳房胀痛，平素急躁易怒，无口干口苦，面部及背部皮肤无痤疮，纳眠可，小便可，大便干结。

婚育史：患者2012年结婚，G1P1，2017年1月至今未避孕。

查体：舌质嫩，色暗有裂纹、苔白，脉沉细。

辨证分析：患者先天肾气不足，后天饮食失调，加之平素性情急躁易怒，肝郁而化热化火，加之生活失于调摄，损伤脾胃，痰湿内生，郁久化热，阳明浊热扰动冲任，渐成月经稀发而致不孕。

西医诊断：不孕症、多囊卵巢综合征

中医诊断：不孕（脾肾不足，肝郁化火，湿热内阻，冲任失调）

治法：补肾健脾疏肝、清泄阳明浊热。

针刺取穴：中脘、天枢、气海、关元、水道、归来、气冲、大赫、卵巢穴、足三里、三阴交、太溪、太冲。

操作：先用火针点刺中脘、气海、关元、水道、归来、气冲、卵巢穴，再用毫针刺处方中所有穴位，行平补平泻法，每周2~3次。

2018年8月21日二诊：患者针刺治疗8次后，对其监测基础体温，发现其仍呈持续单相波动，月经未来潮，时有乳房胀痛，带下量中色白，腰酸，心烦易怒，纳眠可，大便干，小便黄。舌质嫩，色暗尖红，有裂纹，苔白，脉沉细。

中药处方：寿胎丸合薏苡附子败酱草散加减。续断30g，桑寄生30g，菟丝子20g，败酱草15g，生薏米30g，生白术20g，北沙参30g，桃仁10g，冬瓜皮30g，川楝子5g，炒栀子10g，枳壳10g，生牡蛎^{先煎}30g，炙甘草5g。每日1剂，水煎服。

针刺取穴：中脘、天枢、气海、关元、水道、归来、气冲、大赫、卵巢穴、血海、足三里、三阴交、太溪、太冲、董氏奇穴之妇科穴、还巢穴。

操作：先用火针点刺中脘、气海、关元、水道、归来、气冲、大赫、卵巢穴，再用毫针刺处方中所有穴位，行平补平泻法，每周2~3次。

2018年10月10日三诊：对患者监测基础体温，发现经前高温持续12天，LMP 2018年9月16日，经期7天，量中色暗，无痛经，经前乳房胀痛，带下量中色白，质黏，腰酸好转，纳可，眠安，大便畅，日1次，小便黄。舌嫩暗，苔白，有裂纹，脉沉细。

中药处方继用前方。

针刺取穴则守上方去天枢穴，操作同前。

2018年11月21日四诊：患者现停经59天，于11月17日在昌平中西医结合医院查血HCG，结果证实为妊娠。现症见带下量中色白，无阴道出血，无腰酸，无恶心、呕吐，纳可，眠安，二便调。嘱其妇科随诊。

按语： 本病为多囊卵巢综合征继发的不孕症，发病涉及肝、脾、肾，三脏功能失调，最终形成湿热、痰浊、瘀血与脏腑功能失调、三焦气化失司共存的复杂病机。本案以"补肾健脾疏肝，清泄阳明浊热"为治法，选用桑寄生、续断、菟丝子补益肝肾，北沙参滋阴润肺，金水相生；生薏米、生白术健脾祛湿，冬瓜皮利水渗湿；川楝子、炒栀子清肝泻热；败酱草清热解毒，消痈排脓，祛瘀止痛，清理阳明浊热，生牡蛎软坚散结；桃仁、枳壳活血理气。针刺取穴中，中脘穴刺之可健脾和胃，温中化湿。天枢穴和胃通肠，健脾理气，调经导滞。归来穴可疏肝理气，调经止带。水道穴可利水调经。气海穴可益气助阳，调经固精，培元固本；关元穴可培元固脱；大赫穴可养精益肾；血海为脾经穴，为调经之要穴；足三里穴可健脾益胃，扶正培元。三阴交为足三阴经之交会穴，可健脾补肝益肾。太冲穴可清肝泄热。太溪穴可滋阴清热，益肾补虚。卵巢穴刺之可调经养血，健脾益肾。多用于妇科疾病的辅助治疗中。妇科穴、还巢穴为董氏奇穴中治疗月经不调及不孕症的要穴。

（三）更年期综合征

病例：患者张某，女，52岁。初诊日期：2019年3月6日。

主诉：月经紊乱半年

现病史：患者初潮13岁，（5～7）天/30天，月经颜色正常，偶有少量血块，无痛经。自2018年9月开始月经周期延长，经期7天，量较前减少，LMP 2018年10月6日，量较少，颜色正常，经期3天。伴腰酸乏力，困倦，心烦，性急易怒，夜间口干，手足心热，少量盗汗，纳可，眠差，入睡困难，需1小时以上，易醒，早醒，再入睡困难，平均睡眠时间为5小时左右，二便调。

既往史：2型糖尿病病史5年。

查体：舌暗红，苔薄白，有裂纹，脉弦细。

辨证分析：患者年逾五十，脾肾功能渐亏，脾为后天之本，主生化水谷精微，化生血液，充养冲任之脉。肾为先天之本，藏元阴元阳，提供五脏六腑活动的原动力。故脾肾足则冲任盈，月事以时下，脾肾虚则冲任亏，月事无以下而致延期。肾水不足，心肾不交，故心烦、眠差；水不涵木，肝火上炎故性急易怒；阴虚生内热，故夜间口干、手足心热、盗汗。

西医诊断：更年期综合征、2型糖尿病

中医诊断：绝经前后诸证（脾肾不足，冲任失调）

治法：调补脾肾、通冲任。

中药处方：寿胎丸加减。续断30g，桑寄生30g，菟丝子15g，沙参15g，炒栀子10g，当归12g，绿萼梅12g，枳壳10g，黄芩10g，山茱萸15g，浮小麦30g，珍珠母^{先煎}30g，炙甘草6g。水煎服，每日1剂。

2019年3月13日二诊：患者服药后睡眠改善，入睡时间缩短，平均睡眠时间为6小时左右。但月经未来潮，并仍有心烦易怒、腰酸、手足心热、少量盗汗，舌暗红，苔薄白，有裂纹，脉弦细。遂于上方基础上加鸡血藤30g养血活血，怀牛膝15g强腰脊、引血下行；去沙参。调整为：续断30g，桑寄生30g，菟丝子15g，山茱萸15g，炒栀子10g，当归12g，绿萼梅12g，枳壳10g，黄芩10g，浮小麦30g，珍珠母^{先煎}30g，鸡血藤30g，怀牛膝15g，炙甘草6g。水煎服，每日1剂。

2019年3月20日三诊：患者诉睡眠改善，心烦易怒的症状好转，未述盗汗，舌尖红苔白略厚，已无裂纹，脉弦细滑。于上方基础上加生麦芽15g助生发之力。调整为：续断30g，桑寄生30g，菟丝子15g，山茱萸15g，炒栀子10g，当归12g，绿萼梅12，枳壳10g，黄芩10g，浮小麦30g，珍珠母^{先煎}30g，鸡血藤30g，怀牛膝15g，生麦芽15g，炙甘草6g。水煎服，每日1剂。

2019年5月21日四诊：（患者4月10日至5月20日停服中药）4月17日月经来潮，经期7天，色暗红，有少量血块，无腹痛，伴腰酸，无心烦，手足心热、睡眠均改善。4月初曾有白带量增多，拉丝质黏。舌暗红，苔薄白，脉弦细滑。守上方继服中药。

2019年5月29日五诊：患者未述心烦、盗汗及腰酸，现睡眠正常，入睡时间在半小时以内，平均睡眠时间为7～8小时，性急易怒的症状亦明显改善。近日时有胁肋部窜痛，舌暗红，苔薄白，脉细滑。遂于上方基础上加川楝子9g疏肝理气止痛，去浮小麦。调整为：续断30g，桑寄生30g，菟丝子15g，山茱萸15g，炒栀子10g，当归12g，绿萼梅12g，枳壳10g，黄芩10g，川楝子9g，珍珠母^{先煎}30g，鸡血藤30g，怀牛膝15g，生麦芽15g，炙甘草6g。水煎服，每日1剂。

2019年6月19日六诊：患者未再出现胁肋部窜痛，偶有夜间口干，其他未述不适，6月初出现白带增多，透明拉丝，6月12日月经至，经期6天，有少量血块，无腹痛及腰酸，纳眠可，二便调。舌尖红，苔薄白，脉细滑。

中药处方：于上方基础上去珍珠母、黄芩、川楝子、怀牛膝、生麦芽，加沙参15g、百合12g。调整为：续断30g，桑寄生30g，菟丝子15g，山茱萸15g，炒栀子10g，当归12g，绿萼梅12g，枳壳10g，鸡血藤30g，沙参15g，百合12g，炙甘草6g。水煎服，每日1剂。

按语：《素问·上古天真论》云："七七任脉虚，太冲脉衰少，天癸竭，地道不通，故形坏而无子也。"本病的发生与冲任失荣、脉道不通有关。据其舌脉表现，辨证为脾肾不足，冲任失荣。治以调补脾肾，通冲任。续断、桑寄生、菟丝子、山茱萸平补肾阴肾阳；沙参、百合滋阴降火；当归、鸡血藤活血养血；炒栀子、黄芩清热除烦；珍珠母安神助眠；怀牛膝补肝肾、引血下行，但月经来潮后需停用。患者曾出现胁肋部窜痛，加川楝子可疏肝理气止痛；生麦芽可健脾化积。患者服用20余剂中药后月经至，而且出现白带增多、透明拉丝状，说明卵巢功能改善，已开始恢复排卵。

（四）灼口综合征

病例：患者曾某，女，48岁。初诊日期：2023年5月13日。

主诉：烘热汗出3年余，伴口中灼热疼痛感1年余。

现病史：患者绝经3年，现烘热汗出明显，重时湿透衣襟，性急易怒，时有情绪低落，五心烦热，口干口苦，口中及舌头灼热疼痛明显，夜间尤甚，双肩疼痛，纳可，眠差，入睡困难，眠浅易醒，每晚睡眠时间为1～2小时，排尿时尿道有灼热感，大便可。

既往史：否认其他疾病史。

查体：舌暗红少苔，有裂纹，边有齿印。脉沉细。

辨证分析：患者年近七七，肾水不足，天癸已竭，营血衰少，卫气内伐，阳不入阴而出现夜不能寐；血不养肝，肝郁化火，故出现性急易怒，情绪低落，五心烦热；水不济火，心火上炎，故出现口中灼热疼痛，心与小肠相表里，心火移热于小肠，故出现尿道灼热感。

西医诊断：灼口综合征、更年期综合征

中医诊断：绝经前后诸证（肝肾阴虚，心肝火旺）

治法：滋补肝肾。

针刺取穴：百会、四神聪、印堂、神庭、本神（双）、安眠（双）、神门（双）、内关（双）、上脘、中脘、下脘、天枢（双）、气海、足三里（双）、肓俞（双）、太溪（右）、照海（右）。

操作：均选用毫针刺法，内关、中脘、下脘、气海、天枢、足三里、肓俞穴行补法，余穴行平补平泻法，留针20分钟，每周治疗1~2次。

中药处方：六味地黄丸加减。熟地黄15g、山茱萸15g、桑寄生15g、牡丹皮10g、地骨皮15g、茯神20g、青蒿20g、炒栀子10g、夏枯草10g、柏子仁10g、煅牡蛎[先煎]30g、煅磁石[先煎]30g、浮小麦30g、仙鹤草50g、麻黄根30g、珍珠母[先煎]30g、生甘草15g。日1剂，水煎温服。

2023年5月20日二诊：患者诉睡眠好转，睡眠时间可达4~5小时，但烘热汗出明显，口中及舌头仍有灼痛感，小便灼热感减轻，大便黏。舌暗红，苔薄白、干，边有齿印，脉沉细。

针刺取穴和操作同前。

中药处方：上方青蒿加至30g，仙鹤草加至60g，加莲子心5g。调整为：熟地黄15g、山茱萸15g、桑寄生15g、牡丹皮10g、地骨皮15g、茯神20g、青蒿30g、炒栀子10g，夏枯草10g，柏子仁10g，煅牡蛎^{先煎}30g，煅磁石^{先煎}30g，浮小麦30g，仙鹤草60g，珍珠母^{先煎}30g，麻黄根30g，莲子心5g，生甘草15g。每日1剂，水煎温服。

2023年6月3日三诊：患者诉睡眠时间为4~5小时，小便灼热感减轻，烘热汗出症状稍有改善，但仍有口中及舌头灼热疼痛感，大便黏，不成形，日2次。舌暗红，苔薄白，边有齿印，脉沉细。

针刺取穴和操作同前。

中药处方：上方去夏枯草、柏子仁，加黄连5g，黄芩10g，清半夏9g，炒白术30g。调整为：熟地黄15g，山茱萸15g，桑寄生15g，牡丹皮10g，地骨皮15g，茯神20g，青蒿30g，炒栀子10g，黄连5g，黄芩10g，清半夏9g，煅牡蛎^{先煎}30g，煅磁石^{先煎}30g，浮小麦30g，仙鹤草60g，珍珠母^{先煎}30g，麻黄根30g，莲子心5g，炒白术30g，生甘草15g。每日1剂，水煎温服。

2023年6月28日四诊：患者诉睡眠时间为4~5小时，烘热汗出及小便灼热感减轻，但仍有口中及舌头灼痛，大便黏，不成形，日2次。舌暗红，苔薄黄、干，边有齿印，脉沉细。

针刺取穴和操作同前。

中药处方：上方去熟地黄、桑寄生、麻黄根，加茵陈15g，地骨皮和茯神加至30g，青蒿减至20g。调整为：山茱萸15g，牡丹皮10g，地骨皮30g，茯神30g，青蒿20g，炒栀子10g，清半夏9g，黄连5g，黄芩10g，煅牡蛎^{先煎}30g，煅磁石^{先煎}30g，浮小麦30g，仙鹤草60g，珍珠母^{先煎}30g，茵陈15g，莲子心5g，炒白术30g，生甘草15g。每日1剂，水煎温服。

2023年7月15日五诊：患者诉烘热汗出明显减轻，口中及舌头灼热疼痛感减轻，心烦性急及口干口苦症状亦较前改善，睡眠时间为4小时左右，近日纳差，小便灼热感减轻，大便时干时稀，日1~2次。舌暗红，苔白腻，脉沉细。

针刺取穴和操作同前。

中药处方：上方加焦山楂10g。调整为：清半夏9g，黄连5g，黄芩10g，山茱萸15g，牡丹皮10g，地骨皮30g，茯神30g，青蒿20g，炒栀子10g，煅牡蛎^{先煎}30g，煅磁石^{先煎}30g，浮小麦30g，仙鹤草60g，珍珠母^{先煎}30g，茵陈15g，焦山楂10g，莲子心5g，炒白术30g，生甘草15g。每日1剂，水煎温服。

2023年8月12日六诊：患者诉烘热汗出及口中灼热疼痛感均明显减轻，偶有五心烦热，已无口干口苦表现，仍纳差，睡眠时间为4~5小时，小便灼热感减轻，大便时干时稀，日1~2次。舌暗红，苔白腻，脉沉细。

针刺取穴和操作同前。

中药处方：上方去茯神，加乌梅10g，改焦山楂30g。调整为：清半夏9g，黄连5g，黄芩10g，山茱萸15g，乌梅10g，牡丹皮10g，地骨皮30g，青蒿20g，炒栀子10g，煅牡蛎^{先煎}30g，煅磁石^{先煎}30g，浮小麦30g，仙鹤草60g，珍珠母^{先煎}30g，茵陈15g，焦山楂30g，莲子心5g，炒白术30g，生甘草15g。每日1剂，水煎温服。

2023年11月4日七诊：患者诉已基本不出汗，全身烘热及口中灼痛感消失，近2个月黑眼圈明显，偶有情绪低落，睡眠时间为4~5小时。舌暗红，苔白腻，脉沉细。

针刺取穴和操作同前。

中药处方：上方去仙鹤草、乌梅、青蒿、炒栀子、煅磁石、焦山楂，生甘草减量至10g，加柴胡10g，炒枳壳10g，赤芍10g。调整为：清半夏9g，黄连5g，黄芩10g，山茱萸15g，牡丹皮10g，地骨皮30g，煅牡蛎^{先煎}30g，浮小麦30g，茵陈15g，莲子心5g，珍珠母^{先煎}30g，炒白术30g，焦山楂10g，柴胡10g，炒枳壳10g，赤芍10g，生甘草10g。每日1剂，水煎温服。

2023年11月18日八诊：患者诉已基本不出汗，全身烘热及口中灼痛感消失，但仍有黑眼圈，睡眠不佳及情绪低的症状均改善，睡眠时间为5~6小时。舌暗红，苔白腻，脉沉细。

针刺取穴和操作同前。

中药处方：上方地骨皮减量至12g。调整为：清半夏9g，黄连5g，黄芩10g，山茱萸15g，牡丹皮10g，地骨皮12g，煅牡蛎^{先煎}30g，浮小麦30g，茵陈15g，莲子心5g，珍珠母^{先煎}30g，炒白术30g，焦山楂10g，柴胡10g，炒枳壳10g，赤芍10g，生甘草10g。每日1剂，水煎温服。

按语：患者年近七七，绝经3年，烘热汗出，五心烦热，口干口苦，结合舌脉表现，辨证为肝肾阴虚，心肝火旺，故首诊方选六味地黄汤加减，以滋补肝肾为原则。患者烘热汗出明显，故加青蒿、地骨皮、浮小麦、麻黄根、仙鹤草、煅牡蛎以滋阴退热敛汗，标本兼治。患者首诊诉眠差，睡眠时间为1～2小时，此因患者肝肾阴虚，阴不敛阳，故难以入睡，在滋补肝肾的基础上，于方中加用柏子仁养心安神，煅磁石、珍珠母重镇安神。患者口干口苦明显，予炒栀子、夏枯草、生甘草清热泻火。二诊时患者诸症明显缓解，仍有汗出、燥热感，仙鹤草增量至60g，加莲子心清心除烦。三诊时患者小便灼热感及烘热汗出症状改善，但仍有口中及舌头灼热疼痛感，故加黄连、黄芩、清半夏与生甘草组成甘草泻心汤以清热泻火解毒，安中和胃；大便不成形，加炒白术。四诊、五诊时根据舌脉症变化而加减用药，患者舌疼痛灼热感亦明显减轻。时隔3个月后患者再次复诊，自诉已基本不出汗，口中灼痛感消失，但情绪仍较低落，故合用四逆散疏肝理脾解郁，八诊时，患者诉诸症均明显好转，口中灼痛感消失，疗效满意。针刺选穴中百会、印堂、神庭、本神、四神聪穴可安神定志、调神通督；安眠穴为治失眠的经验效穴，可安神定志；神门为手少阴心经原穴，五行属土，针用泻法可清心火，内关为手厥阴心包经络穴，可养心安神。上脘、中脘、下脘、气海、天枢、足三里、内关为王乐亭教授的"老十针"组方，意在调理中焦，培土生源，临床研究表明"老十针"组穴不仅用于消化系统疾患，对各种类型的失眠均有较好的效果。肓俞、太溪为足少阴肾经穴，太溪为原穴，照海为八脉交会穴，交于阴跷脉，具有滋肾阴、安心神作用，跷脉司眼睑之合，与痼寐关系密切。针药并用，滋肾阴，泻心火，交通心肾而寐安。

（五）泌尿系感染

病例：患者周某，女，54岁。初诊日期：2024年2月21日。

主诉：尿道灼热感40余天。

现病史：患者近1个多月于排尿时出现尿道灼热感且反复发作，无明显尿频、尿急、尿痛，在北京医院确诊为泌尿系感染，予磷霉素氨丁三醇口服，初起服药1周后症状明显改善，但因症状反复发作，药物的改善作用已不明显。后因患者担心抗生素的耐药性，故而选择中医治疗。现排尿时有尿道灼热感，口干欲饮，纳差，夜寐欠安，大便调。绝经4年，时有燥热汗出，情绪不畅。

既往史：高血压、2型糖尿病、高脂血症。

查体：舌质红，舌根苔黄腻，脉细滑。

辅助检查：2024年1月16日于北京医院行尿常规检查，结果提示尿白细胞数量为226.7个/μl。

辨证分析：患者年逾七七，天癸已竭，肝肾亏虚，气血不足，外邪乘虚侵袭，循膀胱经传入膀胱腑，化而为热，与水相搏，遂成水热互结，热伤阴津之证。水热互结，气化不利，热灼阴津，津不上承，故小便不利、口渴欲饮；阴虚生热，内扰心神，则出现心烦不寐、燥热汗出等症。

西医诊断：泌尿系感染、更年期综合征

中医诊断：热淋（水热互结）

治法：清热养阴，利水通淋。

针刺取穴：列缺（右）、中极、水道（双）、归来（双）、三阴交（右）、中封（左）、蠡沟（左）。

操作：均选用毫针刺法，三阴交穴行补法，余穴行平补平泻法，留针20分钟，每周治疗2次。

中药处方：猪苓汤加减。猪苓10g，茯神15g，泽泻10g，阿胶珠12g，滑石块15g，蒲公英30g，金钱草30g，炒栀子10g，关黄柏9g，车前草30g，焦麦芽30g，炒枳壳12g，炙甘草6g。共7剂，每日1剂，水煎温服。

2024年2月23日二诊：症状平稳，继用上方治疗。

2024年2月26日三诊：患者诉小便灼热感较前减轻，仍口干，纳可，夜寐欠安。于本院行尿常规检查，结果提示尿白细胞数量为46.86个/μl。

针刺取穴则于上方基础上加曲骨穴，操作方法同前。

2024年2月28日四诊：患者诉小便灼热感较前减轻，口干，纳可，眠浅易醒。舌红，舌根苔黄厚，有齿痕。脉细滑。

针灸取穴：列缺（右）、中极、水道（双）、归来（双）、曲骨、三阴交（右）、中封（左）、蠡沟（左）。

穴位操作方法同前。

中药处方：前方去焦麦芽，加海金沙[包煎]10g，紫贝齿[先煎]30g。调整为：猪苓10g，茯神15g，泽泻10g，阿胶珠12g，滑石块15g，蒲公英30g，金钱草30g，炒栀子10g，关黄柏9g，车前草30g，海金沙^{包煎}10g，炒枳壳12g，紫贝齿^{先煎}30g，炙甘草6g。共7剂，每日1剂，水煎温服。

2024年3月1日五诊：患者症状平稳，纳可，睡眠改善，大便调。继续沿用上方行针刺和中药治疗。

2024年3月4日六诊：患者诉小便灼热感明显减轻，纳可，眠欠安，大便调。于本院再次行尿常规检查，结果提示尿白细胞（–）。继续沿用上方行针刺和中药治疗。

2024年3月8日七诊：患者诉小便灼热感明显减轻，口干好转，眠浅易醒，大便溏，日1~2次。舌红，苔黄腻，有齿痕，脉细滑。

针刺取穴：百会、四神聪、印堂、安眠、中脘、天枢（双）、列缺（右）、中极、水道（双）、归来（双）、曲骨、三阴交（右）、中封（左）、蠡沟（左）。

操作：均选用毫针刺法，中脘、天枢、三阴交穴行补法，余穴行平补平泻法，留针20分钟，每周治疗2次。

中药处方：前方去海金沙，加炒白术15g，珍珠母^{先煎}30g。调整为：猪苓10g，茯神15g，泽泻10g，阿胶珠^{另包}12g，滑石块15g，蒲公英30g，金钱草30g，炒栀子10g，关黄柏9g，车前草30g，炒白术15g，炒枳壳12g，紫贝齿^{先煎}30g，珍珠母^{先煎}30g，炙甘草6g。共7剂，每日1剂，水煎温服。

2024年3月13日八诊：患者诉小便灼热感明显减

轻，纳可，夜寐欠安，大便调。继续沿用上方行针刺和中药治疗。

2024年3月15日九诊：患者诉小便无明显灼热感，睡眠较前改善。舌红，苔薄黄，脉细滑。再次于本院行尿常规检查，结果提示尿白细胞（−）。继续沿用上方行针刺和中药治疗。

2024年3月23日十诊：患者诉小便无灼热感，睡眠质量较前改善，大便调，日1次。舌红，苔薄黄，脉细滑。针刺取穴和操作沿用上方。中药处方则于上方基础上去炒栀子、车前草、炒枳壳，金钱草减至15g。调整为：猪苓10g，茯神15g，泽泻10g，阿胶珠^{另包}12g，滑石块15g，蒲公英30g，金钱草15g，关黄柏9g，炒白术15g，紫贝齿^{先煎}30g，珍珠母^{先煎}30g，炙甘草6g。共7剂，每日1剂，水煎温服。

按语：《伤寒论·辨阳明病脉证并治》云："若脉浮发热，渴欲饮水，小便不利者，猪苓汤主之。"《伤寒论·辨少阴病脉证并治》云："少阴病，下利六七日，咳而呕渴，心烦不得眠者，猪苓汤主之。"《伤寒论》原方中猪苓专以淡渗利水；茯苓、泽泻可加强淡渗利水之力，其中泽泻又可泻热，茯苓又可健脾利湿；滑石既可清热又可利水；阿胶可滋阴润燥，即益已伤之阴，又防猪苓、茯苓等药淡渗利水过重而伤阴。本患者眠差，故将茯苓改为茯神以健脾利水，安神安心。在此基础上加蒲公英、栀子、黄柏等药物来清热；车前草、金钱草可利尿通淋。患者舌苔黄腻，加焦麦芽助运化以祛湿，炒枳壳行理气之功。为兼顾睡眠不佳和大便溏的问题，于方中加用紫贝齿、珍珠母以重镇安神，炒白术以健脾止泻。在针刺取穴中，中极穴刺之可温阳利水，以使下焦膀胱之气机得以梳理，促进膀胱气化以通利水道；水道、归来、曲骨穴位于下腹部，主治小腹胀满，小便不利；列缺属手太阴肺经络穴，小便不利可通过肺来调节。足厥阴肝经"循股阴，入毛中，环阴器，抵小腹"，因此中封、蠡沟穴可治疗肝经所过之病。目前临床多用于治疗膀胱湿热型癃闭、气淋，下焦瘀滞型尿失禁等。三阴交调节肝脾肾功能。百会、四神聪、安眠、印堂穴可安神助眠；中脘、天枢穴可健运中焦脾胃。

（六）产后身痛

病例：患者李某，女，34岁。初诊日期：2022年3月31日。

主诉：产后周身疼痛半年余。

现病史：患者半年前于生产后出现周身疼痛，以左侧为主，无明确痛点，无明显压痛，行间断治疗，但效果不佳，为求进一步治疗遂来我院就诊。就诊时自述周身疼痛不适，神疲乏力，少气懒言，情绪低落，时有胸闷气短，遇风寒症状加重，纳眠可，二便调。

既往史：否认其他疾病史。

查体：舌红，苔薄白，脉沉细。

辨证分析：患者因产后气血亏虚，冲任虚寒，调摄不当而外受风寒之邪，气血运行不畅，瘀血阻滞，经脉不畅，则周身疼痛。

西医诊断：产后身痛

中医诊断：痛痹（冲任虚寒，瘀血阻滞）

治法：调补冲任、益气活血通络。

中药处方：温经汤加减。吴茱萸5g，当归15g，白芍15g，川芎15g，党参15g，桂枝12g，阿胶珠^{另包}15g，牡丹皮12g，麦冬12g，羌活15g，鸡血藤20g，生白术20g，清半夏6g，炙甘草9g。水煎服，每日1剂。

针刺取穴：足太阳膀胱经、足少阳胆经、督脉穴。

操作：三条阳经依次用细火针点刺，进针深度为0.5寸，嘱患者局部清洁、避水24小时，每周2次。

2022年4月19日二诊：患者诉疼痛较前改善，疼痛范围较前缩小至以后背部为主，平日自觉略有疲乏感，胸闷、气短症状消失，胃脘部时有胀痛感，纳眠可，二便调。

中药处方：上方去清半夏，加枳壳12g，穿山龙15g，伸筋草30g。调整为：吴茱萸5g，当归15g，白芍15g，川芎15g，党参15g，桂枝12g，阿胶珠^{另包}15g，牡丹皮12g，麦冬12g，羌活15g，鸡血藤20g，生白术20g，枳壳12g，穿山龙15g，伸筋草30g，炙甘草9g。水煎服，每日1剂。

针刺取穴和操作同前。

2022年5月10日三诊：患者自诉疼痛症状改善，偶有劳累后后背疼痛感，情绪平稳，纳眠可，二便调。暂停中药，继续行1次针刺治疗以巩固疗效。

按语：患者产后气血亏虚，冲任虚寒，瘀血阻滞，经脉不畅，则患周身疼痛。证虽属瘀、寒、虚、热错杂，仍以冲任虚寒、瘀血阻滞为主。治当温经散寒，祛瘀养血，同时兼用清虚热之法。方选温经汤加减。温经汤常用于治疗"年五十所"更年期女性冲任虚寒、瘀血阻滞所致的月经不调诸证。病机以"血虚寒凝"为主，同时亦有"暮即发热……手掌烦热"等阴虚内热之象。本患者因产后调护不佳而得病，病机相同，异病同治。方中吴茱萸功擅散寒止痛，桂枝长于通利血脉，则共为君药；当归、川芎活血祛瘀，养血调经；牡丹皮活血化瘀又清血分虚热，共为臣药；阿胶、白芍、麦冬养血调肝，滋阴润燥，并制约吴茱萸和桂枝之温燥；党参、甘草益气健脾；半夏辛开散结，通降胃气，均为佐药。甘草为使，调和诸药。全方温清补消并用，但以温补为主，大队温补药与少量寒凉药配伍，使方温而不燥，刚柔相济。羌活则引药上行，鸡血藤为妇人补血活血通络之常用药，生白术可健脾益气。二诊时患者出现胃脘不适，此时不能排除半夏毒性刺激胃部的可能，故去半夏另加入枳壳以理气行气，穿山龙祛风除湿，舒筋通络，活血止痛，常用于风湿痹痛。并且现代研究表明，穿山龙对细胞免疫和体液免疫均有调节作用，近年来成为治疗风湿类疾病的妙药，可针对性止痛，故也称为"援药"。伸筋草可祛风散寒，除湿消肿，舒筋活血。随症加减应用，效果甚佳。

患者周身疼痛的症状主要出现在阳经循行的部位，且畏寒明显，故以火针循阳经点刺以益气温阳，督脉主一身之阳气，足太阳膀胱经主一身之表，足少阳胆经为阳气运转枢机，三条阳经合用共奏益阳气、调气血、通经络之效。

六、皮肤科疾病

（一）斑秃

病例： 患者孙某，女，52岁。初诊日期：2018年10月31日。

主诉： 头发片状脱落半年。

现病史： 患者于半年前发现头顶部头发呈片状脱落，遂在外院皮肤科就诊，诊后予以米诺地尔霜外涂，但未见明显疗效；后至某院皮肤科服中药汤剂治疗，但服用近半年后仍未长出新发。为求进一步治疗遂来我院就诊。现症见头发花白，头顶部有两处圆形斑秃，分别为10cm×9cm及8cm×8cm大小，患者无头皮屑增多表现，身上未发现白癜风等。纳眠可，二便调。已绝经2年。

既往史： 桥本氏病3个月余。

查体： 舌淡，舌体胖大，有齿印，苔薄白，脉沉细。

辨证分析： 患者年过五旬，脏腑功能渐衰，脾胃为后天之本，脾胃虚则气血生化乏源；肾为先天之本，藏元阴元阳，提供五脏六腑之原动力，且肾主骨生髓，其华在发。脾肾不足，则发失气血津液的濡养，而呈现花白并成片脱落。另气血失和，经气阻滞皆可引发此象。

西医诊断： 斑秃

中医诊断：油风（脾肾不足，精血化生乏源，发失荣养）

治法：健脾补肾、调和气血。

针刺取穴：阿是穴（斑秃处）、上廉、上巨虚、足三里、三阴交、太溪、太冲、中脘、关元。

操作：梅花针叩刺阿是穴（斑秃处），每周2～3次；余穴行平补平泻法，留针30分钟，每周2～3次。

2018年11月12日二诊：患者治疗5次后，斑秃处长出少量淡黄色绒毛样头发，遂继用前法治疗，并嘱其每晚睡前可在患处涂擦生姜汁。

2018年11月26日三诊：治疗11次后，患处已长出浓密的黑白相间的头发，与正常头发无区别。

按语：脱发患者中多出现广泛性脱发和斑秃，广泛性脱发多表现为头发稀疏，满头出现毛发脱落，而斑秃表现为局限部位脱发，多呈斑状，因其发病突然，故中医又谓之为"鬼剃头""油风"。中医学认为，发为血之余，气血充盈，上充养于发，则头发黑亮润泽，如气血亏虚，失其所养，则头发枯槁甚至脱落。从脏腑角度来讲，脾胃为后天之本，气血生化之源；肾藏精，其华在发，故脱发与脾、胃、肾关系密切。另有其他原因导致气血亏虚，气血失和，经气阻滞时皆可引发此证，如精神抑郁、紧张焦虑可扰动气血不和、经脉之气郁滞，不能上荣于发，以致发脱。故以健脾补肾，调和气血为治法。手足阳明经多气多血，胃与大肠两腑又共同参与水谷精微的吸收过程，故取穴以上廉、上巨虚为主，配合使用足三里、中脘、关元、太溪、太冲、三阴交等。另中脘、关元亦属于腹针中的"天地针",二者合用可调理脾肾,补益先后天。可见治疗脱发时要抓主要病机,重视调理脾胃肾及气血,远端取穴和局部取穴相配应用,微通法与强通法结合运用。

(二)痤疮

病例:患者王某,女,21岁。初诊日期:2018年11月13日。

主诉:面部及后背多发痤疮3个月余。

现病史:患者平素喜食辛辣之品,3个月前出现面部及后背多发痤疮,色红,部分顶端可见小脓疱,时轻时重,食辛辣食物后加重。伴口干、口臭,纳眠可,小便调,大便时有干结。

既往史:既往体健。

查体:舌质红,苔薄黄,脉弦滑。

辨证分析:患者平素喜食辛辣之品,脾失健运,湿热内生,蕴结于肠胃,而肺脉"起于中焦,下络大肠,还循胃口,上膈属肺",湿热浊邪通过肺脉上熏蒸于肺脏,肺主皮毛,故面部及后背多发痤疮。

西医诊断:痤疮

中医诊断:肺经粉刺(湿热蕴结肺胃)

治法:清肺胃热、除湿解毒。

针刺取穴:阿是穴、肺俞、大肠俞、曲池、合谷、内庭。

操作:初次治疗先用一次性采血针直接点刺阿是穴

（痤疮处），出血后不用按压止血，待其自然止血即可；肺俞、大肠俞穴行刺络放血拔罐，留罐5～10分钟。

火针：以顶端有脓疱的痤疮为阿是穴。选好进针点后进行常规消毒，将细火针在酒精灯上烧至发白，垂直快速点刺皮损顶部，进针出针速度要快，皮损较大、坚硬结节者可在其中心和周围多处点刺。进针时应先浅后深，深度控制以针尖透过皮肤病变组织而不接触正常组织为宜。毫针刺曲池、合谷、内庭，行泻法，留针20分钟。毫针治疗每周3次，火针每周1次。

经过5次毫针治疗、2次火针、1次刺血+拔罐治疗后，患者面部及后背部痤疮基本消退。若留有色素沉着，则继用毫针行巩固治疗。

按语： 痤疮是一种常见的毛囊皮脂腺慢性炎症性皮肤病，以青年男女多发，表现为颜面部及背部皮肤出现一些皮损改变，如脓疱、丘疹、结节、囊肿等。

张介宾注："形劳汗出，坐卧当风，寒气薄之，液凝为皶，即粉刺也。若郁而稍大，乃成小疖，是名曰痤。"指出"郁"是"粉刺"发展为痤疮的一个因素。《诸病源候论》曰："面皰者，谓面上有风热气生皰，头如米大，亦如谷大，白色者是也。"指出"面皰"和风热有关。《外科正宗》曰："肺风、粉刺、酒渣鼻三名同种。粉刺属肺，酒渣鼻属脾，总皆血热郁滞不散。"由上之论断可以看出，粉刺、痤疮的病因病机与"肺""风热""郁"有关。痤疮好发于面部、胸背等，病机与脏腑功能失调关系密切。

《灵枢·小针解》曰："宛陈则除之者，去血脉也……泻热出血"。《灵枢·官针》还指出放血疗法可以治疗痈肿等。张景岳亦提出："三棱针出血，以泻诸阳热气。"可见放血疗法的除邪泻热功效甚佳。火针具有引热解毒、消肿止痛、借火助阳、温经散瘀、通经活络的作用。《针灸聚英》曰："火针者，宜破痈毒发背，溃脓在内，外皮无头者，但按肿软不坚者以溃脓……凡癥块结积之病，甚宜火针。"《黄帝内经》提出"火郁发之"，可见火针具有清热解毒、通经活络之作用。曲池为大肠经合穴，合谷为大肠经原穴，肺与大肠相表里，针用泻法可清泻肺与大肠热邪。内庭为胃经荥穴，可清泻胃热。

（三）带状疱疹

病例1：患者杨某，女，49岁。初诊日期：2018年3月23日。

主诉：右胁肋部起疱疹1周。

现病史：患者近日工作劳累，1周前突然出现右胁肋部灼热感，继而出现水疱，呈簇状，以带状缠绕右胁肋及乳下，色鲜红，疼痛难忍，不能入睡，伴有烦躁，口苦，咽干，纳可，小便黄，大便干。

既往史：子宫肌瘤病史10余年，缺铁性贫血病史10余年。

查体：右胁肋部及乳下疱疹呈带状分布，水疱簇集融合成片状，每个疱疹约黄豆大小，内容物水样透明。疱疹间皮肤正常。舌红，苔黄腻，脉沉细弦。

辨证分析：患者平素月经量大，气血亏虚，近日劳累又耗损气血,"邪之所凑,其气必虚",湿热毒邪乘虚而侵袭肝胆之脉,泛于肌肤而发为疱疹,经脉气血运行阻滞,不通则痛。

西医诊断:带状疱疹

中医诊断:蛇串疮(湿热毒邪侵袭,经脉气血阻滞)

治法:清热利湿、泻血解毒、通经活络。

针刺取穴及操作:疱疹处及其周围用贺氏中粗火针快速点刺放血,直入直出,放血后拔罐;支沟、阳陵泉、足临泣、丘墟穴以毫针刺之,施以提插捻转泻法,留针30分钟。每周治疗3次。

2018年3月27日二诊:治疗当日疼痛较前减轻,可入睡,疱疹颜色变暗,舌脉同前。效不更方,继用前法治疗。

2018年3月28日三诊:患者述局部疼痛明显减轻,部分疱疹已干瘪,口苦及咽干症状亦减轻;舌红,苔白腻。仍有大便干结表现。遂毫针取穴时于上方基础上加天枢、大横、上巨虚穴以通调腑气。操作同前。

2018年4月17日四诊:疱疹已结痂脱落,局部仍有色素沉着,无疼痛,偶有局部皮肤瘙痒感,时有乏力疲倦感,纳眠可,二便调。舌淡苔白,脉沉细。遂局部细火针点刺以通络止痒,并取中脘、气海、关元、足三里、三阴交穴行毫针刺法以补益气血,鼓舞正气。

按语:中医学认为带状疱疹多由肝郁不舒、毒火外袭、湿热内蕴等因素引发,多以疏肝解郁、化毒散火、清热利湿等为治法。支沟为手少阳经的经穴,阳陵泉为足少阳经的合穴，足临泣为足少阳经的输穴，丘墟为足少阳经的原穴，"经脉所过，主治所及"，配伍应用上述穴位有很强的疏肝利胆、清热化湿、泻血解毒之效。除上述穴位外，还可采取局部火针刺络放血拔罐的方法，拔罐是介于强通和温通之间的一种治法，此处应用是在火针放血的基础上进一步突出强通的作用，以图恶血尽出。本病多属热证，而热证并非禁火针。此处采用温通的方法以热引热，借火助阳，使血脉畅通，从而快速治愈本病。

本病本虚标实，气虚血瘀，不通则痛。按经络辨证，若皮损发生于面部，主要损及手、足三阳经，多见于三叉神经支配区。若发于胸胁部，则损及足少阳、足厥阴经，皮损沿肋间神经分布。若发于腰腹部，则多损及足阳明、足少阳及足太阴经，故选穴配方以受阻经脉的腧穴为主，近部取穴"以痛为腧"，取阿是穴活血通络，祛瘀泻毒；远部取穴以泻法为主，疏通经络，扶正祛邪。

病例2：患者李某，男，71岁。初诊日期：2023年6月21日。

主诉：右下肢小腿外侧疱疹伴剧烈疼痛20余天。

现病史：20余天前患者到南方旅游时发现右下肢小腿外侧出现片状疱疹，局部疼痛，但因环境受限，未予以治疗，疱疹处逐渐出现红肿，局部成脓，来诊时可见右下肢小腿肿胀，色红，疱疹大多数未结痂，只见少量疱疹呈暗红色结痂，自诉疼痛剧烈，行走困难，纳尚可，眠差，二便调。

既往史：否认其他疾病史。

查体：舌暗红，苔白偏干，脉弦滑。

辨证分析：患者到南方旅游，当地天气多雨闷热，奔波劳顿，损伤正气，外界邪毒乘虚而入，毒邪化火，与外界湿热搏结，阻于经络，气血不通，不通则痛，毒火稽留血分，发为红斑，湿热困于肝脾，遂起水疱。

西医诊断：带状疱疹、皮肤感染

中医诊断：蛇串疮（湿热毒邪瘀阻，经脉气血不通）

治法：清热利湿、活血化瘀、通经活络。

中药处方：四味健步汤合四妙丸加减。丹参30g，赤芍15g，川芎15g，当归尾15g，川牛膝15g，生地黄15g，白芍30g，黄柏12g，生薏米15g，苍术15g，炙甘草6g。水煎服，每日1剂。

针刺取穴和操作：疱疹处行刺络放血。用一次性采血针于带状疱疹处点刺，每处点刺3~4下，出血后不予压迫止血，血液由暗黑色变为浅红色而自止。每周2次。

2023年7月5日二诊：患者疼痛程度减轻50%~60%，时有抽搐掣痛，但程度较前明显减轻，白日较前行走轻松，睡眠改善，疱疹处基本结痂，右侧小腿红肿基本消退，右踝关节附近仍有部分红肿，纳尚可，二便调。舌红，苔薄白，脉弦滑。

针刺取穴及操作同前。暂停中药。

2023年7月20日三诊：患者疼痛基本缓解，行走自如，疱疹及红肿基本消退，纳眠可，二便调。舌脉同前，巩固治疗1次。

按语： 带状疱疹是由水痘–带状疱疹病毒引起的急性感染性皮肤病。部分患者被病毒感染后使受侵犯的神经和皮肤产生强烈的炎症。年龄愈大，神经痛愈重。中医称之为"蛇串疮"，《外科正宗》认为"心火妄动，三焦风热乘之，发于肌肤"。疼痛原因是毒邪化火，与肝火、湿热搏结，阻于经络，气血不通，不通则痛，毒火稽留血分，发为红斑，湿热困于肝脾，遂起水疱。年老体弱者，常因血虚肝旺，湿热毒蕴，致气血凝滞，经络阻塞不通，以致疼痛剧烈，病程迁延。

考虑患者下肢皮肤感染，症状较重，故中药处方采用黄煌教授所创的"四味健步汤"加减治疗，此方主要治疗以下肢疼痛为特征的瘀血性疾病，其作用部位以血管为主。方中的药物，大多是古代用于治疗腰腿痛或步履乏力的药物。丹参可活血化瘀，赤芍清热凉血，散瘀止痛，川芎活血行气，当归尾活血养血，生地黄清热凉血，养阴生津，白芍与甘草组成芍药甘草汤柔筋止痛。合用"四妙丸"主治湿热下注，方中以黄柏取其寒以胜热，苦以燥湿，且善除下焦之湿热，苍术苦温，健脾燥湿除痹，牛膝活血通经络，补肝肾，强筋骨，且引药直达下焦。因《内经》有云"治痿独取阳明"，阳明者主润宗筋，宗筋主束筋骨而利机关也，生薏米独入阳明，祛湿热而利筋络。诸药合用，共奏清热利湿、活血化瘀之功。

带状疱疹是针灸治疗的优势病种之一，急性期应尽早采取放血疗法，通过放血排除体内的湿热毒火之邪，一则可以截断病势的进一步发展，二则可以有效缓解疼痛，有效预防后遗神经痛的发生，三则可以有效缩短疱疹的结痂时间。

（四）湿疹

病例1：患者张某，男，38岁。初诊日期：2023年4月19日。

主诉：全身反复出现红色皮疹伴渗出6个月余，加重1个月。

现病史：6个多月前患者无明显诱因出现全身红色皮疹，随即红疹局部出现黄色渗出液，双手背渗出、脱屑较重，瘙痒于夜间加重，曾口服西药治疗，但效果不显，后连续服用中药及外用药物治疗4个多月，病情有所缓解，但仅1个月后又再次复发。来诊时可见全身散在红色皮疹，双手手背最为严重，黄色渗出液较多，局部皮肤增厚变硬，有黄色鳞屑并见多处裂口，夜间瘙痒严重，影响睡眠，纳尚可，大便黏滞不爽，小便调。

既往史：既往体健。

查体：舌质暗红，苔黄，舌根苔微腻，脉弦滑。

辨证分析：患者先天禀赋不耐，加之平素饮食不节，损伤脾胃，湿热内蕴，加之久居湿地，或涉水冒雨，外受风湿之邪，内外之湿相搏结，久而化火酿毒，泛于肌肤而发病。

西医诊断：湿疹

中医诊断：湿疮（湿热蕴结）

治法：清热利湿、泻血解毒。

针刺取穴：阿是穴、委中、曲池、合谷、中脘、天枢、足三里、阴陵泉、血海、三阴交。

操作：阿是穴用一次性采血针行点刺放血，余穴行常规针刺，留针20分钟。每周2次。

2023年6月7日二诊：经治疗8次后，患者手背处的黄色鳞状皮屑已完全消失，原皮损处可见嫩红色皮肤，基本无瘙痒，手腕部散在的红疹消失且肤色正常，纳眠可，二便调。舌红，苔薄白，脉弦滑。

针刺取穴：阿是穴、曲池、合谷、中脘、天枢、足三里、阴陵泉、血海、三阴交。

操作：阿是穴行细火针点刺，余穴行常规针刺，留针20分钟。巩固治疗2次。

按语： 目前渗出性湿疹的病因尚不明确，可能与内、外部因素有关。常见的内部因素有慢性感染病灶、内分泌及代谢改变等；常见的外部因素包括摄入食物、生活环境等。湿疮在《金匮要略》中被称之为浸淫疮。《诸病源候论》中有对其的详细记述。湿疮多因先天禀赋不耐，加之平素饮食不节，损伤脾胃，湿热内蕴，或久居湿地，或涉水冒雨，外受风湿之邪，内外之湿相搏，泛于肌肤而发病。从症状来看，急性者常常泛发于全身，以丘疹、水疱为主，常伴有剧烈瘙痒，局部皮疹可发生糜烂渗出，慢性者以干燥脱屑，苔藓样变为主。从发病机制来看，急性者多以湿热为主；亚急性者多与脾虚不运、湿邪留恋相关；慢性者因病久伤血、血虚生风生燥，肌肤失去濡养而成。该患者既往所用治疗方法均提示效果不佳，故不再考虑行内治法，采用局部外治法，即放血疗法以外泄内蕴之热毒。在各类疾病中，运用放血疗法最多的当属皮肤类疾病。同时，现代临床也证明此疗法有镇定、止痛、泻热、消肿、急救、解毒、化瘀等功效。本患者就诊时处于急性发作期，阿是穴点刺放血可直接泻血解毒、清热祛火，又因血行风自灭，故该法又可止痒；曲池、合谷穴刺之可清泻肠胃湿热；阴陵泉穴刺之可祛湿化浊，中脘为胃募、天枢为大肠募，配合足三里穴可健运脾胃，调畅中焦气机，促使清气升而浊气降；三阴交穴刺之可调肝、脾、肾，活血化瘀，委中又名血郄，血海为治血证之要穴，三穴共起"治风先治血，血行风自灭"之效。

如患者处于慢性期，则治疗以火针为主，达温通经络，促进气血恢复之效；该法还可开门驱邪，以热引热，消癥散结止痒。

本病易反复发作，故日常生活中应注意生活起居及饮食摄入。

病例2：患者李某，女，79岁。初诊日期：2021年10月11日。

主诉：全身散在皮疹、瘙痒1年余。

现病史：1年前情绪波动、进食辛辣之品后出现周身散在红色皮疹、瘙痒，情绪紧张或生气后皮疹加重，瘙痒严重，夜间为甚，经常局部抓挠出血痕，外院诊断为湿疹，予外用药及口服药后效果均不佳。刻下症：周身可见皮疹，双手腕最为严重，可见皮肤增厚、少量丘疱疹、糜烂渗出及鳞屑。背部、大腿处可见成片丘疱疹，色红，可见抓痕及结痂。纳可眠差，二便调。

既往史：心动过缓。

过敏史：青霉素、头孢类。

查体：舌暗红，苔黄稍腻，脉细滑。

辨证分析：患者年近八旬，脏腑功能已衰，加之情绪波动，肝郁克脾土，脾胃功能受损，运化失职，痰湿内生，进食辛辣后更加助湿生热，日久化火酿毒，泛于肌肤而发病。

西医诊断：湿疹

中医诊断：湿疮（湿热内蕴证）

治法：清热利湿、泻血解毒。

针刺取穴：百会、四神聪、神庭、合谷、曲池、天枢、血海、太冲、三阴交、阳辅、阿是穴。

操作：手腕及皮损严重处（阿是穴）用贺氏火针快速点刺＋三棱针点刺放血；余穴用毫针刺之，行泻法，留针20分钟。每周治疗2次。

2021年11月18日二诊：自患者诉治疗4次后，周身湿疹消失，皮损痊愈，可见色素沉着，瘙痒基本消失；舌暗，苔厚腻，脉弦滑。

针刺取穴：停放血疗法，继续用火针于阿是穴处快速点刺，取百会、四神聪、神庭、合谷、曲池、天枢、血海、太冲、三阴交。行平补平泻法，留针20分钟。每周治疗2次。

2021年12月16日三诊：经6次治疗，色素沉着消失，无瘙痒，周身皮肤如常。

按语： 针刺治疗时，选取局部阿是穴（症状最严重处）用火针点刺并联合三棱针刺血以祛湿化浊、祛风止痒、去瘀生新，结合头部组穴以安神；合谷、曲池穴刺之可清热凉血、祛风止痒；血海、三阴交穴可凉血化瘀；太冲穴可调畅情志、调理一身气机；天枢穴可调畅中焦气机；阳辅为胆经之子穴，可清泻肝胆之火。

（五）头部脓肿性穿掘性毛囊周围炎

病例： 患者陈某，男，31岁。初诊日期：2021年8月28日。

主诉： 头颈部反复出现皮疹、结节、脓肿破溃、多发瘘孔近6年。

现病史： 患者6年前无明显诱因于枕部出现散在红色皮疹及结节，后逐渐累及头顶部、双颞部、面颊及颈项部，部分结节形成脓肿，破溃后形成瘘孔且久不愈合。就诊于某医院并被诊断为"头部脓肿性穿掘性毛囊周围炎"，予口服米诺环素100mg，日2次，服药7~10天后症状有所缓解，但仍反复发作，此起彼伏，平均每月复发加重一次，每次发作均需服用米诺环素及中药。近3日食辛辣之品后复发，现头顶部、后枕部、双侧颞部、颈部均可见散在皮疹及结节，颜色鲜红，部分已形成脓肿并呈破溃状，后枕部可见多处瘘孔，挤压瘘孔可见脓性黏稠分泌物，头皮可见多个约0.5cm×0.5cm大小的斑秃，面部及后背部可见散在红色丘疹，性急易怒，心烦口苦，纳可，眠差，大便干，2日一行，小便调。

既往史：幼时体弱多病，成年后否认其他疾病史。

过敏史：否认药物、食物过敏史。

查体：舌暗红，苔黄腻，脉弦滑。

辨证分析：患者平素喜食辛辣之品，脾胃受损，运化失职，湿热内生，三焦气机升降出入运动障碍，营血随之运行不畅，久而化火酿毒，火热邪毒随阳气上蒸头颈部肌腠而发病。

西医诊断：头部脓肿性穿掘性毛囊周围炎

中医诊断：蝼蛄疖（湿热毒火内蕴，瘀血阻滞经脉）

治法：清泻上焦、畅通中焦。

针刺取穴：阿是穴、耳尖、大椎、肺俞、膈俞、委中、曲池、合谷、上巨虚、下巨虚、血海、三阴交、内庭。

操作：首先在阿是穴及耳尖处快速点刺放血，血色由紫暗变为鲜红，待瘀血出尽后自止，不予特殊止血；大椎、肺俞、膈俞、委中穴点刺放血后拔罐，留罐5~10分钟；阿是穴采用1寸毫针扬刺，曲池、合谷、上巨虚、下巨虚、血海、三阴交穴用毫针刺之，深度为40~50mm，内庭穴直刺或斜刺10~15mm，均用泻法，留针20分钟。每周治疗2次。

2021年9月28日二诊：治疗4次后头项部皮疹及结节颜色变暗，部分皮疹已消退，挤压瘘孔已无脓性分泌物排出，瘘孔周围皮肤颜色淡暗，舌淡暗，苔白腻，脉沉细滑。

针刺取穴：改为贺氏中粗火针快速点刺瘘孔周围、

大椎、至阳、命门、肾俞穴。毫针刺上脘、中脘、下
脘、天枢、气海、内关、足三里穴，阿是穴采用1寸毫
针扬刺。每周治疗2次。

2021年10月11日三诊：治疗6次后，患者皮疹及
结节消退，瘘孔愈合，头皮多处斑秃如前，纳眠可，二
便调。嘱其畅情志，清淡饮食。

按语： 本病初起邪气亢盛，正邪交争剧烈，部分结
节化脓后破溃成瘘，"急则治其标"，顺其病势，首选强
通法，在阿是穴（病灶处）点刺放血，在最近的部位以
最快的途径迫邪外出以防内陷。《灵枢·口问》云："耳
者，宗脉之所聚也"，耳与经脉、脏腑关系密切，耳尖
放血能迫使脏腑火热邪毒随血外出，具有清热泻火解
毒、祛瘀通络作用。头为诸阳之会，大椎为督脉与手足
三阳之会，统摄全身阳气，大椎及头部阿是穴放血可通
调督脉及六阳经气血，使湿热邪毒随血而出。委中点刺
放血可活血化瘀通络、清热利湿排毒。背俞穴为脏腑气
血输注之处，可调理脏腑气血阴阳，肺主一身之气及宣
发肃降，外合皮毛，肺俞放血可清泻肺热及上焦湿热；
膈俞为血会，膈俞放血可清热凉血、活血化瘀、泻火解
毒，配合拔罐操作（负压吸引）更助邪毒悉数尽出。然
后选用毫针微通刺法，曲池、合谷分别为手阳明大肠
经合穴、原穴，内庭为足阳明胃经荥穴，阳明经多气多
血，三穴合用，行毫针泻法以清泻中焦阳明热邪、活血
凉血；上巨虚、下巨虚分别为大肠、小肠的下合穴，可
调畅中焦，通腐化滞，促进糟粕排出；血海为足太阴脾

经穴，行毫针泻法可清热凉血，祛瘀通络；三阴交为肝脾肾三经交会穴，行毫针泻法可活血化瘀，通经活络。扬刺法源自《灵枢·官针篇》，即"扬刺者，正内一，傍内四而浮之，以治寒气之博大者也……"阿是穴扬刺采用泻法可疏通局部瘀滞的气血，消痈散结。诸穴合用可清泻上焦，畅达中焦，使壅滞于上中二焦的湿热痰瘀、糟粕等有形实邪得以排出体外，清阳得升，浊阴得降，疾病得愈。

火针可在极短时间内迅速增加人体阳气，可补阳气化阴滞以治其本，大椎、至阳、命门属督脉穴，人体阳气极盛之处，火针刺之不仅可宣发阳气，还可祛浊化湿、散结消痈；火针点刺肾俞可温肾助阳，补益元阳；火针快速点刺瘘口周围可快速激发局部经气，促进气血运行，生肌敛疮，加快创面愈合。上脘、中脘、下脘、天枢、气海、内关、足三里为王乐亭先生的"老十针"选穴，刺之可健运脾胃，调理中焦气机，使气血生化有源，通过补后天以养先天，脾肾同调，扶正固本，以促进局部皮损及创面修复。

（六）瘢痕疙瘩

病例：患者孟某，女，33岁。初诊日期：2024年6月3日。

主诉：周身泛发瘢痕10余年。

现病史：患者自20岁左右开始于胸前、右手臂等处泛发瘢痕，局部时有瘙痒，2014年于某医院就诊并被诊断为"瘢痕"，未予特殊处理。2015年于我院皮肤科就诊，给予外用及内服药治疗，但效果不佳，今年瘢痕组织较前增多。纳眠可，二便调。

既往史：否认其他疾病史。

查体：舌淡红，苔薄白，脉细滑。

辨证分析：先天禀赋不耐，素体特异，饮食不节，脾胃运化失职，湿热内蕴，加之局部不当搔抓或受外伤等，余毒未净，导致湿热搏结，血瘀凝滞而发病。

西医诊断：瘢痕疙瘩

中医诊断：蟹足肿（湿热搏结，瘀血凝滞）

治法：标本兼治。

针刺取穴：阿是穴（瘢痕处）、中脘、合谷（双）、太冲（双）、曲池透臂臑（双）。

操作：瘢痕处采用中粗火针快速点刺，每处瘢痕点刺3～5次，深度0.1～0.2寸，局部再以毫针围刺；中脘、合谷、太冲用毫针直刺1寸，行泻法；采用7寸毫针行曲池透臂臑操作，留针20分钟，每周治疗1次。嘱患者24小时内针孔处避免沾水。

2024年6月10日二诊：患者诉瘢痕处痒感减轻，瘢痕大小同前，纳眠可，二便调。

针刺取穴和操作同前。

2024年7月1日三诊：患者诉瘙痒减轻，瘢痕较前变小、变平。

针刺取穴和操作同前。

2024年7月15日四诊：患者诉瘢痕较前明显变小、变平，局部无瘙痒。

针刺取穴和操作同前。

按语： 瘢痕疙瘩，中医学称之为"蟹足肿"，主要是由于先天禀赋不耐，素体特异，加之饮食不节，脾胃运化失职，或因金疮水火之伤，余毒未净，导致湿热搏结，经络气血运行阻滞而发病。火针具有温经通络、行气活血、祛瘀排脓、生肌敛疮、祛风止痒等作用。遵照《素问·至真要大论》"坚者削之，客者除之，劳者温之，结者散之，留者攻之"的原则，选择火针治疗瘢痕疙瘩，起到开门驱邪、疏泄腠理的作用，使体内浊气随所出之恶血从表而去，同时也鼓舞了正气，消瘢散结，促使瘢痕痊愈。中脘穴可健运中焦脾胃，使气血生化有源，通过鼓舞正气以驱邪外出；合谷、太冲穴开四关，以通经络、调气机。曲池透臂臑则是金针王乐亭先生的经验用穴，以长针沿皮从曲池穴横透臂臑穴，王乐亭先生用此疗法治愈了大量有颈部及肠系膜淋巴结核的患者。其次，"曲池透臂臑"有疏通气血、化痰散结之效，现代临床常用于治疗各种头颈部腺体疾病包括颈部淋巴结结核、甲状腺结节、流行性腮腺炎、急性扁桃体炎和腺样体肥大以及乳腺增生、结节等疾病。综上可见，选穴不多，但方法多样，从多个角度促进瘢痕疙瘩的消退。

七、外科疾病

（一）静脉曲张

病例： 患者张某，女，61岁。初诊日期：2018年6月5日。

主诉：双下肢静脉曲张10余年。

现病史：患者退休前从事的工作多为站立体位，10多年前发现双下肢小腿后内侧静脉呈扩张状，后逐渐呈蚯蚓状隆起弯曲，并伴双下肢酸胀疼痛感，遇冷或劳累时症状加剧，曾在外院做B超检查，结果示双大隐静脉瓣关闭不全，建议其行手术治疗，但患者拒绝。平时间断穿弹力袜。纳眠可，小便调，时有大便干表现。

既往史：高血压病病史8年，高脂血症病史10年。

查体：舌质暗，苔薄白，脉弦滑。

辨证分析：患者因长久站立，下肢气血不能畅达于上，血行缓慢，脉络滞塞不通，血壅于下，结为筋瘤；加之平时劳累耗伤气血，血液推动无力或受冷后血液"泣而不行"，故症状加重。

西医诊断：下肢静脉曲张

中医诊断：筋瘤（气滞血瘀，经脉不畅）

治法：通经活络、行气活血。

针刺取穴：阿是穴、血海、三阴交。

操作：在双下肢找到曲张的静脉团，选用中粗号贺氏火针，将针身的前中段烧红，然后迅速准确地刺入曲张血管，随针拔出，即有紫黑色血液顺针孔流出，勿用干棉球按压，待紫黑色血自然流尽或血色变红后，用干棉球擦拭按压针孔，每个静脉团连续点刺1~2次。每周治疗1~2次。嘱患者保持局部清洁，针后24小时内避免针孔处沾水感染。血海、三阴交穴行毫针刺法，同时沿曲张静脉予毫针排刺，并留针20分钟。

2018年6月12日二诊：治疗1次后患者即觉下肢酸胀、疼痛的不适感减轻，继续予以火针点刺行放血治疗，余穴及刺法同前。

2018年6月19日三诊：下肢酸胀、疼痛的不适感明显减轻，迂曲静脉团体积变小。继用前法治疗。

共治疗6次后，患者症状明显减轻，病变静脉已明显变平。

按语：《外科正宗》对筋瘤有详细的描述，提出"筋瘤者，坚而色紫，垒垒青筋，盘曲甚者结若蚯蚓。"中医学认为本病是因长久站立，下肢气血不能畅达于上，血行缓慢，脉络滞塞不通而致。火针点刺局部可直接使恶血出尽，祛瘀而生新，畅通血脉；又因患者长久站立或劳累过度，耗伤气血、中气下陷而引起筋脉松弛，火针亦可起到升阳举陷的作用；其次，火针还可通经活络、散瘀消肿、生肌敛疮。血海、三阴交刺之可养血活血，扶正固本。

（二）甲状腺结节

病例：患者甄某，女，59岁。初诊日期：2023年3月8日。

主诉：体检时发现甲状腺结节2年余，左膝关节疼痛1年，加重半月余。

现病史：2年前行体检时发现甲状腺结节（4a）。1年前出现左膝关节疼痛，近半月于劳累后加重，局部红肿，有压痛。行左膝关节超声检查，结果示左膝关节积液伴滑膜增生。平素心烦性急，口干口渴，全身怕冷，喜热饮，纳可，眠差，大便干结难解，5～7日一行，需服用通便药物。

既往史：否认其他疾病史。

辅助检查：甲状腺超声提示甲状腺左叶结节伴钙化（T1–RADS 4a类），约1.2cm×1.4cm大小；右叶无回声结节（T1–RADS 2类）

查体：舌淡暗，苔略腻，脉细滑。

辨证分析：患者左膝关节红肿疼痛，局部为热象，但伴见全身怕冷，喜热饮，表明患者为阳虚体质，故诊断为膝痹（寒热错杂证）。《灵枢·百病始生》言："积之始生，至其已成，奈何？岐伯曰：积之始生，得寒乃生，厥乃成积也……肠胃之络伤，则血溢于肠外，肠外有寒，汁沫与血相搏，则并合凝聚不得散，而成积矣。"患者甲状腺左叶出现结节（4a），可归属于中医学"侠瘿瘤"范畴，结合患者全身症状及舌脉，辨证为寒湿凝滞，瘀血阻络。

西医诊断：甲状腺结节、膝骨关节炎。

中医诊断：侠瘿瘤（寒湿凝滞，瘀血阻络）、膝痹（寒热错杂）

治法：温阳散寒、祛湿通络。

针刺取穴：血海（左）、四强（左）、阴陵泉（左）、阳陵泉（左）、足三里（左）、阿是穴、曲池透臂臑（双）、合谷（双）、太冲（双）、蠡沟（双）。

操作：行曲池透臂臑操作时用100mm长针平刺，余穴均选用40mm毫针，其中血海、足三里穴采用补法，余穴行平补平泻法，留针20分钟。每周治疗1~2次。

中药处方：消瘰丸加减。生牡蛎^{先煎}30g，夏枯草15g，山慈菇10g，浙贝母15g，玄参30g，续断15g，桑寄生30g，威灵仙10g，防己10g，北柴胡10g，赤芍15g，枳壳15g，茯神15g，火麻仁30g，肉苁蓉30g，生白术45g，紫贝齿^{先煎}30g，黑顺片^{先煎}10g，炙甘草6g。每日1剂，水煎温服。

2023年4月3日二诊：患者诉左膝关节疼痛较前减轻，红肿减退，心烦性急症状好转，纳可，眠差，仍大便干结，5~7日一行。舌淡暗，苔略腻，脉细滑。

针刺取穴及操作同前。

中药处方：上方去威灵仙、防己，加大黄10g，厚朴15g，枳壳15g改为鹅枳实15g，黑顺片减至5g，桑寄生减至15g，生白术加至60g。调整为：生牡蛎^{先煎}30g，夏枯草15g，山慈菇10g，浙贝母15g，玄参30g，北柴胡10g，赤芍15g，鹅枳实15g，茯神15g，续断15g，桑寄生15g，火麻仁30g，肉苁蓉30g，生白术60g，大黄10g，厚朴15g，紫贝齿^{先煎}30g，黑顺片^{先煎}5g，炙甘草6g。每日1剂，水煎温服。

2023年4月15日三诊：患者诉左膝关节疼痛减轻，局部已无明显红肿，但仍心烦性急，恶风寒，纳差，睡眠较前改善，大便干症状缓解，2日一行，小便调。舌暗苔白腻，脉细滑。

针刺取穴及操作同前。

中药处方：上方去大黄、玄参、肉苁蓉、续断、桑寄生、茯神、紫贝齿，赤芍15g改为白芍10g，山慈菇加至15g，加炒栀子10g，清半夏9g，党参15g，醋香附10g，焦神曲30g，当归30g。调整为：柴胡10g，清半夏9g，党参15g，枳实15g，白芍10g，醋香附10g，浙贝母15g，夏枯草15g，山慈菇15g，生牡蛎^{先煎}30g，焦神曲30g，当归30g，黑顺片^{先煎}5g，火麻仁30g，厚朴15g，生白术60g，炒栀子10g。每日1剂，水煎温服。

2023年6月21日四诊：患者诉左膝关节无明显疼痛及红肿，心烦性急明显改善，全身仍怕冷，纳眠可，大便时有干燥。舌暗苔薄白，脉细滑。

针刺取穴及操作同前。

中药处方：上方去清半夏、党参、香附、炒栀子、焦神曲、当归，黑顺片加至10g，厚朴加至30g，鹅枳实加至30g，加橘核15g，肉苁蓉30g，白芍10g改为赤芍15g。调整为：生牡蛎^{先煎}30g，黑顺片^{先煎}10g，夏枯草15g，山慈菇15g，浙贝母15g，赤芍15g，厚朴30g，北柴胡10g，火麻仁30g，橘核15g，鹅枳实30g，肉苁蓉30g，生白术60g。每日1剂，水煎温服。

2023年7月15日五诊：患者诉左膝关节无明显疼痛及红肿，恶寒减轻，纳眠可，二便调。患者6月9日于北京某医院复查甲状腺B超，结果提示甲状腺左叶中部背侧有囊实性结节，大小约0.9cm×0.6cm；右叶囊性小结节。可见甲状腺结节较初诊时缩小，嘱患者返回当地后仍需定期复查。

针刺取穴及操作同前。

中药处方：上方去北柴胡，加荔枝核15g，黑顺片减至5g。调整为：生牡蛎^{先煎}30g，黑顺片^{先煎}5g，夏枯草15g，山慈菇15g，浙贝母15g，赤芍15g，厚朴30g，荔枝核15g，火麻仁30g，橘核15g，鹅枳实30g，肉苁蓉30g，生白术60g。每日1剂，水煎温服。

按语： 甲状腺结节可由多种病因引起。临床上有多种甲状腺疾病，如甲状腺退行性变、炎症、自身免疫以及新生物等都可以表现为结节。甲状腺结节可以单发，也可以多发。

患者平素全身怕冷，喜热饮，结合患者舌脉，辨证属寒湿凝滞，治应温化寒痰，软坚散结。中药处方则以消瘰丸加减。方中生牡蛎、夏枯草、山慈菇、浙贝母软坚散结，赤芍活血以助散结。黑顺片温阳力著，既改善患者阳虚体质，又助温化寒湿。患者平素口干口渴，有伤阴之象，方中玄参既解毒散结，又清热养阴，柴胡疏肝解郁，威灵仙、防己祛风湿、通经络而止痛。茯神宁心安神，紫贝齿重镇安神，桑寄生、续断补肝肾、强筋骨。患者大便秘结，方中枳壳、火麻仁、肉苁蓉、生白术理气、润肠通便，既可改善便秘，同时使湿邪随大便排出体外，对瘿瘤的本质、痰湿的祛除大有裨益。二诊患者仍诉大便干结，加大黄10g，厚朴15g，枳壳改为枳实15g，生白术加量至60g可增强通腑润肠之力；患者左膝疼痛减轻，故去威灵仙、防己，桑寄生及黑顺片减量。三诊时左膝疼痛及便秘均改善，故去大黄、玄参、肉苁蓉、续断、桑寄生；睡眠好转，故去茯神、紫贝齿。患者仍性急心烦，故加清半夏、炒栀子、香附，配合柴胡以疏肝理气，清肝泻火，加当归养肝血，加党参益气扶正，加焦神曲化食开胃。四诊时患者仍全身怕冷，故黑顺片加至10g。心烦性急改善，故去清半夏、香附、炒栀子、党参、当归。大便时有干燥，故枳实、厚朴均加量，并加肉苁蓉以润肠通便。白芍改为赤芍以活血化瘀以助散结，加橘核软坚散结。五诊患者诸证减轻，B超示甲状腺结节较初诊时缩小，加荔枝核增强散结之力；方药加减以化痰理气、软坚散结、温阳散寒为中心，标本兼治，最终患者4a类甲状腺结节复查显示结节变小，且形态变规则，无分类。

针刺取穴时，选取头部穴位以镇静安神，"凡刺之真，必先治神"。四关穴调节气机，蠡沟为肝经络穴，用于疏肝解郁，余穴均为随症取之。血海属足太阴脾经穴，可活血养血；四强属经外奇穴，具有使股四头肌肌力增强的作用；阳陵泉属足少阳胆经穴，八会穴之筋会，配合膝关节周围阿是穴可用于治疗膝关节疼痛；足三里穴可补益气血，鼓舞正气。曲池透臂臑则是金针王乐亭先生的经验用穴，有疏通气血、化痰散结之效。

（三）脱肛

病例：患者杨某，女，80岁。初诊日期：2018年7月4日。

主诉：脱肛半年余。

现病史：患者自诉半年前肛门处有脱出物，初起经休息后可自行回纳，未予以特殊治疗，1个月后症状逐渐加重，稍一用力排便则出现脱肛，脱出1cm左右，不能自行回纳，伴肛门坠胀，腰膝酸痛，全身乏力，纳可，大便干，需药物辅助通便，小便调。

既往史：2型糖尿病病史10余年。

查体：面容痛苦。舌质淡，苔薄白，脉沉细滑。

辨证分析：患者年已八旬，脏腑功能渐衰，加之久患糖尿病，使脏腑气血耗伤更为严重。"魄门亦为五脏使"，气虚升举无力，不能固摄故而出现脱肛；气血不足，不能荣养全身，故出现全身乏力，腰膝酸痛。

西医诊断：脱肛

中医诊断：脱肛症（气虚下陷，固摄无权）

治法：振奋阳气、升阳举陷。

针刺取穴：百会、腰俞、次髎、秩边、承山。

操作：百会穴行斜刺，针尖向前；腰俞穴向上斜刺1寸；余穴则均需重刺激，使局部较强针感传至肛周。

针刺3次后患者肛门坠胀感减轻，晨起可自行回纳，但大便稍用力时仍脱出。后继用前法行巩固治疗，并嘱其在家艾灸百会穴。治疗10次后患者症状基本痊愈。

按语： 脱肛是指患者在排便或增加腹压时肛门有脱出物，多伴有肛门坠胀、潮湿瘙痒的一种疾病。属肛肠外科难治性疾病。中医学认为，脱肛与大肠密切相关。因肝主疏泄，与全身气机升降有密切关系；肺与大肠相表里，脾胃为气血生化之源，肾开窍于二阴，主一身之元气。可见这些脏腑的病变都会影响大肠而发生脱肛。

百会为手足三阳经与督脉的交会穴，又名三阳五会，故百会穴刺之能升举人体的阳气。腰俞为局部穴，可直接调理大肠功能，除腰俞穴外，可根据需要选取局部穴位，如会阳、秩边等穴以达到固肛止脱目的。次髎属足太阳经穴，其经别"别入于肛"。次髎是支配盆腔内器官的神经、血管集中的部位，可祛除盆腔内部瘀血，消除炎性反应，对盆腔内器官病变的治疗效果明显。针刺次髎穴时，应施以强刺激手法，使针感达到肛门部，可升提固摄直肠。承山是治疗肛门疾病的重要穴位，《玉龙歌》载："九般痔漏最伤人，必刺承山效若神"。以上穴位相配应用，可振奋阳气，升阳举陷而终获佳效。

八、骨科疾病

（一）肩周炎

病例：患者李某，女，50岁。初诊日期：2019年6月5日。

主诉：右肩疼痛、活动受限3个月余。

现病史：患者自诉3个月前无明显诱因出现右肩疼痛、活动受限，抬举、后伸均困难，伴后背发凉、疼痛，全身恶风寒，受凉后上述疼痛症状明显加重，腰酸，性急易怒，白天汗出较多，喜温热饮食，纳可，眠差，易醒，平均睡眠时间为4～5个小时，大便正常，夜尿频。已绝经1年。

既往史：高血压病病史5个月余，高脂血症2年余，脂肪肝2年余。

查体：舌质暗，舌体胖大、有齿印，舌苔薄白，水滑苔，脉沉细。

辨证分析：患者年已五旬，脏腑功能渐衰，肾气不足，任脉虚，太冲脉衰少，天癸竭，故绝经；肾气不足，温煦失司，肢体经脉失于荣养，故出现后背肩等多部位的疼痛；腰为肾之外府，肾气虚，腰府失养，故腰酸；肾水不足，水不涵木，故急躁易怒；患者阳气不足则不能入于阴，阴阳失调故眠差。

西医诊断：肩周炎

中医诊断：漏肩风（肾阳虚损，筋脉失养）

治法：温肾助阳、濡养筋脉。

针刺取穴：百会、四神聪、神庭、本神、风池、风府、大椎、阿是穴、肩髃、肩贞、肩髎、悬钟、阳陵泉。

操作：火针快速点刺风池、风府、大椎、肩髃、肩贞、肩髎、阿是穴，不留针；后用毫针刺上述穴位，留针30分钟，每周治疗3次。

中药处方：四逆汤加减。黑顺片^{先煎}10g，细辛3g，桂枝10g，干姜9g，当归15g，鸡血藤30g，白芍12g，伸筋草15g，炙黄芪30g，青风藤15g，海风藤15g，乌梢蛇10g，炙甘草6g。水煎服，每日1剂。

2019年6月19日二诊：治疗后患者全身恶寒症状明显减轻，右肩关节及后背的疼痛感减轻，但仍活动受限，白天汗出仍较多，眠差，夜尿3次。舌质暗，舌体胖大，有齿印，舌苔薄白，水滑苔，脉沉细。

中药处方：上方去青风藤、海风藤，改为忍冬藤20g，加煅牡蛎^{先煎}30g，炒枣仁15g。调整为：黑顺片^{先煎}10g，细辛3g，桂枝10g，干姜9g，当归15g，鸡血藤30g，白芍12g，伸筋草15g，炙黄芪30g，忍冬藤20g，煅牡蛎^{先煎}30g，乌梢蛇10g，炒枣仁15g，炙甘草6g。水煎服，每日1剂。

针刺取穴：百会、四神聪、神庭、本神、风池、风府、大椎、阿是穴、肩髃、肩贞、肩髎、悬钟、阳陵泉、条口透承山、曲骨、中极。操作方法同前。

2019年7月3日三诊：患者诸症减轻，汗出减少，夜寐好转，夜尿1次。舌暗，苔薄白，脉沉细。继用上方治疗1周以巩固疗效。

按语：本病多由外伤劳损、感受寒湿、肝肾亏损、气血不足或闪挫扭伤等引起，导致气血失和，运行不畅，经脉阻滞，不通则痛。

针刺取穴中，肩髃、肩贞、肩髎均为局部取穴，可直接疏通经气；百会穴刺之可升举阳气；大椎乃颈项之门户，为督脉与手足三阳经交会穴；风府穴为足太阳膀胱经与督脉交会之处，为邪气易于出入之所。火针点刺督脉穴能鼓舞人体阳气，激发经气；悬钟为八会穴之髓会，阳陵泉为筋会，二穴有补髓壮骨，舒筋活络的作用；风池为胆经穴，可祛风散寒。百会配合四神聪、神庭、本神可安神助眠。

四逆汤出自《伤寒论》，由甘草、干姜、附子组成，具有回阳救逆之功效，主治少阴病，症见四肢厥逆，恶寒倦卧，神疲欲寐，脉沉细微；中焦虚寒，或吐或利，脉迟弱；太阳病误汗亡阳，恶寒汗出等。附子（黑顺片）大辛大热以壮肾阳、祛寒救逆，干姜温中散寒，可使脾阳得温。干姜与附子同用，一温先天以生后天，一温后天以养先天，相须为用，相得益彰。甘草调和诸药，并能制姜附之猛峻。细辛可温经散寒，桂枝、白芍用之可调和营卫，炙黄芪可益气扶正，乌梢蛇能搜风剔络，藤类药善通络止痛。上述针药配合共同起温肾助阳、祛风散寒、通经活络、濡养经脉之作用。

（二）颈椎病

病例1：患者房某，女，56岁。初诊日期：2018年4月25日。

主诉：颈部僵硬疼痛伴右上肢放射性疼痛麻木、发凉2个月余。

现病史：2个月前患者不慎外感风寒，后自觉颈部不适及右上肢麻木感，未予以诊治。后症状逐渐加重，颈部僵硬疼痛加剧，右上肢出现放射性疼痛，右拇、示、中指麻木感加剧，夜间疼痛加剧而不能入睡。骨科诊断为神经根型颈椎病，给予小针刀及口服药物治疗，但效果不显。伴右肩关节疼痛，活动受限，全身恶风寒，神疲倦怠，喜热饮，纳少，眠差，二便调。

既往史：右肩周炎病史1年。

查体：舌质暗，舌体偏大，有齿印，苔薄白，脉沉细。

辨证分析：患者年过五旬，平素全身恶风寒，神疲倦怠，喜热饮，考虑为少阴命门火衰，肢体经脉失于温煦濡养，不荣则痛；后因不慎外感风寒，邪气痹阻经脉，气血运行不利，而致气滞血瘀，不通则痛。

西医诊断：神经根型颈椎病、肩周炎

中医诊断：项痹（少阴命门火衰，气滞血瘀）

治法：温阳补肾、行气活血。

针刺取穴：颈夹脊、大椎、风池、风府、大杼、肩髃、肩髎、肩贞、臂臑、曲池、手三里、合谷、养老、悬钟、后溪、关元、阿是穴。

操作：行针前在颈部找到压痛点，用一次性采血针快速点刺放血后拔罐，5~10分钟起罐。大椎、夹脊穴、阿是穴（痛点及肌肉僵硬处）、关元穴用中粗火针散刺2~6针，每周治疗2次，嘱患者保持局部清洁，避免针孔处感染。后再用毫针刺上述穴位，留针30分钟。每周3次。

中药处方：四逆汤加减。黑顺片^{先煎}10g，干姜10g，细辛3g，生黄芪30g，防风10g，桂枝10g，伸筋草30g，片姜黄10g，路路通10g，焦三仙各10g，茯神30g，鸡血藤30g，炙甘草10g。水煎服，每日1剂。

2018年4月27日二诊：自述夜间疼痛症状稍有减轻，肩部仍感活动受限明显，全身恶风怕寒明显，舌脉同前，中药处方及针刺取穴和操作方法不变。

2018年5月8日三诊：针刺治疗5次后，颈部僵硬疼痛伴右上肢放射性疼痛、麻木的症状明显减轻，全身恶风寒症状亦减轻，但肩部活动仍受限，仍乏力倦怠，纳食较前增多，睡眠亦有改善。舌暗，苔白，脉沉细。

中药处方：上方将生黄芪加至45g。调整为：黑顺片^{先煎}10g，干姜10g，细辛3g，生黄芪45g，防风10g，桂枝10g，伸筋草30g，片姜黄10g，路路通10g，焦三仙各10g，茯神30g，鸡血藤30g，炙甘草10g。水煎服，每日1剂。

针刺取穴：加条口透承山、听宫穴，余穴不变。继续治疗。

2018年5月24日四诊：患者诸症好转，颈部及右上肢亦无明显疼痛，肩关节活动范围亦扩大，抬举及后伸轻度受限。全身乏力减轻。继用前方行针刺巩固治疗。

按语： 在针刺取穴时，针刺大椎及风府穴可振奋督脉之阳气，使气旺血行；风池可祛风散寒；大杼为八会穴之骨会；养老为手太阳经郄穴，可活血通络止痛；悬钟为八会穴之髓会，可补髓壮骨，通经活络；后溪属手太阳经，是八脉交会穴之一，与督脉相通。针刺颈夹脊穴及肩三针、曲池、手三里、合谷穴等可疏导局部经气。关元穴可培补元阳之气；行火针疗法可温其经脉，鼓舞人体的阳热之气。拔罐可祛风解表，疏通经络，活血通络。听宫为手太阳经穴，太阳经为藩篱之本，可祛风散寒；条口为足阳明经穴，阳明经多气多血，针刺条口穴能鼓舞脾胃中焦之气，令其透达四肢，濡筋骨，利关节，通经脉。

四逆汤具有回阳救逆之功效，可温肾助阳以固本。

结合本证，加减用之。其中，细辛温经散寒，桂枝加甘草辛甘化阳，防风祛风散寒，生黄芪益气护卫固表，茯神健脾安神，片姜黄、鸡血藤、路路通、伸筋草可活血通络、行气止痛，焦三仙健胃消食助运化以益气血生化之源。

病例2：患者许某，女，52岁。初诊日期：2022年10月18日。

主诉：颈部僵硬疼痛伴头晕、行走不稳1年余，加重1个月。

现病史：患者1年多前于劳累后出现颈部僵硬伴头晕，颈部活动受限，时有右臂麻木感，头晕时可伴有行走不稳，无视物旋转，无恶心、呕吐，于当地医院确诊为"颈椎病"，遂予具有活血通络作用的中成药治疗，治疗期间症状稍有好转，停止治疗后症状复发，1年内间断治疗。近1个月症状加重，呈持续性头晕，颈部僵硬活动不利，行走不稳，头晕时右臂麻木感较重，无恶心、呕吐，无视物旋转，无耳鸣、耳聋，纳眠尚可，小便赤，大便溏。

查体：舌暗淡，苔白腻，脉沉细。

辨证分析：患者年过五旬，肝脾肾功能渐衰，肝主筋，肝血不足则筋骨失于约束而出现项痛及手臂麻木；脾主肌肉，脾气受损则肌肉不荣，不荣则痛；肾藏精而生髓填骨，肾气不足则精气无法上承于头部而出现头晕。病程日久，血瘀阻滞经脉，脉气不通，肌肉骨骼失于濡养而出现行走不稳等表现。

西医诊断：颈椎病

中医诊断：痛痹（肝脾肾虚损，气滞血瘀，筋脉失养）

治法：健脾补肝益肾、活血化瘀、通经活络。

中药处方：羌活胜湿汤加减。羌活12g，独活15g，川芎12g，炒蔓荆子12g，藁本12g，防风12g，荆芥12g，菟丝子15g，山茱萸15g，葛根30g，桂枝12g，细辛3g。水煎服，每日1剂。

针刺取穴：百会、头维、风池、风府、夹脊穴、大椎、肩井、三阴交、太溪、曲池、合谷、阿是穴。

操作：阿是穴用细火针点刺，每处2针，针刺深度为0.5寸，余穴均行毫针刺法，留针20分钟。每周2次。

2022年11月1日二诊：患者颈部僵硬感较前明显缓解，仍有头晕、走路不稳症状，但程度较前减轻，晨起手麻明显，纳眠可，二便调。舌暗淡，苔白腻，脉沉细。

中药处方：羌活胜湿汤合黄芪桂枝五物汤加减。炙黄芪30g，羌活12g，独活15g，川芎12g，炒蔓荆子12g，藁本12g，白芍45g，炙甘草10g，菟丝子15g，山茱萸15g，葛根30g，桂枝12g，伸筋草15g，穿山龙30g，细辛3g，桑枝30g，鸡血藤30g。水煎服，每日1剂。

针刺取穴及操作同前。

2022年11月24日三诊：患者颈部僵硬感基本缓解，头晕及走路不稳症状已不明显，于劳累后偶有右臂麻木感，休息后即可缓解，纳眠可，二便调。守上方巩固治疗1周。

按语：从患者整体症状分析，考虑为"颈椎病"。该疾病的发生不仅与外在因素相关，同样也有内在因素的影响。外因可包括起居失常、外感风寒湿邪；内因多与久病劳损，耗伤经络气血相关。其中颈椎病的发生常与肝、脾、肾三脏关系密切。肝主筋，肝功能异常，筋骨失于约束而项痛及手臂麻木；脾主肌肉，脾气受损则肌肉不荣，不荣则痛；肾藏精而生髓填骨，肾气不足则精气无法上承于头部而出现头晕。病程日久，血瘀经脉，脉气不通，肌肉骨骼则失于濡养。方选羌活胜湿汤加减以祛风除湿，通络止痛，另加入菟丝子、山茱萸滋补肝肾，再取葛根、桂枝二味药疏风散寒、解肌散邪、生津通络。细辛辛香温散，可治疗风湿痹痛。诸药合用共奏疏风散邪、活血化瘀、补肾益气之功效。

复诊时手臂麻木感仍较强，故在羌活胜湿汤基础上合用黄芪桂枝五物汤，此方有益气温经，和血通痹之功效，善于治疗气血瘀滞所致的肢体麻木感。另加入活血通络的伸筋草、穿山龙、桑枝、鸡血藤以通络止痛，其中芍药用量较大，与甘草组成芍药甘草汤，治疗肌肉僵硬、拘挛不舒。

针刺配火针点刺可温通经脉，通络止痛。汤药、针刺合用旨在内外同调，促进疾病的恢复。

（三）筋膜炎

病例：患者葛某，女，34岁。初诊日期：2022年3月31日。

主诉：左侧颈部及后背僵硬疼痛10个月余。

现病史：患者于10个月前无明显诱因出现左侧颈部及后背僵硬疼痛，遇风寒或劳累后明显加重，常伴有胸闷憋气，双上肢无麻木感及活动受限，颈部活动度尚可，曾就诊于当地医院，检查后诊断为"筋膜炎"，间断行理疗，但症状改善不佳，今为求中医治疗来我院就诊。患者平素恶风寒，喜热饮，纳眠可，二便调。

既往史：否认其他疾病史。

查体：舌红，苔薄白，脉细滑。

辅助检查：肺CT、颈椎及腰椎核磁、心电图及超声心动图检查均未见异常。

辨证分析：《素问·阴阳离合论》曰："是故三阳之离合也，太阳为开，阳明为阖，少阳为枢。"太阳为一身之藩篱，主表卫外，外感风寒首犯太阳，太阳经输不利，津液不通，经脉失养，故出现太阳经脉循行部位如颈项、后背部的僵硬疼痛。

西医诊断：筋膜炎

中医诊断：痛痹（太阳经输不利，津液不通，经脉失养）

治法：发汗解表、升津舒筋。

中药处方：葛根汤加减。葛根30g，炙麻黄9g，桂枝12g，白芍20g，大枣15g，伸筋草20g，羌活15g，白芷15g，川芎15g，当归15g，北沙参15g，炙甘草10g。7剂，水煎服，每日1剂。

针刺取穴：后溪、养老、颈夹脊穴、大椎、阿是穴、悬钟、第二掌骨全息穴(头颈区)。

操作：阿是穴用一次性采血针点刺放血拔罐，余穴行常规刺法，留针20分钟。每周2次。

2022年4月14日二诊：患者颈背部疼痛基本改善，劳累后时有酸痛感，休息可缓解，纳眠可，二便调。舌红，苔薄白，脉细滑。

中药处方和针刺取穴继用前方。

按语： 患者的疼痛部位为太阳经循行处，手足太阳经同取，以痛为腧，旨在活血化瘀，舒筋止痛。病情日久不愈，瘀阻经络，痛处行刺络放血拔罐，去瘀生新，使气血通畅，气机调达。大椎为督脉与手足三阳经交会穴，可振奋督脉阳气，使气旺血行；后溪为八脉交会穴，通于督脉；养老为手太阳郄穴，可活血通络止痛，悬钟为髓会，可补髓壮骨；夹脊穴为局部取穴；全息穴可直接通经止痛。"葛根汤"出自《伤寒论》，"太阳病，项背强几几，无汗恶风者，葛根汤主之。"该方具有发汗解表，升津舒筋之作用，用于治疗风寒束表，太阳经输不利所致项背强几几或痉病，项背不仅包括大椎处，还延伸到头项及腰背部，项背部的拘急感、疼痛感、倦怠感都可以认为是"项背强几几"。另加入川芎、白芷、羌活、伸筋草、当归以柔筋止痛，行气活血；北沙参可滋阴生津。

(四)腰椎间盘突出症

病例： 患者周某，男，77岁。初诊日期：2019年

5月23日。

主诉：腰腿痛10余年，加重20天。

现病史：患者自10多年前于劳累后出现腰痛，左下肢呈放射性疼痛，在外院做腰椎核磁检查，结果示 $L_3 \sim S_1$ 椎间盘突出、椎管狭窄，经保守治疗后症状逐渐好转，之后每因劳累或外受风寒而反复发作。近20天因干家务时用力不当又出现腰痛，双下肢均出现放射性疼痛，以右侧为重，行走及站立均疼痛明显，需辅助拐杖方能缓慢行走，严重影响日常活动，纳可，眠差，二便调。

既往史：高血压病病史20余年，2型糖尿病病史10余年；腔隙性脑梗死病史3年。

查体：舌质暗，苔薄白，脉沉细。

辨证分析：患者年近八旬，肝肾均已亏虚。腰为肾之府，长期劳累更加重肾气亏虚，肾阴不足或阳气不振，局部经脉失养，"不荣则痛"。此次劳累过度，闪挫扭伤，以致瘀血内停，阻滞经气，导致气滞血瘀，"不通则痛"。

西医诊断：腰椎间盘突出症、腰椎管狭窄

中医诊断：腰痛（肾气亏虚，气滞血瘀）

治法：补肾活血、通络止痛。

针刺取穴：阿是穴、腰阳关、命门、肾俞、大肠俞、中空（腰下部，第五腰椎棘突两侧各开3.5寸）、委中、养老、环跳。

操作：阿是穴（$L_3 \sim S_1$ 棘突下）、腰阳关、命门穴采用毫针行傍针刺法，深度要达到棘突下，施以提插捻转手法，以局部有明显的酸胀感为宜；环跳要以针感向下肢放射为宜；余穴行平补平泻法，以得气为度。每周3次，每次留针30分钟。

2019年5月24日二诊：患者述昨日治疗后腰痛及双下肢疼痛均减轻，可自行缓慢行走，效不更方，继用前法治疗，嘱患者避免劳累，预防风寒湿邪侵袭。

2019年5月28日三诊：经过2次针灸治疗后，患者自述疼痛程度已减轻60%以上。

针刺取穴：于上方基础上加中脘、下脘、气海、关元以巩固治疗。

按语： 各种腰腿痛与少阴、太阳、少阳经脉关系密切。足少阴经筋："其病……在外者不能俯，在内者不能仰"；足太阳经："挟脊抵腰中，入循膂，络肾，属膀胱"；足少阳经："少阳厥逆，机关不利，机关不利者，腰不可以行"。故治疗腰腿痛时多取上述三经的穴位。阿是穴、命门、腰阳关可补肾壮腰，用傍针刺以增强刺激，促使针感放散传导，有疏缓筋脉、逐寒除痹、通经接气的作用；肾俞可补肾强腰；大肠俞为局部取穴；委中为足太阳经之合穴，可疏通经气，善治腰痛；养老为手太阳经郄穴，主治急性疼痛；环跳有很强的通经活络作用，腿痛连及腰痛时取之；中空为经外奇穴，属局部取穴。诸穴合用，补肾气，通调经气，行气活血止痛。中脘、下脘、气海、关元穴在腹针中被称为"引气归元"，可滋补肝肾、健运脾胃，含有"以后天补先天"

之义。除辨证归经，按经络选取穴位外，加用此组穴位可体现中医整体观，攻补兼施的理念。

九、五官科疾病

（一）口角流涎

病例：患者李某，男，82岁。初诊日期：2018年6月7日。

主诉：夜间口角流涎半年余。

现病史：患者自半年前无明显诱因突然于睡眠时出现口中流涎，未予以重视，后涎液量逐渐增多，晨起发现枕巾及睡衣均被涎液浸湿，涎液清稀，无异味，无胃脘不适、反酸、胃灼热、口眼㖞斜等表现，纳眠可，二便调。

既往史：既往体健，否认慢性胃病史。

查体：舌质淡，舌体胖大，边有齿印，少苔，脉弦细滑。

辨证分析：患者年过八旬，正气已不足，脾胃功能失调，脾胃虚弱，脾开窍于口，在液为涎。当脾气虚弱，固摄失职时，水液不循常道而从口中流出。

西医诊断：口角流涎

中医诊断：口吐涎（脾胃虚弱，固摄失职）

治法：健脾益胃、收摄唾液。

针刺取穴：老十针选穴加减。承浆、上廉泉、地仓、颊车、上脘、中脘、下脘，气海、天枢、内关、足三里、公孙。

操作：毫针刺，行补法，留针30分钟。

2018年6月11日：患者针刺1次后即感流涎减少，舌脉同前，故守上方继续治疗。

2018年6月13日：针刺2次后患者述流涎明显减少，前半夜基本无涎液流出，后半夜仍有少量流涎。继续守上方巩固治疗。

按语： 涎本为口腔中的正常分泌液，可保护口腔黏膜，润泽口腔，有助于吞咽及消化食物。但若脾胃不和则导致涎液分泌增加，而发生口涎自出的病理现象。其他原因还包括：脾开窍于口，在液为涎，脾气虚弱，固摄失职，水液不循常道而从口中流出；外感湿热之邪或嗜食肥甘厚味及辛辣刺激之物时，导致脾胃湿热内蕴，循经上泛口腔，而导致涎液自流；年老体弱，正气不足，脉络空虚，风邪乘虚中经络，痹阻面部气血，导致面部一侧肌肉不用，口腔不能容纳涎液而令其流出口外；过食生冷或服用寒凉之剂，损伤脾阳或先天禀赋不足，脾胃素寒，水湿内生上溢于口即为清涎。

依舌脉来看，本患者属于脾胃虚弱，固摄失职。故予以健脾益胃、收摄唾液。选取王乐亭先生的名方"老十针"加减以调中健脾、升清降浊以固涎。从经络而论，脾经的循行系舌根，分散于舌下，故取络穴公孙健脾益胃，收摄唾液。任脉上行环绕口唇，上廉泉穴位临舌本，主治舌缓流涎；承浆为足阳明胃经与任脉的交会穴，其内为承受浆液之处，其外为口水流过之处，为治流涎之效穴。地仓、颊车均为阳明经穴，"经脉所过，主治所及"，上述穴位配伍可收健脾和胃，强舌止涎，收摄唾液，标本兼治之功。

（二）视野缺损（眼静脉阻塞、视网膜中央动脉阻塞）

病例1：患者高某，女，74岁。初诊日期：2023年5月17日。

主诉：右眼视力下降1年余。

现病史：患者1年多前无明显诱因出现右眼视力下降，于某专科医院进行眼底检查，结果提示"眼静脉阻塞"，测试右眼裸眼视力为4.2，予以激光及注射雷珠单抗治疗，但次日即出现视野模糊及视野范围变窄。刻下右眼仅存中心视野，并伴有视物昏暗，模糊不清，平素眼干、口干，纳可，眠差，噩梦纷纭，睡眠时间为6小时左右，二便调。

既往史：高血压病病史。

查体：舌暗淡，苔厚腻，脉细滑。

辨证分析：患者年过七旬，脏腑功能渐衰，肝开窍于目，肝肾同源，肝肾亏虚则目窍失养；脾虚失运则痰湿内生，血运不畅，痰瘀阻滞于目窍，故出现视物不清。

西医诊断：眼静脉阻塞（右）

中医诊断：目盲（肝肾亏虚，痰瘀阻络）

治法：补益肝肾、豁痰化瘀、通经活络。

针刺取穴：风池（双）、臂臑（双）、瞳子髎（右）、球后（右）、四白（双）、攒竹（右）、上睛明（右）、阳白（右）、印堂、中脘、关元、养老（双）、合谷（双）、三阴交（左）、足三里（右）、复溜（双）、太冲（双）、光明（双）、曲泉（双）、神庭、百会、本神。

操作：所有穴位均用毫针行常规针刺，留针20分钟，隔日治疗1次。

2023年5月20日二诊：患者针刺治疗2次后，自觉右眼清晰度较前稍有好转，于北京某眼科专科医院复查，结果提示右眼裸眼视力为4.6，继续要求行针刺治疗。

2023年6月7日三诊：患者已针刺治疗16次，自诉中心视野清晰度较前明显改善，周围视野在治疗过程中逐渐扩大，目前视力及视野已能保证日常生活及出行。

病例2：患者罗某，女，67岁。初诊日期：2023年2月20日。

主诉：左眼视力下降1个月余。

现病史：1个多月前患者无明显诱因出现左目失明，遂就诊于北京某眼科专科医院并行眼底动脉检查，结果提示"视网膜中央动脉阻塞"，后就诊于北京某部队医院予银杏达莫注射液治疗，治疗后视力略有改善，因周围视野仍缺损，不能正常出行，为求进一步治疗来我院就诊，就诊时由家人搀扶进入诊室，左眼只可见点状光影及模糊人影，左眼周围视野缺损，平素双目干涩，纳眠可，二便调。

既往史：高血压1个月余，发现颈动脉斑块形成3年。

查体：舌红，苔白微腻，脉沉细。

辨证分析：患者年过六旬，脏腑功能渐衰，肝开窍于目，肝肾同源，肝肾亏虚，目窍失养；脾虚失运则痰湿内生，血运不畅，痰瘀阻滞于目窍，故出现视物不清。

西医诊断：视网膜中央动脉阻塞（左）

中医诊断：目盲（肝肾亏虚，痰瘀阻络）

治法：补益肝肾、豁痰化瘀、活血通络。

针刺取穴：百会、风池（双）、臂臑（左）、瞳子髎（左）、球后（左）、四白（左）、攒竹（左）、丝竹空（左）、阳白（左）、印堂、中脘、关元、养老（双）、三阴交（左）、足三里（右）、复溜（双）、光明（双）、曲泉（双）。

操作：四白穴予齐刺法，余穴均用毫针行常规针刺，留针20分钟。每周治疗2～3次。

2023年4月12日二诊：患者已针刺治疗2个月，自觉左眼清晰度较前明显好转，人影在治疗过程中逐渐清晰，点状光影变为片状，周围视野扩宽，已能自行步入诊室，视野范围已可满足日常居家生活。

按语：眼静脉阻塞是由于眼底静脉血管受阻，血流瘀滞，小静脉和毛细血管破裂出血导致的眼底疾病。病因有高血压、高脂血症、青光眼、糖尿病、吸烟或某些不常见的血液病，目前仍主要针对病因和并发症进行治疗，但效果因人而异。视网膜中央动脉阻塞是由于动脉痉挛、栓子栓塞、动脉内膜炎或动脉粥样硬化等原因引起，是导致突然失明的急症之一。此二病与中医学的"目盲"属同范畴，目盲是指视力严重下降甚至失明的病证。气血瘀阻，肝肾亏虚，肝火上亢，痰热上扰等为常见病机，多由内脏疾病及眼的其他疾病所致。通过舌、脉、症之表现，上述两位患者辨证为肝肾亏虚、痰瘀阻络，故治疗时需补益肝肾、豁痰化瘀。针刺处方以眼周局部、足少阳胆经及脏腑辨证取穴为主。百会升举阳气，睛明、瞳子髎、球后、太冲、光明、风池、臂臑为治疗眼病的要穴，有活血通络，行气明目的作用。攒竹、丝竹空、阳白为眼周局部取穴，风池为胆经腧穴，可平肝息风、清肝明目；目为肝之窍，肝经原穴太冲可清肝活血明目，足少阳经之光明穴以治疗眼疾为专长，与太冲合用属原络配穴法，四白、足三里为足阳明胃经穴，阳明经多气多血，常与睛明相配治疗目疾，臂臑为手阳明大肠经穴，是手阳明、手太阳、足太阳、阳维脉之会穴，此四条阳经皆通于目，故臂臑与眼部疾患关系密切。患者辨证为肝肾亏虚，故选取肝、肾经之母穴曲泉、复溜，取"虚则补其母"之意。中脘、关元、三阴交为脏腑辨证取穴。养老为手太阳经之郄穴，手太阳经于缺盆部支脉处向上分为两支，一达目外眦，一支上行目眶下（颧髎）斜向目内眦（睛明），与足太阳经相接，《百症赋》云："目觉眩眩，急取养老、天柱"，亦为远道取穴。余穴随症而用。

针灸在治疗目疾方面，可以刺激和调节视觉传导通路的活动，促进和改善大脑和眼部的血流，能有效改善患者的临床症状，其疗效独特，值得临床推广。

（三）复视（眼外肌麻痹）

病例： 患者张某，男，82岁。初诊日期：2023年

9月4日。

主诉：视物重影2年余。

现病史：患者于2年前无明显诱因出现视物重影，症状逐渐加重，于当地医院行双目检查，结果提示左眼视力4.2，右眼视力4.2，双侧眼压正常，诊断为"视力下降""右眼眼外肌麻痹"，予口服药物治疗，但疗效不佳，为求进一步治疗遂来我院就诊。患者就诊时可见其右眼外视明显受限，自诉视物重影，模糊不清，性急易怒，时有头晕，步态不稳，外出需家人陪同，纳眠可，二便调。

既往史：否认其他疾病史。

查体：舌质暗，苔薄白，脉弦细。

辨证分析：患者年过八旬，脏腑功能渐衰，肝血不足，肾精亏虚，目窍失养，故出现视物重影模糊；水不涵木，肝阳上亢，久而化风，故出现头晕、步态不稳等表现。

西医诊断：眼外肌麻痹（右）

中医诊断：视歧（肝肾亏虚，阳亢化风，目窍失养）

治法：滋水涵木、化瘀通络。

针刺取穴：攒竹、阳白、睛明、四白、太阳、瞳子髎、球后、风池、光明、太冲、合谷、太溪。

操作：眼部穴位行毫针刺法时手法要轻柔，不提插捻转。余穴行常规针刺，留针20分钟。每周治疗2~3次。

2023年11月15日二诊：患者经针刺治疗后，自觉重影症状明显好转，头晕基本改善，步态较前明显稳健，可以自行外出活动。

按语：视物重影、麻痹性斜视在中医学中被称为"视歧"，其发生常与先天禀赋不足、外伤、风邪外袭等因素相关，病位在眼，但与肝、肾关系密切，基本病机是肝肾亏虚，肝风内动，而致目系拘急。治疗当以补益肝肾、平肝息风、祛风通络为主。风为阳邪，其性轻扬，头顶之上，唯风可至，首选治风之要穴风池，配太阳穴祛风散邪；攒竹、阳白、睛明穴可疏通眼周经络；球后、四白为治疗斜视、复视及眼底疾病之要穴，能调畅气血、疏通目络；肝开窍于目，肝之原穴太冲与胆之络穴光明为"原络配穴法"，可平肝息风，且太冲与合谷相配为"开四关"，用于调畅气机；太阳、瞳子髎为治疗眼外肌麻痹的常用穴，太溪为肾之原穴，可滋水涵木，以达治病求本之功。

（四）卡他性结膜炎

病例：患儿廖某，男，9岁7个月。初诊日期：2023年5月17日。

主诉：双目奇痒10余天。

现病史：患儿于10多天前无明显诱因出现双目奇痒，用手反复揉搓，遂于当地医院检查，诊断为"卡他性结膜炎"，予以抗过敏眼药水行滴眼治疗，但效果不佳。现症见患儿自觉目痒难耐，可见其反复揉搓双目，眼周及结膜发红，无发热及流涕，纳眠可，二便调。

既往史：否认其他疾病史。

查体：舌淡，苔白，脉细滑。

辨证分析：患儿先天不耐，后天失养，肺气亏虚，卫外不固，风邪乘虚而入，往来于睑肤肌腠之间，脉络阻遏，气血运行不畅，故出现目痒等症。

西医诊断：卡他性结膜炎

中医诊断：时复目痒（肺卫不固，外感风邪）

治法：补肺固表、祛风止痒。

中药处方：小青龙汤合过敏煎加减。蜜麻黄9g，桂枝10g，白芍10g，细辛3g，干姜9g，清半夏9g，五味子5g，乌梅10g，防风12g，银柴胡10g，甜叶菊叶2g。7剂，水煎服，每日1剂。

针刺取穴：百会、攒竹、鱼腰、太阳、承泣、合谷、中脘、关元、足三里、太冲。

操作：所有穴位均用毫针行常规针刺，留针20分钟。每周治疗1~2次。

2023年5月24日二诊：患儿服用中药及行针刺治疗后，目痒已痊愈。

按语：卡他性结膜炎又称季节性结膜炎，常在春季发病、炎夏时节加重，出现双眼发热、奇痒、害怕阳光的表现。本病由过敏反应引起，主要见于儿童且以男性多见，可随年龄增长而自愈。卡他性结膜炎在中医学上被称为"时复目痒"，主要病因病机为肺卫不固，风热外侵，上犯白睛，往来于胞睑肌肤腠理之间；脾胃湿热内蕴，复感风邪，风湿热邪相搏，滞于胞睑、白睛；肝血不足，虚风内动，上犯于目。本病的发生主要责之于体质，而外因仅为诱发因素，故治疗时除内治祛风止痒缓解症状外，还应根据全身脉、症综合考虑。治疗本病时最好在发作前即开始干预，内治、外治相结合。

本案系肺气虚弱，复感风邪，脉络拘急，外不得疏，内不得泄，风邪郁于睑肤腠理，致气血津精不能流行周身以濡养双目，遂采用小青龙汤合过敏煎加减治疗。《伤寒论》所载小青龙汤条文提到表寒证象，但在《金匮要略》中却未言及表证，故本方并非专为治表寒而设，亦可从肺失宣降、寒饮内停阐述其致病机制。过敏煎是由祝谌予先生所创，中医学认为邪之所凑，其气必虚，此方有散（防风），有收（乌梅、五味子），有补（甘草），有宣（银柴胡），能滋阴，能固涩，又可祛风除邪，可谓阴阳平调。

针刺治疗中，百会可升举阳气，合谷、太冲穴合称"四关"，两穴相配，一阴一阳、一气一血、一上一下、一手一足，重在调气血，通经脉；中脘、关元、足三里穴可培肾固本、健脾益气。眼周穴刺之可疏通局部气血，通经活络。

（五）眼轮匝肌痉挛

病例：患者吴某，女，49岁。初诊日期：2023年6月21日。

主诉：右侧眼睑跳动2个月余，加重1周。

现病史：患者于2个多月前无明显诱因出现右侧眼睑不自主跳动，情绪紧张易加重，未行治疗，近1周跳动频率增加伴睁眼费力，偶有头痛，无头晕及视物旋转，纳眠可，二便调。绝经1年。

既往史：否认其他疾病史。

查体：舌边尖红，苔白，脉弦滑。

辅助检查：头颅磁共振检查结果未见异常。

辨证分析：患者年已七七，肾水亏虚，天癸已竭，水不涵木，肝气郁结而化火，肝阳上亢，肝风内动，故出现眼睑痉挛。

西医诊断：眼轮匝肌痉挛

中医诊断：目瞤（肝肾亏虚，肝风内动）

治法：滋水涵木、息风止痉。

针刺取穴：百会、神庭、攒竹（右）、丝竹空（右）、四白（右）、瞳子髎（右）、翳风（双）、耳穴面颊区、合谷（双）、行间（双）、太冲（左）、内庭（右）。

操作：四白穴刺入眶下孔中，其余穴位均用毫针行常规针刺。每周治疗2次。

2023年6月25日二诊：针刺治疗2次后，患者诉跳动明显减少，睁眼费力感基本改善。

按语：眼睑瞤动是以眼睑不自主牵拽跳动为临床特征的眼病，多一侧发病，常与情绪紧张、劳累、久视、睡眠不足等相关。治疗时首先需明确有无脑内器质性改变，颅内部位出现占位时亦可导致面部及眼部肌肉痉挛。其次患者伴有睁眼费力时需要排除"重症肌无力"，此时可让患者进行睁闭眼测试，如无疲乏及睁眼无力感及无"晨轻暮重"表现则可排除。本患者肝肾亏虚，水不涵木，情绪不佳，肝气郁结而化热，肝阳上亢，肝风内动，故出现痉挛。本病病在筋肉，"在筋守筋"，故取穴以局部为主，攒竹、丝竹空、四白、瞳子髎均为眼周穴位，疏调眼周气血以息风止痉；丝竹空、攒竹、翳风为息风止痉常用穴；合谷有"面口合谷收"之功，与太冲相配为"开四关"，可养肝荣筋，息风止痉；行间、太冲、内庭穴可疏肝解郁，疏肝泻火，左取太冲、右取内庭，取左升右降之意，以达调畅气机，脏腑同调之功；凡刺之真，必先安神，取神庭、百会穴镇静安神。

（六）突发性耳聋

病例1：患者任某，女，48岁。初诊日期：2018年7月11日。

主诉：右耳鸣、听力下降1个月余。

现病史：患者1个月前连日加班熬夜，后突然出现右侧耳鸣，堵闷感，耳鸣如机器轰鸣，听力明显下降，时有头晕沉，无视物旋转，无恶心呕吐等，就诊于某医院后被诊断为"突发性耳聋"，予激素、维生素及改善循环类药物，听力有部分恢复，但仍耳鸣，纳可，眠差，二便调。

既往史：既往体健。

查体：舌质淡，苔薄白，脉沉细滑。

辨证分析：患者年近七七，任脉虚，太冲脉衰少，天癸将绝，肾气不足，加之发病前劳累，更加耗伤气血，气血不能上达清窍，耳窍失养，故耳鸣耳聋；气血不足，心神失养，故眠差。

西医诊断：突发性耳聋

中医诊断：暴聋（肾气亏虚，气血不足，耳窍失养）

治法：补肾养血、通经活络、濡养耳窍。

针刺取穴：百会、四神聪、本神、神庭、耳门、听宫、听会、翳风、中渚、足临泣、足三里、复溜、中脘、关元。

操作：毫针刺，行补法，留针30分钟。每周3次。

2018年7月18日二诊：患者自述针刺3次后耳鸣症状稍有所减轻，但耳部堵闷感无缓解，仍有听力下降，眠仍差。舌淡红，苔白，脉沉细滑。

针刺取穴：先用火针点刺中脘、关元；翳风、完骨穴用一次性采血针点刺放血。毫针取穴同前，继续治疗。每周3次。

2018年7月25日三诊：患者自述耳鸣及堵闷感明显减轻，睡眠问题改善，口干症状改善，但听力无明显改善。舌淡苔白，脉细滑。针刺取穴继用二诊处方以巩固治疗。

2018年9月5日四诊：患者坚持治疗2个多月，目前无明显耳鸣表现，听力较前恢复。

按语： 本病的发生与多种原因引起的耳窍闭塞有关。外有风邪上受，客邪蒙窍；内有痰火、恼怒、惊恐等导致肝胆风火上逆，蒸动浊气上壅；或因久病肝肾亏虚，或脾胃虚弱，气血不足，清阳不升，不能上奉清窍，病因颇为复杂。急性者多为实证，慢性者多与肾精不足或气血不足有关。

从经络角度看，耳鸣耳聋多与手足少阳经有关。如手少阳之脉"上项，系耳后，直上出耳上角……从耳后入耳中，出走耳前"；足少阳之脉"起于目锐眦，上抵头角，下耳后……""其支者，从耳后入耳中，出走耳前，至目锐眦后"。从辨证角度看，虚证者，听力渐渐下降，耳鸣如蝉，经久不断，多为脏腑虚弱，如肝血不足，肾阴不足等。实证者，突发暴聋，耳鸣音响较大，时作时止，多与肝火上犯耳窍或痰火闭阻耳窍有关。治法分别为清肝泻火、清热化痰泻火及补益肝肾。

针刺取穴中，耳门、听宫、听会、翳风、中渚、足临泣为循经取穴，可疏通经脉气血，止鸣复聪，中脘、足三里健运脾胃而补益气血；关元、复溜补肾固本培元，肾精充足则耳窍得养；百会、四神聪、本神、神庭穴刺之以调神安神。患者初期仅选用毫针治疗，疗效不明显。后加用火针点刺中脘、关元以补益脾肾，振奋人体元气；局部放血以促进气血运行。

病例2：患者潘某，男，60岁。初诊日期：2019年9月26日。

主诉：左耳突发听力下降1个月。

现病史：患者于今年8月25日晨起时突然发现左耳听力下降，伴耳鸣、头晕，无视物旋转，遂至医院就诊，在某医院做纯音听力测试，结果示左耳重度听力下降（于250Hz、500Hz、1000Hz、2000Hz、4000Hz、8000Hz，分别为100db、110db、100db、95db、100db、

100db），诊断为突发性耳聋（全聋型），遂静脉滴注激素及金纳多注射液，口服甲钴胺，并在医院行高压氧等综合治疗，9月26日复查纯音听力测试，结果示较前略有恢复（于250Hz、500Hz、1000Hz、2000Hz、4000Hz、8000Hz，分别为90db、100db、95db、90db、90db、100db），但患者自觉耳聋症状无改善，力求进一步治疗遂来我院。现症见左耳听力下降，无耳鸣，耳胀，头晕沉，腰膝酸软，易疲乏，平素恶风寒，喜温热饮食，纳可，眠差，入睡难，多梦，大便时溏，夜尿频，2～3次。

既往史：既往体健。

查体：舌淡，舌体胖大、边有齿印，苔白，脉沉细。

辨证分析：患者年已六旬，脏腑功能渐衰，加之发病前工作劳累更加耗伤阴阳气血。脾阳虚则气血化生不足，耳窍失养致聋；肾开窍于耳，肾气充足，耳窍得养，故耳能闻五音。若肾气不足则耳窍失养；心窍寄于耳，心主神明，心气虚，则耳窍失聪，余症均为脾肾阳虚之象。

西医诊断：突发性耳聋（全聋型）

中医诊断：暴聋（脾肾阳虚，耳窍失养）

治法：温补脾肾之阳、通经活络开窍。

针刺取穴：①百会、神庭、至阳、心俞、脾俞、肾俞、翳风、颅息、耳门、听宫、听会、养老、中渚、关冲、丘墟透照海。②头针：晕听区。

操作：①患者取俯卧位，首先选用贺氏细火针将针尖及针体烧至通红后刺入至阳、心俞、脾俞、肾俞穴，深度0.5寸，速刺疾出，出针后用消毒干棉球重按针眼片刻；嘱患者24小时内针孔处避免沾水。每周治疗3次。②患者取仰卧位，用毫针刺翳风、耳门、听宫、听会、中渚、颅息、百会、神庭、养老、丘墟透刺照海、晕听区，行平补平泻法，留针30分钟。关冲穴用毫针快速点刺，挤出2~3滴血。每周3次。

治疗4次后，患者自觉听力有所恢复，耳胀及头晕症状明显改善，2019年10月10日复查纯音听力测试，结果示听力好转（于250Hz、500Hz、1000Hz、2000Hz、4000Hz、8000Hz，分别为65db、75db、75db、85db、85db、85db）。继续治疗。

按语： 突发性耳聋的常见病因有血管性疾病、病毒感染、自身免疫性疾病、传染性疾病、肿瘤等。治疗措施包括改善内耳微循环药物和糖皮质激素等，中低频下降型疗效最好，平坦下降型次之，而高频下降型和全聋型效果不佳。本病属于中医学"暴聋""厥聋"等范畴，与心、肝、脾、肾等脏腑相关，病机不外虚实两端。多与手足少阳经有关。

百会刺之有益气升阳之效，督脉总督一身诸阳，而至阳穴又为督脉阳气最隆盛之处，督脉通于脑髓，火针点刺至阳穴可补阳益髓；心窍寄于耳，心主神明，心气虚，则耳窍失聪，故取心俞穴以补益心气；脾俞、肾俞为脾肾经气输注之处，火针点刺可温补脾肾之阳。养老为小肠经郄穴，贺普仁教授常用来治疗老年虚损性疾病。关冲为三焦经井穴，井穴是阴阳表里经相交接的部位，也是表里两经经气相通之处，井穴点刺放血可通调表里经的气血运行。丘墟为足少阳经之原穴，丘墟透照海，既可疏通少阳之经气，又可补肾益髓；神庭、心俞、照海相配，还可交通心神，调神助眠。翳风、颅息、耳门、听宫、听会均为局部取穴，中渚为循经取穴，取"经脉所过，主治所及"之意。头针疗法是根据大脑皮层功能在头皮上的相应投射区而进行治疗的方法，毫针刺晕听区，并施以较强捻转刺激，可通过经络而调节脏腑功能。

（七）过敏性鼻炎

病例1：患者徐某，男，50岁。初诊日期：2019年9月18日。

主诉：反复发作鼻痒、喷嚏、鼻塞、流清涕2年。

现病史：患者自2年前的春季开始出现频繁打喷嚏、有清水样鼻涕、鼻塞、鼻痒，呈阵发性，遇风寒则易发作，服用开瑞坦后可缓解。自1年前开始症状加重，不分季节，春夏秋冬季均发作，每天晨起症状明显，遇风寒则诱发，服用开瑞坦后无明显疗效。平素全身微恶风寒，喜温热饮食，纳眠可，二便调。

既往史：既往体健。

查体：舌淡，苔白，舌体胖大，边有齿印，脉细滑。

辨证分析：患者年已五旬，肾阳渐亏，温煦失司，故全身微恶风寒；肺失温煦则卫表不固，风寒之邪乘虚侵袭机体，肺宣降失调，故出现喷嚏，鼻塞；肺气虚，气不摄津，故有清水样鼻涕；肾阳不足，气化失职，水液代谢失常，水饮内生，寒水上犯鼻窍，亦可致鼻流清涕。

西医诊断：过敏性鼻炎

中医诊断：鼻鼽（肾阳不足，肺气虚寒）

治法：温肾阳、温肺散寒化饮。

针刺取穴：大椎、风门、肺俞、百会、通天、印堂、迎香、列缺、合谷、足三里。

操作：首先用细火针，将针尖、针身烧红后，快速点刺大椎、风门、肺俞穴，不留针；余穴用毫针刺之，留针30分钟，行平补平泻法，以得气为度。每周治疗2次。

中药处方：麻黄细辛附子汤合小青龙汤加减。炙麻黄10g，黑顺片^先煎9g，细辛3g，清半夏12g，桂枝15g，白芍15g，干姜10g，五味子10g，生黄芪30g，炙甘草6g。水煎服，每日1剂，7剂。

2019年9月25日二诊：患者症状明显减轻，偶打喷嚏，晨起仍有鼻流清涕，但量已明显减少，恶风寒亦明显改善，无鼻痒。纳眠可，二便调。舌淡，舌苔白，舌体胖大，边有齿印，脉细滑。停用针刺治疗，中药处方则于上方基础上加防风12g，继服7剂以巩固疗效。

按语：过敏性鼻炎属于中医学"鼻鼽""鼽水""鼽嚏"等范畴。《黄帝内经·素问》即称之为"鼽嚏"，有"鼽者，鼻出清涕也"及"嚏，鼻中因痒而气作于声也"

的记载。《灵枢》中有"形寒饮冷则伤肺"的记载，《灵枢·脉度》云："肺气通于鼻……肺和则鼻能知香臭矣"。《诸病源候论》曰："夫津液涕唾……得冷则流溢""肺气通于里……冷随气入乘于鼻"，则"故使津液不能自收"。肺为相傅之官，主气而司呼吸，开窍于鼻，肺气亏虚，正气不足，则腠理疏松，卫表不固，风寒之邪乘虚犯于鼻窍，邪正相搏，肺失通调，故而津液停聚，壅滞鼻窍，遂致流涕、鼻塞、喷嚏等症。《素问·宣明五气》云："五气所病肾为欠，为嚏"，肾为水脏，主一身之水液代谢。肾阳虚衰，温煦及气化功能失职，水液代谢失常，则发喷嚏、流涕。肾阳亏虚，不能温养肺气，亦可导致鼻嚏、流涕。

麻黄细辛附子汤出自《伤寒论》，即"少阴病，始得之，反发热，脉沉者，麻黄细辛附子汤主之"。主治少阴与太阳两感证。根据舌脉等，本患者属于太少两感证。方中麻黄可宣肺散寒，以解太阳之表邪，附子（黑顺片）为大辛大热之品，用以峻补肾阳，可补命门之火而温阳散寒；细辛则为辛温走窜之品，其为少阴表药，可通达内外，于内则助附子以温里阳，于外则助麻黄以解表邪，三药合用，可达温阳散寒、解表开窍之功；生黄芪用之可益气固表。小青龙汤出自《伤寒论》，即"伤寒表不解，心下有水气，干呕，发热而咳，或渴，或利，或噎，或小便不利、少腹满，或喘者，小青龙汤主之。"本患者外束风寒内停饮，方用小青龙汤辛温散寒、温化水饮。方中以麻黄、桂枝发散风寒，以干姜、细辛、半夏温肺化饮，五味子敛肺止咳，白芍缓解气道平滑肌痉挛而平喘止咳。全方散中有收，开中有合，使风寒解，水饮去，宣降复。与麻黄细辛附子汤合用以增强助阳散寒之力。

本方中附子（黑顺片）与半夏同用，《中华人民共和国药典》中有附子不宜与半夏同用的规定，但从临床角度合理运用可增强疗效而未出现毒副反应。并且附子与半夏同用多次出现在《伤寒论》中，如小青龙汤条文："若噎者，去麻黄，加附子一枚，炮"；附子粳米汤也是半夏与附子同用的处方。为减少毒副作用，嘱患者附子先煎30～60分钟。

针刺取穴中，火针点刺大椎、风门、肺俞穴以温补阳气，宣通肺气。上述诸穴合用刺之可起温肾阳、化水饮、补肺气、通鼻窍之作用。

病例2：患者祝某，女，39岁。初诊日期：2023年7月29日。

主诉：发作性鼻塞、喷嚏、流清涕10年余。

现病史：患者自10年前开始，每逢立秋当日即发作，每天晨起连续打喷嚏10余次，鼻塞，流大量清涕，影响日常工作，口服抗过敏药后可短暂缓解症状，但白天易疲乏，影响工作效率，平素全身畏风寒，喜热饮，纳眠可，二便调。

既往史：否认其他疾病史。

查体：舌红，苔薄白，脉沉细。

辨证分析：患者先天禀赋不耐，肾阳亏虚，温煦失司，不能温养肺气，肺气亏虚，卫表不固，风寒之邪乘虚而入，犯于鼻窍，邪正相搏，肺失通调，故而津液停聚，壅滞鼻窍，遂致流涕、鼻塞、喷嚏等症。另肾主一身水液代谢。肾阳虚衰，气化失职，水液代谢失常，则发喷嚏、流涕。

西医诊断：过敏性鼻炎

中医诊断：鼻鼽（肺肾虚寒，卫外不固）

治法：温补肺肾、益气固表。

针刺取穴：百会、通天（双）、上星、印堂、太阳（双）、迎香（双）、列缺（右）、合谷（右）、中脘、下脘、足三里（右）、太冲（左）。

操作：中脘、下脘、足三里穴行补法，余穴行平补平泻法，留针20分钟，每周治疗2~3次。

中药处方：麻黄细辛附子汤合小青龙汤、玉屏风散、过敏煎加减。炙麻黄9g，白芍12g，细辛5g，干姜10g，桂枝12g，五味子9g，黑顺片[先煎]10g，乌梅10g，防风10g，银柴胡12g，生黄芪30g，炒白术30g，蝉蜕12g，地龙12g，炙甘草6g。7剂，每日1剂，水煎温服。

2023年8月5日二诊：患者诉晨起喷嚏减少，但仍流清涕，近日口干，纳眠可，二便调。舌脉同前。

针刺取穴及操作同前。

中药处方：上方加北沙参15g。调整为：炙麻黄9g，白芍12g，细辛5g，干姜10g，桂枝12g，五味子9g，黑顺片[先煎]10g，乌梅10g，防风10g，银柴胡12g，生黄芪30g，炒白术30g，蝉蜕12g，地龙12g，北沙参15g，炙甘草6g。7剂，每日1剂，水煎温服。

2023年8月12日三诊：患者诉喷嚏减少，鼻塞好转，纳眠可，二便调。舌红苔白，脉沉细。

中药处方和针刺取穴及操作同前。

2023年8月26日四诊：患者诉晨起喷嚏、鼻涕症状明显减少，鼻塞症状好转，但仍口干，大便偏干，日1次。舌红，苔薄白，脉细。

针刺取穴和操作同前。

中药处方：上方去蝉蜕、地龙，加当归15g；炒白术改为生白术。调整为：炙麻黄9g，白芍12g，细辛5g，干姜10g，桂枝12g，五味子9g，黑顺片^{先煎}10g，乌梅10g，防风10g，银柴胡12g，生黄芪30g，生白术30g，当归15g，北沙参15g，炙甘草6g。14剂。每日1剂，水煎温服。

2023年9月9日五诊：患者诉诸症明显减轻，偶有喷嚏、鼻塞，口干症状改善，大便调。舌红，苔薄白，脉细。针刺取穴不变，行巩固治疗1次。暂停中药治疗。

按语： 针刺选穴中，百会可升举阳气；通天穴刺之可祛风通窍利鼻；上星穴功可宁神通鼻；印堂、迎香穴可通鼻开窍；列缺穴可宣发肺气，促使其正常发挥宣发肃降之功能；合谷、太冲开四关，调和气血，调畅气机；中脘、下脘、足三里穴可调畅中焦脾胃，以培土生金，同时可使气血生化有源，正气足方可使邪气却。太冲左取，合谷、足三里右取，取左升右降之义，以促进气机的升降出入运动。

　　中药处方选麻黄细辛附子汤合小青龙汤合过敏煎合玉屏风散加减。麻黄可宣肺散寒，以解太阳之表邪，附子（黑顺片）为大辛大热之品，用以峻补肾阳，可补命门之火而温阳散寒，肾阳为一身阳气之本，肾阳足则肺气得以温煦，肺气卫外功能方能正常；细辛为辛温走窜之品，其为少阴表药，可通达内外，于内则助附子、干姜、桂枝以温里阳、化寒饮，于外则助麻黄以解表邪，可达温阳散寒、解表开窍之功；白芍、五味子、乌梅、炙甘草酸甘化阴以防辛散太过，耗伤阴液，五味子又可敛肺气。五味子、乌梅又与防风、银柴胡、甘草组成过敏煎。该方对各种过敏性疾病颇有良效。

　　患者诉晨起喷嚏多、鼻塞，方中加用蝉蜕、地龙息风通络，又有抗过敏作用；生黄芪、炒白术、防风组成玉屏风散益气固表，诸药合用，温阳固表、化寒饮通鼻窍，标本兼顾，疗效明显。

　　病例3：患者范某，女，32岁。初诊日期：2022年9月6日。

　　主诉：间断鼻痒、喷嚏6年，加重1年。

　　现病史：患者6年前无明显诱因出现间断鼻痒、喷嚏，一直行间断治疗，近1年症状加重，四季均可发作，发作时每次连续喷嚏10次以上，无流涕，口干口苦，眼干、咽干，近日因症状再次发作来诊。患者平素烦躁焦虑，眠浅易醒，醒后入睡困难，月经期可出现彻夜难眠，平素纳差，小便可，大便不畅。

　　既往史：浅表性胃炎伴胆汁反流病史2年余。

查体：舌边尖红，苔薄白，舌根微厚腻，脉细数。

辨证分析：患者先天禀赋不耐，肺气亏虚，卫外不固，外邪乘虚而入，郁而化热；患者平素情绪不畅，肝郁化火，肝木克脾土，中焦脾胃功能失常，脾气不升，胃气不降，气机升降失调，致清气不升，浊阴不降，头面清窍失养，故而出现上述诸症。

西医诊断：过敏性鼻炎

中医诊断：鼻鼽（肺脾郁热，气机升降失调）

治法：清肺健脾、调畅气机。

中药处方：桔梗元参汤合小柴胡汤、过敏煎加减。桔梗15g，陈皮15g，清半夏9g，茯神15g，苦杏仁10g，玄参15g，北柴胡10g，黄芩12g，党参15g，大枣20g，乌梅30g，五味子10g，防风10g，银柴胡15g，炒白术30g，炙甘草10g。每日1剂，分服2次。

2022年9月13日二诊：患者鼻痒、喷嚏症状明显改善，偶有鼻痒，未再出现喷嚏频作，睡眠较前深沉，情绪平稳，纳可，二便调。守上方巩固治疗1周。

按语：本患者的舌脉表现以实热为主，故选用"桔梗元参汤"加减，此方出自清代黄元御的《四圣心源》，黄元御认为人体的疾病基本上是因脾胃受伤导致，中医有"九窍不和，皆属脾胃"的论述。脾胃受损，故脾气不升，胃气不降，导致气机升降失调。故调理时往往以恢复气机升降及调理脾胃之气来作为主要手段。本案组方以桔梗元参汤合小柴胡汤、过敏煎加减。桔梗元参汤从中焦入手，方中诸药有降，有升，有补，功效如三驾马车调理中焦，再与调理肺经的药物相配，则可使气机流动，化饮开窍；小柴胡汤能化火解郁，疏肝理气；过敏煎可祛风除湿、调和阴阳、益气固表。

（八）声带麻痹

病例： 患者许某，女，49岁。初诊日期：2022年1月11日。

主诉： 声音嘶哑1年余。

现病史： 患者3年前行声带息肉切除术，1年前因过度劳累出现失声，就诊于当地某医院并完善喉镜检查，结果提示声带水肿，慢性咽喉炎，声带麻痹。当地医院给予针灸治疗，但效果欠佳，已严重影响工作及生活，为求进一步治疗来我院就诊。现症见声音嘶哑，发音困难，只能发出耳语声，平素口干、咽干，喉部有阻塞感，偶有急躁易怒，纳眠尚可，二便调。

既往史： 既往行过声带息肉切除术。

辅助检查： 颈部MRI示会厌谷及双侧杓状会厌襞异常改变，$C_{3\sim7}$椎间盘突出，颈椎管狭窄；甲状腺检查提示未见明显占位。

查体： 舌红，苔薄白，脉弦滑。

辨证分析： 患者年近五旬，肝血亏虚，肺气、肾水不足，加之劳累过度，耗气伤阴，声户失养，开阖失司，故出现声户麻痹、声音嘶哑。

西医诊断： 声带麻痹

中医诊断： 喉喑（肺肾阴虚，声户失养）

治法： 补肺益肾。

针刺取穴：承浆、上廉泉、天突、膻中、肓俞、列缺、内关、阴郄、通里、三阴交、太溪、复溜。

操作：上廉泉穴行毫针齐刺，余穴位均用毫针行常规针刺，留针20分钟。每周治疗2次。

2022年1月20日二诊：患者诉发音较前流畅，偶可出现低粗音调，喉部阻塞感较前稍有改善，近日汗出较多，情绪平稳，纳眠可，二便调。

针刺取穴：于前方取穴基础上加中脘、关元、合谷、止汗穴。操作同前。

2022年3月18日三诊：患者自觉喉部阻塞感明显缓解，发音流畅，与他人在日常沟通交流时可发出低粗音调，当言语过多而劳累时偶可出现耳语声，情绪平稳，汗出正常，纳眠可，二便调。此诊后患者已返回当地并投入正常工作中，每月定期来诊行巩固治疗。

按语：《景岳全书》云："声音之标在心肺，而声音之本则在肾。"《医门补要》曰："肺为声音之门，肾为声音之根。"可见本病与肺肾关系密切。选穴中的复溜为肾经之母穴，取"虚则补其母"之意。因患者年近五旬，肝肾亏虚，肺气、肾水不足，当选取中脘、关元穴以固本培元，肓俞、太溪、三阴交穴刺之以滋阴补肾，加用列缺等肺经穴可调肺气。通里主治舌强不语，暴喑等。内关、阴郄刺之可调补心气。膻中为气会，具有调理人体气机之功。止汗穴位于复溜直上1寸，为止汗的经验效穴。合谷配复溜则主治汗出异常。从经脉循行来看，声带位于任脉循行处，"经脉所过，主治所及"，故循经取穴承浆、上廉泉、天突，因此病范围小且部位深，故上廉泉行齐刺以加强针感及局部刺激作用。

十、儿科疾病

（一）尿失禁

病例： 患儿黄某，女，4岁。初诊日期：2018年7月13日。

主诉： 尿频10天。

现病史： 患儿10天前无明显诱因突然出现白天排尿频繁，不能憋尿，平均1分钟一次，无尿痛，在辽宁沈阳某医院多次行尿常规检查，但结果提示阴性，做膀胱残余尿B超检查，结果提示未见残余尿，盆腔磁共振成像检查提示未见异常。平素纳食量少，眠可，大便正常，夜间排尿2~3次。

既往史： 患儿于2014年5月因"脊髓栓系综合征"在辽宁沈阳某医院行手术治疗，因术后创面久不愈合于同年8月份在北京陆军总院行清创术，术后创面恢复良好。

查体： 舌质淡嫩，苔薄白，脉沉细滑。

辨证分析： 患儿出生后不久即发现患有脊髓栓系综合征，先天不足，冲任虚损，加之后天失养，两次手术均耗损气血，又因平素纳食偏少，使脾肾肺之气更为不足，导致肾与膀胱气化功能失调，膀胱约束无权。

西医诊断： 尿失禁

中医诊断：尿频（肺脾肾不足，肾与膀胱气化不利）

治法：温肾健脾补肺、调理膀胱功能。

针刺取穴：百会、中脘、气海、关元、中极、足三里、三阴交、复溜。

操作：毫针刺，行补法，留针30分钟，每周3次。艾灸神阙穴，温和灸，每天30分钟。

2018年7月18日二诊：经针刺2次及艾灸5次后，患儿症状改善，现每小时排尿3～4次，舌脉同前。

针刺取穴：于上方基础上加列缺、曲骨穴。继续每周针刺治疗3次，艾灸治疗每天1次。

2018年8月3日三诊：患儿症状进一步改善，现白天平均2小时排尿一次，最长可3小时一次，纳食量增加，夜间排尿一次。效不更方，继用前方治疗。

按语：遗尿症是指5岁以上儿童夜间无法从睡眠中醒来控制排尿而发生的无意识排尿行为。目前临床上多采用美国精神病协会《诊断与统计手册》的诊断标准：5岁或5岁以上小儿，每周至少2夜尿床，并持续3个月。本患儿以白天尿频、不能憋尿为主诉，不属于遗尿症范畴，暂诊为尿失禁。其治疗可参考遗尿症。

早在《黄帝内经》中即有"遗溺"的记载。主要是由于肾气不足，膀胱气化失约，不能约束小便，或后天久病体弱，肺脾气虚，固摄无权，不能摄制小便，其治疗之根本在于温肾健脾补肺、培元固本、固摄止遗。

任脉为阴脉之海，主干循行于腹，主治泌尿、生殖系统病证。其中，关元、中极、气海为任脉之要穴，居下腹部，近邻膀胱腑，有温肾壮阳、补虚固摄之作用。《杂病源流犀烛·膀胱病源流》云："膀胱，本州都之官，藏津液。州都者，下邑也，远于京师，且津液必待气化而后能出。"故临床上尿失禁的治疗除选用任脉穴外常选膀胱经的肾俞、次髎、会阳等穴。肺为水之上源，主通调水道；肾者，水脏，主水液，为水之下源。通过肺的肃降，将上焦水液向下布散，经肾的气化作用下输到肾和膀胱，生成尿液而排出体外，故又常取肺经及肾经穴。脾胃为后天之本，气血生化之源，五脏六腑之气均赖后天之养，故可选取脾胃经穴。

针刺取穴中，百会属督脉穴，位于巅顶，可升举阳气；中脘调理脾胃；气海为生气之海，气血之会，呼吸之根，藏精之府，能益脏真、固元阳，可加强膀胱之气化，从而使膀胱之水化气上升布达周身，洒陈五脏六腑；关元为先天之气海，刺之可培元固本、补益下焦；中极属任脉穴，为膀胱募穴，位置邻近膀胱，能调节膀胱的功能；三阴交不仅是治疗妇科疾病的要穴，还可治疗男女遗溺等病证，功擅补脾益肾、统调肝脾肾三经经气，从而达到补元气、扶正固本之功。足三里刺之可健运脾胃、培固后天之本；复溜为肾经穴，五行属金，为肾经母穴，刺之可补肾固本。

（二）尿崩症

病例：患儿孙某，男，11岁。初诊日期：2023年6月10日。

主诉：多饮、多尿6年余。

现病史：患儿于2017年4月5日在学校操场玩耍时，被铅球击中头部后出现昏迷，于当地医院确诊为颅脑挫裂伤、颅骨骨折、颅内出血，经抢救后神志转清，但出现头晕，多饮、多尿，间断伴有尿痛，口干、口渴，生长发育迟缓，先后于当地医院及协和医院确诊为垂体功能减退、中枢性尿崩症、继发性肾上腺功能减退症、生长激素缺乏症、尿路感染等。先予以口服去氨加压素0.1mg，每日3次，后逐渐加至0.2mg，每日3次，每日注射生长激素。治疗效果欠佳，仍有轻度口干、口渴，尿频、尿急症状每天可达20次以上，偶有尿痛，手足凉，汗出多，纳呆，眠可，大便干，2～3日一行。

既往史：垂体功能减退、中枢性尿崩症、继发性肾上腺功能减退症、生长激素缺乏症、尿路感染。

查体：舌淡红，苔薄白，舌体稍胖大，脉细滑。

辨证分析：膀胱经下起于足，上通于脑，其背俞为脏腑之精气输注于背部的穴位，联系诸经，故可将脏腑之精微上输于脑，养脑益髓，以奉元神。脑与膀胱经密切相关。本患者头部受外伤，瘀血凝滞于脑窍，循足太阳膀胱经而内传膀胱腑，邪气与水互结，膀胱气化不利，津不上承，故出现小便不利、口渴欲饮等症。

西医诊断：垂体功能减退、中枢性尿崩症、继发性肾上腺功能减退症、生长激素缺乏症、尿路感染

中医诊断：太阳蓄水证（瘀血阻窍，膀胱气化失司）

治法：活血化瘀、温阳化气、利水渗湿。

针刺取穴：百会、列缺、中脘、气海、关元、中极、曲骨、足三里、三阴交、水泉。

操作：毫针刺，行平补平泻法，留针20分钟。

中药处方：五苓散合桂枝茯苓丸加减。泽泻10g、茯苓10g、猪苓10g、生白术30g、桂枝10g、赤芍15g、桃仁10g、牡丹皮12g、败酱草15g、蒲公英30g、炙甘草6g。水煎服，每日1剂。

2023年7月7日二诊：患者服用上方7剂后，小便次数明显减少，尿量减少，无尿痛，大便干结症状缓解，但仍汗出较多，不分昼夜，纳可。舌淡红，苔薄白，舌体稍胖大，脉细滑。

针刺取穴：百会、列缺、中脘、气海、关元、中极、曲骨、足三里、三阴交、水泉、复溜。

操作：毫针刺，留针20分钟。每周3次。

中药处方：上方去蒲公英加浮小麦30g，煅牡蛎^{先煎}30g，仙鹤草50g。调整为：茯苓10g、猪苓10g、泽泻10g、生白术30g、桂枝10g、赤芍15g、桃仁10g、牡丹皮12g、败酱草15g、浮小麦30g、煅牡蛎^{先煎}30g、仙鹤草50g、炙甘草6g。7剂，水煎服，每日1剂。

2023年7月22日三诊：患者服用14剂中药后，自述未出现口干口渴症状，小便次数明显减少，无尿痛，汗出减少，纳食可，但述皮肤瘙痒，夜间加重。舌淡红苔薄白，舌体稍胖大，脉细滑。自行将去氨加压素减至0.2mg，每日2次。

中药处方：上方加桑螵蛸30g、白鲜皮15g，去败酱草、仙鹤草。调整为：茯苓10g，猪苓10g，泽泻10g，生白术30g，桂枝10g，赤芍15g，桃仁10g，牡丹皮12g，浮小麦30g，煅牡蛎^{先煎}30g，桑螵蛸30g，白鲜皮15g，炙甘草6g。水煎服，每日1剂。

针灸取穴和操作继用前法。

2023年8月18日四诊：患者服用20余剂中药后，自述无口干口渴表现，小便次数正常，无尿痛，汗出减少，近日未述皮肤瘙痒，纳食可。舌淡红苔薄白，脉细滑。自行停用去氨加压素。后去某医院复诊，专家同意停用去氨加压素及生长激素。

中药处方：上方去白鲜皮。调整为：茯苓10g，猪苓10g，泽泻10g，生白术30g，桂枝10g，赤芍15g，桃仁10g，牡丹皮12g，浮小麦30g，煅牡蛎^{先煎}30g，桑螵蛸30g，炙甘草6g。14剂，水煎服，每日1剂。

针刺每周3次，取穴和操作方法同前。

2023年9月9日五诊：患者未述口干口渴，小便次数正常，无尿痛，汗出减少，纳食可，大便调。舌淡红苔薄白，脉细滑。

中药处方：于前方基础上去浮小麦、煅牡蛎，桑螵蛸减为15g，加金樱子15g。调整为：茯苓10g，猪苓10g，泽泻10g，生白术30g，桂枝10g，赤芍15g，桃仁10g，牡丹皮12g，桑螵蛸15g，金樱子15g，炙甘草6g。水煎服，每日1剂。

2024年5月4日六诊：患者家属述，自去年10月份之后，每2～3天服用1剂中药以维持疗效。已停针灸。

近3个月已停服中药，小便恢复如常，复查尿比重，结果提示正常。近日患者全身时有瘙痒，无皮疹，余未述不适。舌淡红苔薄白，脉细滑。

针刺取穴：曲池、合谷、风市、血海、足三里、阴临泉、三阴交。

操作：毫针刺，留针20分钟。

按语：综观舌脉表现，患者辨证当属于瘀血阻窍，膀胱气化失司。针刺取穴中，列缺为肺经络穴，八脉交会穴之一，通任脉，可通过调节肺气宣发肃降之功能以助膀胱气化，旨在"提壶揭盖"；中脘为胃募、八会之腑会，配合足三里可健运中焦脾胃，气海穴刺之可补益元气，关元穴可培元固本、补益下焦；中极穴可调节膀胱气化之功能；水泉为肾之郄穴，可益肾通淋，通调下焦；复溜为肾经母穴，取"虚则补其母"之意。百会穴与脑密切联系，是调节大脑功能的要穴，头为诸阳之会，百脉之宗，而百会穴为各经脉气会聚之处，穴性属阳，又于阳中寓阴，故能通达阴阳脉络，连贯周身经穴，对于调节机体的阴阳平衡十分重要。曲骨为局部取穴，可疏利膀胱气机；三阴交可健脾益肾。

《伤寒论》："太阳病，发汗后，大汗出，胃中干，烦躁不得眠，欲得饮水者，少少与饮之，令胃气和则愈。若脉浮，小便不利，微热，消渴者，五苓散主之"。"发汗已，脉浮数，烦渴者，五苓散主之"。"中风发热，六七日不解而烦，有表里证，渴欲饮水，水入则吐者，名曰水逆，五苓散主之"。方中泽泻为君，因其甘淡，可直达肾与膀胱，功可利水渗湿。臣以茯苓、猪苓之淡渗，增强其利水渗湿之力。白术、茯苓相须，佐以白术健脾以运化水湿；佐以桂枝温阳化气。

《金匮要略》言："妇人宿有癥病，经断未及三月，而得漏下不止，胎动在脐上者，为癥痼害。妊娠六月动者，前三月经水利时，胎也。下血者，后断三月衃也。所以血不止者，其癥不去故也。当下其癥，桂枝茯苓丸主之"。可见其为治疗瘀血之要方。方中牡丹皮活血化瘀；芍药用之可活血化瘀，养血和血，使瘀血去，新血生；桃仁用之既可活血化瘀又可润肠通便；加入桂枝，既可温通血脉以助桃仁之力，又可与芍药相配以调和气血；茯苓可行淡渗利湿之效。综合全方，乃为化瘀生新、调和气血、消癥散结之剂。同时蒲公英、败酱草的主要作用是清热解毒、消痈散结，常用于治疗尿路感染等病证，浮小麦、煅牡蛎、仙鹤草均用于收敛止汗。复诊时汗出止则去仙鹤草、浮小麦、煅牡蛎。尿痛症状基本痊愈后，可去清热解毒之蒲公英、败酱草；出现皮肤瘙痒时加入白鲜皮，因其入肺经可去风，入小肠经可去湿，从而使血气自活而热亦去；小便基本正常后桑螵蛸减量，加入金樱子，金樱子归肾、膀胱、大肠经，可固精缩尿。

本患者针药结合，方用桂枝茯苓丸活血化瘀、消癥散结，五苓散外疏内利，改善膀胱气化之功能，标本兼治，终获佳效。

《贺氏针灸三通法传承心悟》后记（一）

——守正传薪，承创相济

值此书稿付梓之际，伏案回望，心潮难平。本书的诞生不仅承载着对国医大师贺普仁教授学术思想的系统梳理，更是对其毕生临床智慧"守正创新"的躬身实践。在此，谨以寸草之心，向参与编纂的学者、审校专家及出版团队致以深切谢忱，亦对读者朋友的殷切期待报以赤诚之诺。

本书立足贺普仁教授"病多气滞，法用三通，分调合施，治神在实"的学术思想，以"微通、温通、强通"三法为纲，凝练其六十余年临床精华。贺老作为首届国医大师、国家级非物质文化遗产针灸项目代表性传承人，其理论体系既根植于《黄帝内经》的经典脉络，又开创性地将火针、放血等古法融入现代疾病谱系。作为贺老的学术传承者之一，笔者承蒙恩师亲炙，历经廿余载临床淬炼，方得以将三通法从痹证、中风后遗症等传统优势病种，拓展至遗传性共济失调、特发性震颤、中枢性尿崩症、多囊卵巢综合征等疑难病证。

本书的编写也是一次对中医大家学术理念的提炼和融汇。深入挖掘贺老学术思想的同时，笔者整合了金针王乐亭、全国名中医危北海、全国名中医张炳厚、国家级名老中医许昕等流派精髓，构建了以"微通、温通、强通"三法为核心的辨证论治体系，以医案医话为载体将行医多年积累的临床案例进行深入剖析，编纂的过程力求行文严谨、专业，且兼具学术趣味性。

中医药如江河奔涌，吾辈仅取一瓢以润杏林。冀此书能为针灸学术长河添一涓流，亦盼读者同仁共探三通法之深微，使这一民族瑰宝惠泽寰宇。

王桂玲

2025年4月

《贺氏针灸三通法传承心悟》后记（二）
——师恩如海，医路同行

作为王桂玲老师的徒弟，我特别荣幸能参与本书的主编工作。在跟随老师学习的近三年时间里，我收获的不仅有丰富的医学知识，老师的高医大德和对患者质朴、真诚的关怀也在不断加固我作为医者的心态。我想从个人的角度分享一些领悟、成长、进步，以及对老师医德的敬仰和对师恩的感激。

在王桂玲老师的悉心指导下，我逐渐领悟到"贺氏针灸三通法"的精髓。老师对每一位患者的诊治都极其专业、严谨且细致，每一次诊断、治疗选择，都根植于她深厚的医学功底。她临诊的言行始终在传递这样的认知："医者，仁心仁术也"。这不只是一句话，这是老师半生行医所言、所行的缩影，作为医者，仁术发自仁心，仁心发自对这个世界、每个生灵质朴的关切。

王桂玲老师不仅是我们的恩师，更是我们生命旅程的导师。她严谨求实的学术风格和对生活的热爱，都在深深地感染和激励着我。在她的影响下，我做到了更好地与患者沟通、更精准地进行诊断、更有效地进行治疗。

王桂玲老师在临诊中不仅关注患者的病情，更关心患者的心理和情感需求。"治疗疾病，更要治愈人心"，这种以人为本的医疗理念让我深刻认识到，医学不仅是一门科学，更是一门艺术，一门关于人的学问。

跟诊三年，师恩一生，她言传身教，让我们更深刻地感悟到医生的责任和背负的使命，师恩如海，我们会一直以老师为坐标，不断学习，努力进步。

这本书的出版，是我们对老师教诲的一次汇报，也是对"贺氏针灸三通法"学习成果的一次总结。我们希望这本书能够帮助更多的医学同仁，共同推动中医药事业的发展。也希望这本书能够成为中医爱好者了解和信任中医药的一扇窗口。在未来的医学道路上，我们将始终秉承王桂玲老师的教诲，以患者为中心，以医术为根本，不断探索和前进。

王桂玲徒弟：邓　越　李宝珍

2025 年 4 月

VR

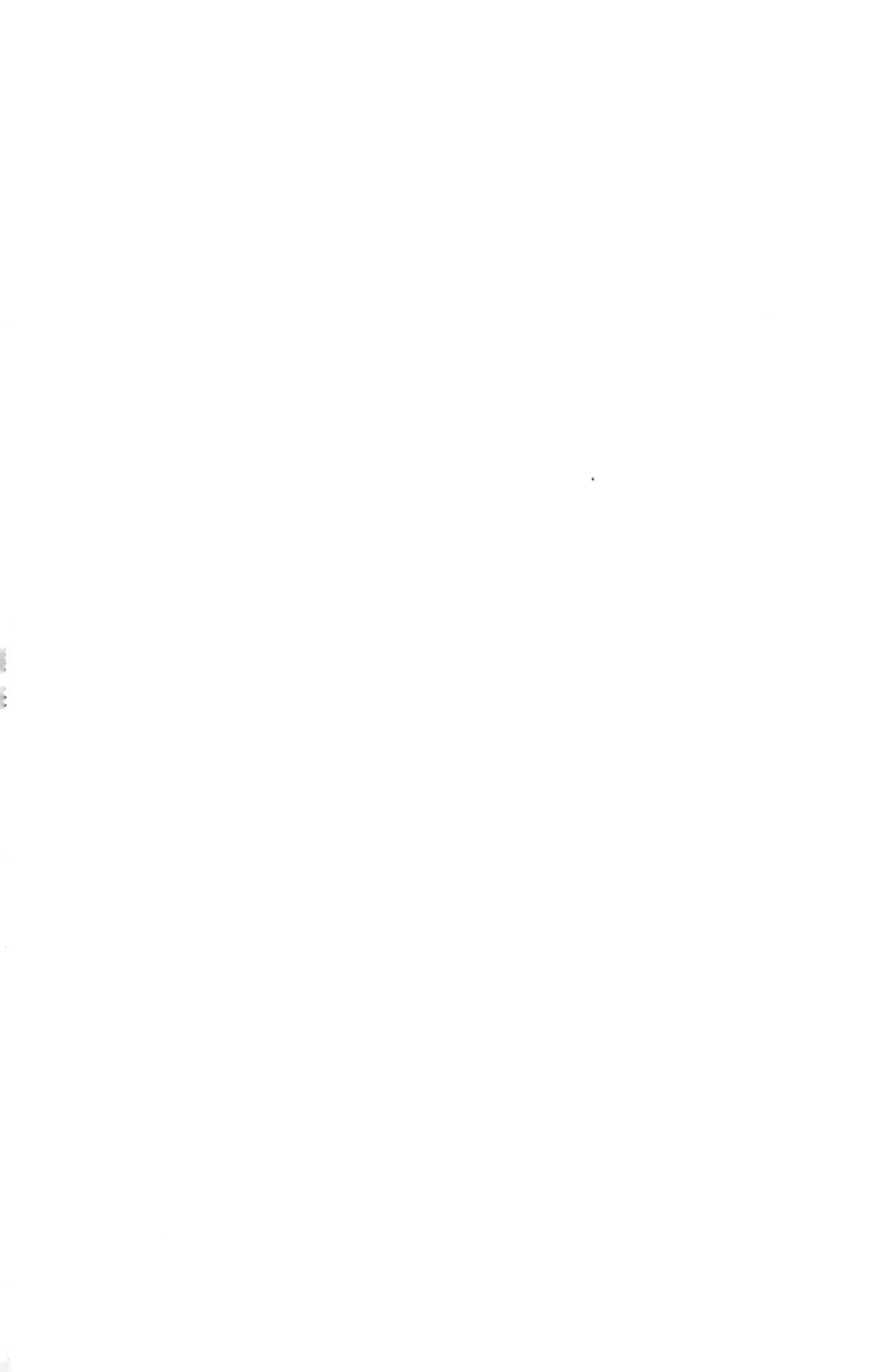